Prof. Dr. Norbert Fessler
Volker Linder

Yoga der Achtsamkeit

für jedes Alter jeden Tag

Wir müssen von Zeit zu Zeit eine Rast einlegen
und warten, bis unsere Seelen
uns wieder eingeholt haben.

Indianische Weisheit

Reihe Körperbildung und Sport

Geschäftsführende Herausgeber

Prof. Dr. Norbert Fessler & Prof. Dr. Michaela Knoll

Die Reihe ‚Körperbildung und Sport' versteht sich als Diskussionsforum für aktuelle Themen der Körperbildung und des Sports aus theorie- wie praxisbezogener Perspektive. Ergebnisse wissenschaftlicher Projekte, Kongressberichte, qualifizierte Dissertationen und Habilitationen, aber auch theoriefundierte Praxisbände können so einer breiten Leserschaft zugänglich gemacht werden.

Die Reihe ist offen für eine Vielfalt von Themen. Sie nimmt verschiedene Zielgruppen in unterschiedlichen Settings in den Blick: Erzieher, Sportlehrer, Therapeuten, Übungsleiter und Trainer sowie Sportwissenschaftler, Sportstudierende, Fachkräfte in Sport- und Gesundheitseinrichtungen oder auch Bewegungsmultiplikatoren in der betrieblichen Gesundheitsförderung.

Mit den theoriefundierten Praxisbänden zur Körperbildung sollen insbesondere auch Bewegungs- und Sportinteressierte angesprochen werden, die Anregungen für die Praxisarbeit mit Gruppen suchen und auch selbst etwas für ihre Körperbildung tun wollen.

Bisher erschienen

Band 1 - Gesundheitsförderung in der Gemeinde von Prof. Dr. Klaus Bös, Prof. Dr. Alexander Woll, Prof. Lothar Bösing, Prof. Dr. Gerhard Huber (Hrsg.)

Band 2 - Gesundheit zum Mitmachen von Prof. Dr. Alexander Woll, Prof. Dr. Klaus Bös

Band 3 - Erlebniswelt Sport (3. Auflage) von Dr. Manfred Schraag, Frank-Joachim Durlach, Christel Mann (Hrsg.)

Band 4 - Sporttreiben und Gesundheit von Prof. Dr. Michaela Knoll

Band 5 - Gesund durch Schwimmen von Dr. Jürgen Kozel, Johannes Schmitz, Prof. Dr. Kurt Wilke (Hrsg.)

Band 6 - Kooperation zwischen Schule und Sportverein von Prof. Dr. Sergio Ziroli

Band 7 - Soziale Funktionen des Sports von Prof. Dr. Volker Scheid, Dr. Joachim Simen (Hrsg.)

Band 8 - Moderner Tanz und Tanzerziehung von Dr. Gabriele Postuwka

Band 9 - Innovation aus Tradition von Prof. Dr. Michael Krüger (Hrsg.)

Band 10 - Gesundes Altern, Aktivität und Sport von Prof. Dr. Hermann Rieder (Hrsg)

Band 11 - Gemeinsam etwas bewegen! Schule und Sportverein in Kooperation von Prof. Dr. Norbert Fessler, Prof. Dr. Volker Scheid, Prof. Dr. Gerhard Trosien, Dr. Joachim Simen, Prof. Dr. Frank Brückel (Hrsg.)

Band 12 - Jugendsport als Dienstleistung von Prof. Dr. Klaus Cachay, Prof. Dr. Ansgar Thiel, Heiko Olderdissen

Band 13 - Gesundheitssportprogramme in Deutschland von Prof. Dr. Walter Brehm, Prof. Dr. Klaus Bös, Dr. Elke Opper, Joachim Saam

Band 14 - Qualitätsmanagement von Gesundheitssport im Verein von Prof. Dr. Herbert Hartmann, Dr. Elke Opper, Artur Sudermann

Band 15 - Talente fördern mit System von Prof. Dr. Volker Scheid, Dr. Markus Eppinger, Dr. Helga Adolph

Band 16 - Standards, Kompetenzen und Lehrpläne von Prof. Dr. Günter Stibbe (Hrsg.)

Band 17 - Qualitätsentwicklung an Partnerschulen des Leistungssports von Dr. Sascha Creutzburg, Prof. Dr. Volker Scheid

Band 18 - Praxisorientierte Biomechanik im Sportunterricht – Vom Tun zum Verstehen von Dr. Axel Schnur, Prof. Dr. Hermann Schwameder

Band 19 - Körperbasiertes Entspannungstraining im Elementarbereich von Dr. Marcus Müller

Band 20 - Körper-Achtsamkeit – Das Basistraining für Einsteiger von Prof. Dr. Norbert Fessler

Band 21 - Yoga der Achtsamkeit – für jedes Alter jeden Tag von Prof. Dr. Norbert Fessler, Volker Linder

Bibliografische Informationen der Deutschen Nationalbibliothek

Die Deutsche Nationalbibliothek verzeichnet diese Publikation in der Deutschen Nationalbibliografie; detaillierte bibliografische Daten sind im Internet über http://dnb.d-nb.de abrufbar.

Bestellnummer 3232

Hinweis: In der Reihe Körperbildung und Sport wird darauf geachtet, geschlechtergerechte Formulierungen zu verwenden. Dies betrifft z.B. die explizite Verwendung weiblicher und männlicher Formen oder auch die Verwendung geschlechtsneutraler Ausdrücke. Allerdings bitten wir um Nachsicht, wenn wir zugunsten einer verbesserten Lesbarkeit auf die Verwendung von Vollformen verzichten.

Erschienen in der Reihe
Körperbildung und Sport als Band 21

Mit Unterstützung des Bundesministeriums
für Bildung und Forschung
Förderkennzeichen: 16OH21030

Wichtiger Hinweis: Wissenschaften sind ständiger Entwicklung unterworfen und erweitern durch ihre Forschung unsere Erkenntnisse. Bei allen in diesem Werk erwähnten Dosierungen oder Applikationen, bei Übungsanleitungen, bei Empfehlungen und Tipps dürfen Sie darauf vertrauen: Autoren, Herausgeber und Verlag haben große Sorgfalt darauf verwandt, dass diese Angaben dem Wissensstand bei Fertigstellung des Werkes entsprechen. Die Übungen und Programme haben sich in der Praxis erfolgreich bewährt. Eine Garantie kann jedoch nicht übernommen werden. Eine Haftung des Autors bzw. der Autoren, der Herausgeber oder des Verlags für Personen-, Sach- oder Vermögensschäden ist ausgeschlossen.

Hofmann-Verlag, 73614 Schorndorf;
www.hofmann-verlag.de
Druck & Verarbeitung: Media-Print Informationstechnologie GmbH, 33100 Paderborn

Printed in Germany. ISBN 978-3-7780-3232-9

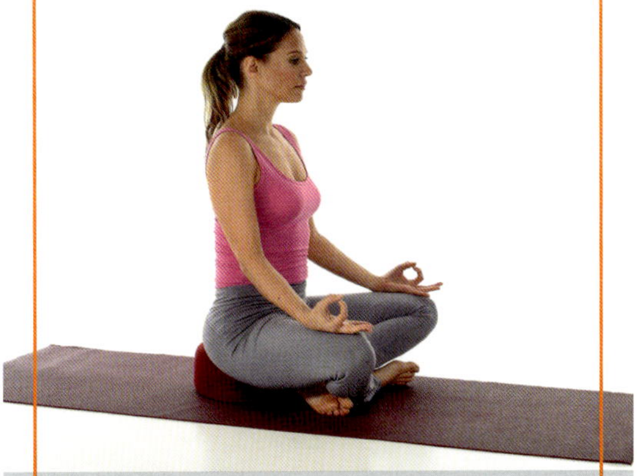

Den Atem vertiefen

Ein bewusst fließender Atem ist die Grundlage für jede Yoga-Praxis.

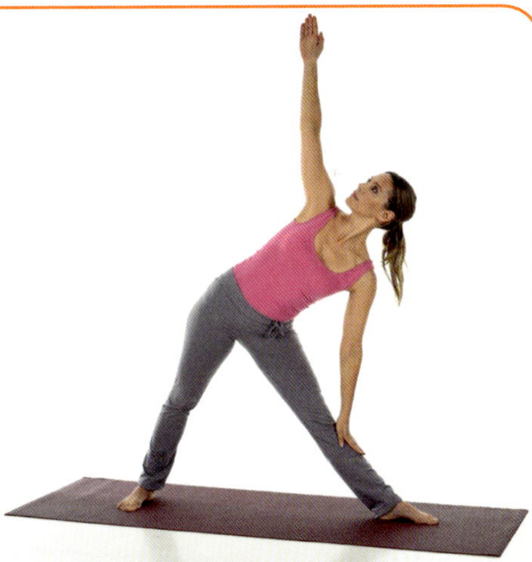

Die Beweglichkeit fördern

Beweglich zu bleiben ist entscheidend für körperliche und geistige Gesundheit.

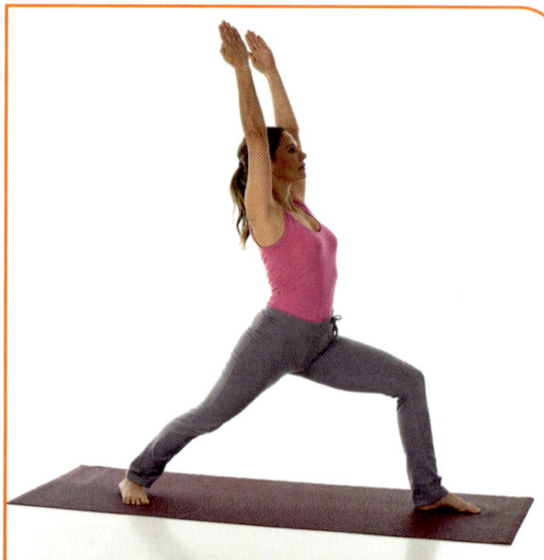

Den Körper kräftigen

Ausgewogener Kraftaufbau schenkt Stabilität und Selbstbewusstsein.

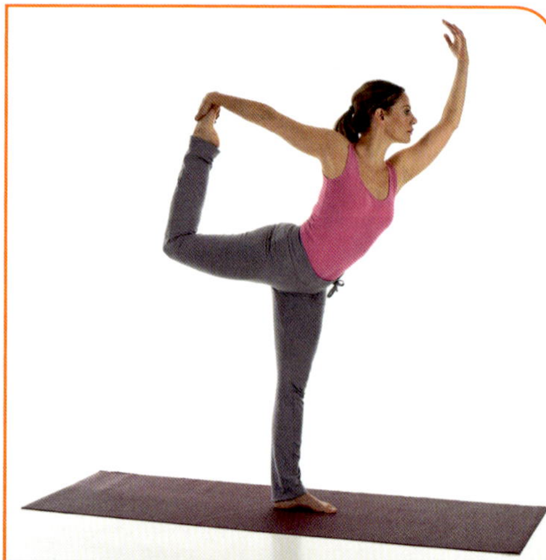

Das Gleichgewicht verbessern

In Balance zu bleiben ist die Kunst, das Auf und Ab des Lebens zu meistern.

Vorwort

Yoga ist eine faszinierende Mind-Body-Technik mit uralten fernöstlichen Wurzeln. Sie gehört zum Welterbe der Menschheit und ist zugleich auf der Höhe der Zeit. Immer mehr Menschen erkennen, dass es nicht immer nur mit Logiken des ‚Höher-Schneller-Weiter' oder des ‚Immer-mehr' vorangeht. Auf der persönlichen Ebene gilt es, in der Berufs- und Freizeithektik nachhaltige Wege der Entschleunigung zu beschreiten. Immer mehr Menschen spüren intuitiv das Bedürfnis, sich ein wenig zurückzunehmen, sich nach innen zu wenden und Stille wieder zu entdecken. Yoga ist ein integratives Übungssystem, welches genau das wie kaum ein anderes verlässlich zu leisten vermag. Der Körper ist dabei Ausgangspunkt und wird optimal gefördert, um Gesundheit bis ins hohe Alter zu erhalten.

Obwohl Yoga boomt, ist es für viele Interessierte nicht einfach, den passenden Einstieg zu finden. Auf der einen Seite werden mit Yoga Glaubenssätze verbunden, die für den Einzelnen nicht unbedingt passend und hilfreich sind. Auf der anderen Seite verbirgt sich hinter dem klingenden Label vielerorts nichts als eine weitere Gymnastik, denn findige Marketingstrategen der Freizeit- und Fitnessindustrie haben längst erkannt, dass sich ein Kursangebot besser verkaufen lässt, wenn Yoga darübersteht.

Zwischen diesen Extremen ist unser Yoga angesiedelt, der authentisch die spezifischen und tiefer gehenden Werkzeuge wie Achtsamkeit und Atmung vermittelt, ohne dies mit pseudo-spirituellen Inhalten einer oftmals halb verstandenen fernöstlichen Kultur zu überfrachten. Bei unserem Yoga steht die zielgruppenspezifische Vermittlung der Yogahaltungen und deren individuelle Adaptierbarkeit im Mittelpunkt. Denn Körper und Geist brauchen etwas anderes, je nachdem, in welcher Entwicklungsphase sich der Einzelne befindet. Das ist zwar keineswegs allein am numerischen Alter festzumachen, aber auch nicht unabhängig davon zu sehen. Wir konzentrieren uns mit diesem Buch auf Menschen ab dem 50. Lebensjahr mit ihren spezifischen gesundheitlichen Bedürfnissen und persönlichen Interessen. Da aber heutzutage viele Gesundheitsprobleme auch Jugendliche und junge Erwachsene betreffen, sind sie genauso Adressaten unseres Yoga-Übungssystems. Letztlich gilt deshalb programmatisch im Titel unseres Buches: für jedes Alter jeden Tag.

Der Übungsauswahl liegt neben der genuin bewegungswissenschaftlichen Perspektive als Sportwissenschaftler unsere jahrelange praktische Erfahrung mit Yogaübenden zugrunde. Versammelt sind in diesem Buch essentielle Asanas aus der Yogatradition, die in gesundheitspräventiver Absicht eingebettet sind in ein erprobtes System aus Mobilisierungs- und Entspannungsübungen. Auf individuelle Ausführungsvarianten wurde besonderes Augenmerk gelegt. Die Übungsanleitungen sind so aufgebaut, dass eigenständig Yoga geübt und erfahren werden kann.

Jetzt wünschen wir Ihnen gewinnbringende Stunden mit unserem Yoga der Achtsamkeit!

Prof. Dr. Norbert Fessler & Volker Linder
Juni 2018

Dank

Ein solches Buchprojekt zu realisieren, erfordert das koordinierte, geduldige und kompetente Zusammenspiel einer Vielzahl beteiligter Personen und Wissensgebiete. Das weite Feld des Yoga mit seiner langen Tradition, gepaart mit unserem Anspruch, überliefertes Wissen auf Herz und Nieren zu prüfen und auf den neuesten wissenschaftlichen Stand zu setzen, macht diese Kooperationsanstrengungen umso unerlässlicher.

Wir bedanken uns bei allen Beteiligten am Institut für Bewegungserziehung und Sport der Pädagogischen Hochschule Karlsruhe für deren Mitwirkung. Aus unserem Wissenschafts-Nachwuchs-Team geht der Dank insbesondere an Alena Ritter und Joshua Kliewer für ihr Engagement bei den Tests zur Selbstinstruktivität und zur Alltagsgebräuchlichkeit der Programme.

Besonderer Dank geht an Prof. Dr. Michaela Knoll, die das Manuskript achtsam geprüft und die Publikationsreife entscheidend befördert hat. Des Weiteren bedanken wir uns bei den erfahrenen Yogalehrern Peter Hirzler und Kathrin Thierfelder, die mit ihrer Präsenz, Professionalität und mit viel Geduld die Fotoshootings maßgeblich mitgeprägt und zum Erfolg geführt haben.

Das Buch kann als Lehr- und Schulungsmaterial für akademische Weiterbildungen im Handlungsfeld ‚Körper-Achtsamkeit' eingesetzt werden. Entsprechend wurden Inhalte in Form von Lehrbriefen in das Weiterbildungssystem ‚Körperbildung, Stressbewältigung & Entspannung' implementiert, das vom Bundesministerium für Bildung und Forschung im Rahmen des Projekts ‚Beyond School - Flexible Laufbahnen in pädagogischen Berufen' (Förderkennzeichen: 16OH21030) gefördert wurde.

Selbstinstruktives Körper-Achtsamkeitstraining

SeKA – Die Grundlagen

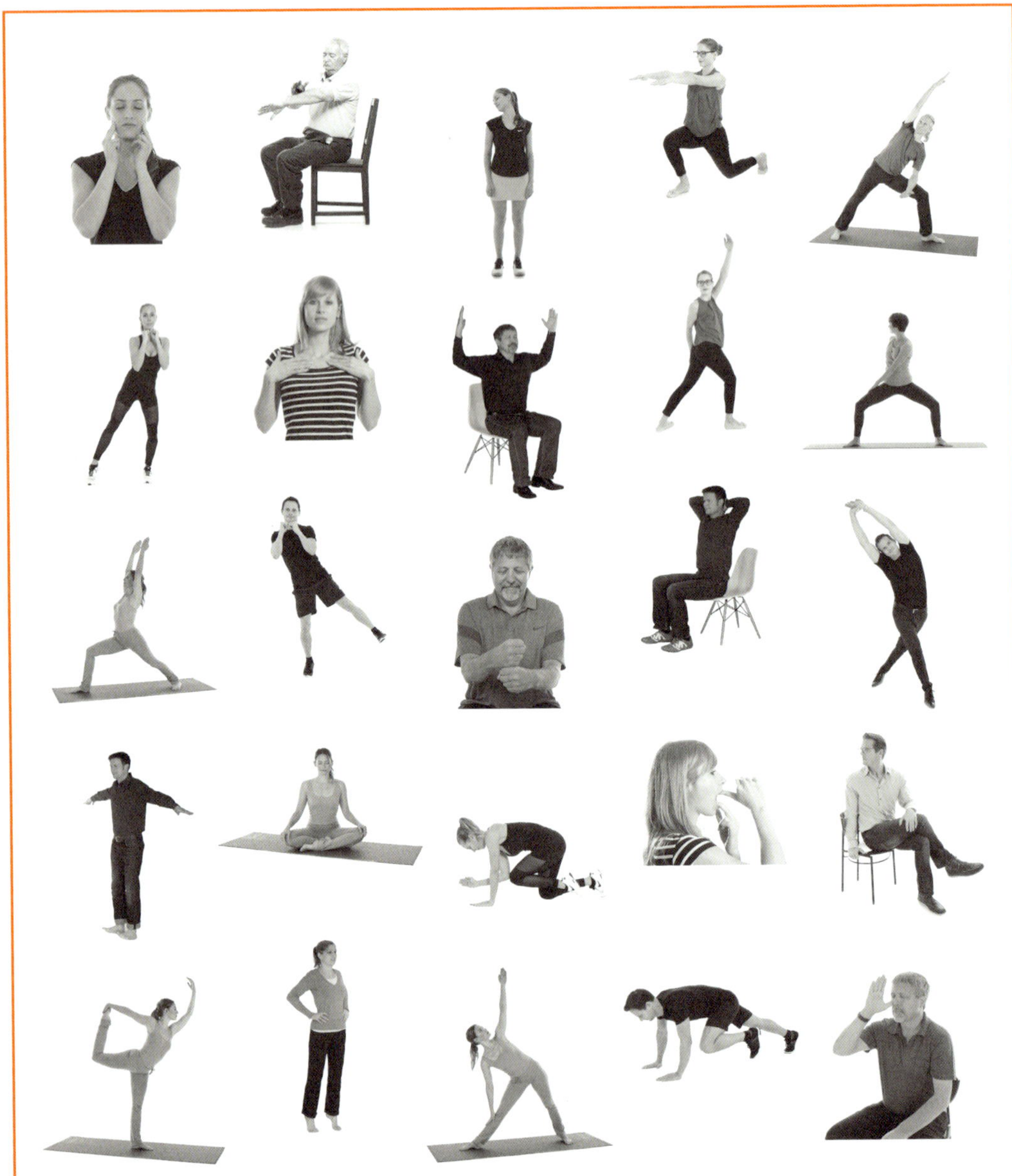

SeKA steht für Selbstinstruktives Körper-Achtsamkeitstraining. Es ist ein Trainingssystem, das aus systematisch auf Wirksamkeit getesteten Programmen und Übungen besteht, die vielfältig miteinander kombinierbar sind und an individuelle Bedürfnisse angepasst werden können.

SeKA – Die Idee

Achtsamkeitstechniken, die selbst erlernt werden können, jederzeit durchführbar sind, ohne Übungsgeräte auskommen, spürbar entspannend wirken und nicht viel Zeit in Anspruch nehmen, also zugleich effizient und effektiv sind – ist das möglich?

Dieser Herausforderung haben wir uns im Karlsruher EntspannungsTraining (ket) gestellt, als wir nach mehrjährigen Vorarbeiten 2010 begonnen haben, systematisch entsprechende körperbasierte Achtsamkeitstechniken zu entwickeln. Der Körper steht dabei stets im Fokus. Denn über den Körper eröffnen sich schnelle und wirksame Entspannungsmöglichkeiten, die leicht zu erlernen sind und zugleich Achtsamkeitsprozesse fördern. Deshalb tragen alle unsere Programme das Kürzel SeKA, das für „Selbstinstruktives Körper-Achtsamkeitstraining" steht.

> Mit jedem Gedanken, jeder Emotion, jedem geistigen Geschehen geht eine entsprechende Körperempfindung einher. Wenn wir also die Empfindungen des Körpers beobachten, beobachten wir zugleich den Geist.
>
> S.N. Goenka
> 1994, S. 143

Unsere Programme nutzen die Körperklugheit für die individuelle leibseelische Gesundheit und eine damit einhergehende Persönlichkeitsentfaltung. Denn achtsame Bewegungsausführungen trainieren die Fähigkeit, den eigenen Körper bewusster wahrzunehmen und so Verspannungen, muskuläre Dysbalancen oder Bewegungsblockaden zu erspüren, die eng mit der Psyche verknüpft sind. Das Durchdringen der eigenen Körper-Geist-Struktur führt zu intensiverem Erkennen und der aus dem Inneren heraus gespeisten Erfahrung, das eigene Wohlbefinden gezielt steigern zu können.

SeKA auf einen Blick

Handlungsprofil: achtsamkeitsfördernd und entspannend; selbstbestimmt und selbstinstruktiv; körperbasiert und progressiv

Anwendungsprofil: jederzeit und überall einsetzbar – im Alltag und bei der Arbeit; einfach und mit wenig Zeitaufwand durchführbar

Wirksamkeitsprofile: physisch stärkend und funktional als Prävention gegen Zivilisationskrankheiten wie Rückenschmerzen oder Herz-Kreislauf-Erkrankungen; psychisch entlastend, energiefördernd, konzentrationsstärkend und persönlichkeitsbildend

Das SeKA-System beinhaltet hunderte von Übungen, die systematisch auf Wirksamkeit getestet und in Programmen zusammengefügt sind. Da die Übungen aus den Programmen heraus miteinander kombinierbar sind, kann dieses Trainingssystem persönlich ausgestaltet, also individuell an die eigenen Bedürfnisse angepasst werden.

Die folgenden Abschnitte zeigen auf, was wir unter Körper-Achtsamkeit verstehen, erläutern Ziele, methodische Ansätze und Konstruktionsprinzipien sowie die wissenschaftlich geleitete Entwicklung und Evaluation der Programme.

Achtsam werden

Eigentlich geht es uns gut. Dennoch fühlen wir uns öfter unwohl in unserer Haut, sind gestresst, ja dauergestresst. Eine Ursache liegt in uns, unseren Erwartungen, die wir an unser Leben stellen. Diese sind häufig sehr hoch und mitunter unerreichbar. Scheitern ist dann vorprogrammiert. Vernünftiger wäre es, den Ratschlag von Immanuel Kant zu befolgen, der bereits 1764 empfahl: „Denn derjenige, welcher jederzeit nur etwas Mittelmäßiges erwartet, hat den Vorteil, dass der Erfolg seine Hoffnung nur selten widerlegt, dagegen bisweilen ihn wohl auch unvermutete Vollkommenheiten überraschen." (zitiert nach Ritzel, 1985, S. 101).

Selbstinduzierter Stress ergibt sich zudem aus den Erwartungen, die von anderen an uns gestellt werden und dem Erwartungsdruck sozialer Umgebungen, in die wir eingebunden sind. Leben in der Gemeinschaft bedeutet, dass wir lebenslang sozialisiert und dabei auch zwangsläufig fremdbestimmt werden, sei es im Beruf durch Vorgesetzte, in der Familie durch Partner und Kinder oder in der Freizeit durch Freunde. Konkurrenzdenken und Leistungsdruck im beruflichen Umfeld, familiäre Anforderungen, alltägliche Belastungen durch Lärm oder Verkehr, bis hin zu Erwartungen an die Freizeitgestaltung verursachen ernst zu nehmende Stresssituationen. Wenn diese überhand nehmen, schwächen sie Körper und Geist und können die Gesundheit auf Dauer beeinträchtigen.

Kennzeichnend für den Stress unserer Zeit ist, dass das Gegenwartserleben durch den allzu häufigen Blick in die Zukunft verdrängt wird. Wer kennt nicht das Problem, den Abend nicht genießen zu können, weil man ständig an den nächsten Tag denken muss. Beim morgendlichen Frühstück kreisen die Gedanken um das Tageswerk und am Vormittag wiederum will schon überlegt sein, was alles noch am Nachmittag zu tun ist. Ein Zen-Meister hat diese Stressfalle einmal wie folgt beschrieben: „Wenn ich stehe, dann stehe ich, wenn ich gehe, dann gehe ich, wenn ich sitze, dann sitze ich. Ihr aber in Europa denkt beim Stehen an das Gehen und beim Gehen an das Sitzen."

Gedanken um die Zukunft sind natürlich und sinnvoll, um verantwortungsvoll für sich selbst und andere handeln zu können. Wer aber zu sehr an das Morgen denkt, läuft Gefahr, das Heute zu verlieren. Es kommt darauf an, Augenblicksorientierungen nicht immer der allgegenwärtigen Zukunftsorientierung zu opfern. Mit anderen Worten: Es geht nicht nur darum, dem Leben mehr Jahre zu geben, sondern auch den Jahren mehr Leben. Konkret bedeutet dies, immer wieder Situationen des Innehaltens in den Alltag zu implementieren und ab und zu die Kunst des Müßiggangs zu praktizieren, wie sie in den alten Kulturen beispielsweise von den Stoikern angeleitet wurde.

Gesund bleibt, wer motiviert und leistungsfähig den beschleunigten Lebenswandel bewältigt. Dazu gehört im täglichen Leben, nicht ständig im Bereitschaftsmodus zu sein, sondern gezielt Auszeiten zu schaffen, um der Gefahr einer sich chronifizierenden Über-Spannung zu begegnen. Dies verlangt gesunden Egoismus. Nur wer seine eigenen Bedürfnisse kennt und achtsam mit ihnen umgeht, ist mit sich im Reinen, kann angemessen auf andere eingehen, sich sozial einbinden und wertvolle Beiträge für die Gemeinschaft leisten.

Achtsamkeit

Achtsamkeit wird seit Jahrhunderten nicht nur in den verschiedenen buddhistischen Traditionen geschult, auch im Hinduismus oder der christlichen Mystik wird damit gearbeitet. Dass dieses Konzept vor allem auf die Lehre des Buddha bezogen wird, rührt daher, dass Achtsamkeitstechniken meist mit Meditationspraxen verknüpft werden, die aus buddhistischen Quellen stammen.

> Achtsamkeit erfordert Fokussieren statt Abschweifen. Es ist ein Prozess, bei dem ich Aufmerksamkeit auf mein Hier und Jetzt lenke, mich also zentriere und zugleich beobachtend öffne. Bewusst beobachten bedeutet, dass ich alle im gegenwärtigen Moment stattfindenden Phänomene unvoreingenommen, also nicht bewertend, wahrnehme. Achtsamkeit ist somit bewusste Wahrnehmung – ein Gewahrwerden.

Aus den religiösen Traditionen heraus versammelt sich heute unter dem Begriff Achtsamkeit ein immer umfangreicher werdendes Repertoire verschiedener Techniken und Übungssysteme. Zu den derzeit populärsten Beispielen zählt sicherlich ‚MBSR', die Mindfulness-Based Stress Reduction, die von Jon Kabat-Zinn entwickelt wurde (vgl. Kabat-Zinn, 1994).

Dem Grunde nach stützt sich Achtsamkeit auf eine uralte, im Trubel des Alltags häufig vernachlässigte, aber überaus menschliche Fähigkeit: unsere Gabe der beobachtenden Wahrnehmung. Indem ich bewusster wahrnehme, schaffe ich einen besonderen Rahmen, in dem Veränderung begünstigt wird.

Wenn ich etwa wütend bin, dann verdränge ich den Zorn nicht, sondern versuche, ihn aus einer objektivierenden Distanz wahrzunehmen, also zu beobachten. Das Wunderbare daran ist, dass sich dann solche Emotionen häufig relativieren und so leichter regulieren lassen. Oder wenn ich meine eigenen körperlichen Symptome in einer Stresssituation beobachte, ohne sofort zu handeln, entschärft sich die Situation, und ich werde freier, nach neuen Reaktionsweisen zu handeln.

Die mentale Kraft, die solch ein Achtsamkeitstraining mit sich bringen kann, zeigt eindrucksvoll ein Experiment von Jon Kabat-Zinn. Er verglich die Schmerztoleranz zweier Gruppen – die eine mit, die andere ohne Achtsamkeitspraxis – beim Eintauchen eines Arms in Eiswasser. Festgestellt werden konnte, dass die Kältetoleranz mit bewusster, achtsamer Wahrnehmung deutlich höher war. Die objektiven Effekte der eintretenden Unterkühlung waren zwar bei beiden Gruppen die gleichen, allerdings machte die Perzeption, die subjektive Art der Wahrnehmung von Schmerz, den Unterschied aus (vgl. Kabat-Zinn, Lipworth & Burney, 1985).

Achtsamkeit ist ein zugleich aktives wie auch passives Tun mit offenem Ausgang. Denn Achtsamkeit nimmt für sich das paradox anmutende Erfahrungswissen in Anspruch, wonach in der Wahrnehmung Veränderung keimen kann. Gerade dadurch, dass ich wahrnehme und nicht handle, leite ich auf dem scheinbaren Umweg der Achtsamkeit eben doch Veränderungsprozesse ein, die im Idealfall wesentlich nachhaltiger sind, als immer so weiterzumachen wie bisher. Das Werkzeug richtig verstandener Achtsamkeit macht mich auf diese Weise zum wirklichen Gestalter meiner eigenen Lebensrealität und führt zu mehr Zufriedenheit mit mir selbst - oder aus der Perspektive der neueren Glücksforschung zu vermehrt glückhaftem Erleben (vgl. Bormanns, 2011; Esch, 2012; Thomä, Henning & Mitscherlich-Schönherr, 2011).

Doch Achtsamkeit will gelernt sein. Achtsamkeitstraining fängt, wie vieles im Leben, im Kleinen an - Erfolge zeitigen sich Schritt für Schritt. Achtsamer werden erzieht dazu, der alltäglichen Hektik entgegenzuwirken, und damit das eigene Leben im rechten Maß selbstbezogener und weniger fremdbestimmt zu gestalten.

Körper-Achtsamkeit

Achtsames Innehalten ist keineswegs rein geistiger Natur. Denn mit jedem Gedanken, jeder Emotion gehen Körperempfindungen einher. Achtsamkeitsprozesse können deshalb auch über den Körper initiiert werden. Wenn wir also Empfindungen des Körpers beobachtend wahrnehmen, beobachten wir zugleich ein geistiges Geschehen. Ganzheitlich betrachtet gehört somit zum Umgang mit sich selbst, das biotische System mit dem mentalen System in Balance zu halten, nämlich Organe und Funktionen des Körpers mit Kognitionen, Emotionen und Einstellungen zu verbinden.

Aus der Körperperspektive steht Achtsamkeit mit Entspannung in enger Wechselbeziehung. Achtsam sein setzt die Fähigkeit voraus, entspannt in sich selbst ruhen zu können. Beim Prozess der Ruhefindung steht, neurowissenschaftlich betrachtet, unser Nervensystem im Mittelpunkt. Es ist immer auf der Hut und versucht stetig, zwischen außen (Umwelt) und innen (Körper und Geist) zu vermitteln. Unsere Nervenzellen stehen deshalb ständig unter Spannung und reagieren auf Wahrnehmungen, Gedanken, Empfindungen oder körperliche Anforderungen, indem sie situativ erregenden oder hemmenden Einfluss auf die Aktivität unserer Organsysteme ausüben.

Wenn also äußere Reize auf uns einwirken, dann senden die auf eine Erregungsleitung spezialisierten Nervenzellen, sogenannte Neuronen, die Botschaft über Axone, die faserartigen Fortsätze einer Nervenzelle, zu anderen Zellen, beispielsweise in Herz, Magen oder Darm.

Diese Informationsübertragung erfolgt mittels Botenstoffen wie Adrenalin und Noradrenalin, die auf den Sympathikus, einen Teil des vegetativen Nervensystems, erregend wirken. Der Körper gerät aus seiner Grundspannung heraus in einen höheren Spannungszustand, um den von außen kommenden Ereignissen sofort und angemessen begegnen zu können.

Dabei unterscheidet der Körper nicht zwischen freudvollen Ereignissen, Empfindungen wie Angst, Ärger oder Gefahrensituationen – also nicht zwischen positivem Stress, der auch Eustress genannt wird, und negativem Stress, dem Dysstress. Auch wenn heute Stress wissenschaftlich nach Dauer, Dosis und Form differenziert wird, ist dies zwar ein vereinfachendes, aber immer noch tragfähiges Denkmodell.

Die (überlebens-)wichtigen biologischen Reaktionen auf Stress werden zum Problem, wenn die auf uns einwirkenden Reize zu intensiv, aber auch zu häufig sind, und über Tage und Wochen andauern. Die Nervenzellen werden dann überlastet, feuern vorschnell und ständig Botschaften in den Körper. Sie ‚melden' permanent stressige Umweltsituationen. Die Folge: Chronischer Stress stellt sich ein. Besonders schädlich ist dies, wenn Stress nicht mehr abgeleitet werden kann – auch nicht über den Körper – und der Kopf deshalb nicht mehr abschaltet.

Hier setzen unsere Programme an. Die geforderte Körperkonzentration bei der Übungsausführung legt den Schalter um: Die Außenwelt und damit verbundene Umwelteinflüsse werden ausgeblendet, weil man sich gedanklich voll und ganz auf den eigenen Körper und hier die jeweiligen Körperbereiche konzentrieren muss. Physisch hat dies zur Folge, dass die Muskelspannung während des Übens oder danach reduziert wird und Atmung, Puls und Blutdruck reguliert werden. Dadurch wird auch der Kopf frei: Es wird innere Einkehr gehalten, die Reizüberflutung für die Zeit des Übens gestoppt, psychische Belastungen werden relativiert, Aggressionen vermindert und Stress abgebaut.

Immer mehr Studien belegen, dass sich dieser Mechanismus auch hirnphysiologisch auswirkt. Bestimmte Hirnareale werden aktiviert, und bei dauerhaftem Training lassen sich positive Veränderungen der Hirnanatomie feststellen, wie etwa eine Zunahme an grauer und weißer Hirnsubstanz. Aus der Perspektive der Gerontologie könnte dies im Altersgang durchaus als Verjüngungseffekt interpretiert werden, denn es gehört zum normalen Alterungsprozess, dass die Hirnsubstanz abnimmt.

SeKA – Die Ziele

Ein entspannter Körper entspannt den Geist und fördert Achtsamkeitsprozesse. Selbstinstruktives Körper-Achtsamkeitstraining (SeKA) ist ein Achtsamkeitstraining, das aus der Körperperspektive heraus entwickelt wurde und selbst erlernbar ist.

Das SeKA-Trainingssystem orientiert sich an den Prinzipien des entspannten Bewegens und des bewegten Entspannens – ein wichtiges Alleinstellungsmerkmal. Grundsätzlich sollen unsere Programme über eine Konzentration auf körperliche Prozesse zu einer Verbesserung der Entspannungs- und Resilienzfähigkeit führen, also der Widerstandsfähigkeit gegenüber psychischen Belastungen. Damit leisten sie einen Beitrag zu Gelassenheit und besserem Stressmanagement. Die

> SeKA-Programme ermöglichen die tägliche kleine Auszeit, um Energie und Kraft zu tanken und Balance in den persönlichen Lebens- und Berufsalltag zu bringen.
> Die mit den Übungen einhergehenden Körpermeditationen helfen, sich zwischendurch Momente des Wohlfühlens zu gönnen und die persönliche Mitte zu finden. Denn ein harmonisch arbeitender Körper wirkt auf Person und Persönlichkeit.
> SeKA-Training leitet an, sich seiner selbst und der eigenen Lebensführung bewusster zu werden und über die erlernte Achtsamkeit die Beziehung zwischen Körper und Geist im Alltag selbsttätig regulieren zu können.

Stärkung der Physis, also die Förderung motorischer Fähigkeiten wie Beweglichkeit, Kraftausdauer oder Koordination, kombinieren wir zugleich mit der Entlastung der Psyche.

Physis stärken

Körperliche Praktiken sind bei Achtsamkeits- und Entspannungspraxen keineswegs nachrangig und auch nicht nur komplementär, um geistige Prozesse zu schulen. Ein einfacher Selbsttest zeigt Ihnen das: Versuchen Sie, ohne körperliche Vorübung die Augen zu schließen, und sich auf ihren Atem zu konzentrieren. In der Regel werden Sie sehr schnell feststellen, dass nicht nur die Gedanken Kreise ziehen und Sie wegtragen von der fokussierten Konzentration. Auch der Körper wird sich bemerkbar machen: Vielleicht zwickt es hier und da, die Schultern wollen nicht richtig entspannen, oder die verspannte Muskulatur im Bauch und Brustbereich verhindert einen fließenden Atem. Immer wieder werden Sie dadurch abgelenkt und aus der meditativen Versenkung gerissen.

Natürlich müssen wir nicht zuerst körperlich fit werden, um dann mit einem Achtsamkeitstraining beginnen zu können. Aber: Jede geistige Übung geht mit körperlichen Voraussetzungen einher, um den gewünschten Erfolg zu zeitigen. Kraft, angemessene Spannung und Körperstatik brauchen Sie, um über das kognitive Wissen vom richtigen Sitzen etwa das Ziel einer entspannten und aufrechten Sitzhaltung in der Praxis zu erreichen. Andernfalls sinken Sie immer wieder zusammen, oder die betroffenen Muskelgruppen benötigen zu viel Energie, und eine ungeteilte Aufmerksamkeit im mentalen Bereich wird schwierig bis unmöglich. Noch stärker werden die Störimpulse, wenn Sie körperliche Probleme und Schmerzen haben. Damit wird es für Sie noch schwieriger, sich geistig zu fokussieren. Deshalb gilt die alte Weisheit des Yoga gleichermaßen für alle SeKA-Programme: Die richtige Mischung aus einem kräftigen, beweglichen und entspannten Körper ist Ziel des Übungssystems.

SeKA bringt körperlich-funktionelle Wirkungen, wie etwa die Förderung von Kraft, Beweglichkeit oder Ausdauer, in Einklang mit geistigen Praktiken und verfolgt das Ziel, Menschen in verschiedenen Lebensaltern und Lebenssituationen für ein körperbasiertes Achtsamkeitstraining zu motivieren. Aus dieser Perspektive wirkt solch ein Training einem gesundheitlichen Grundproblem unserer Zeit entgegen: Die durch fehlende, falsche und einseitige Bewegung des Körpers verursachten muskulären Verspannungen oder Probleme mit inneren Organen, wie Verdauungsprobleme, werden nicht erst dann bemerkt, wenn es bereits zu spät ist, also ein fortgeschrittenes und akutes Stadium erreicht ist.

Psyche entlasten

Körperfunktionen wie etwa die Reduzierung der Muskelspannung oder auch die Senkung von Puls und Blutdruck regulieren zu können, bedeutet, auf die eigene Psyche Einfluss zu nehmen, etwa auf Gefühle oder psychisch belastende Stresssituationen. SeKA-Training verbessert nicht nur die Fähigkeit, auf physische Belastungen, etwa muskuläre Dysbalancen, unmittelbar und differenziell mit gezieltem körperbasiertem Üben zu reagieren, sondern auch die Fähigkeit, Emotionen zu regulieren und damit im weiteren Sinn mit persönlich kritischen Situationen besser umzugehen. Gut erforscht sind etwa die Auswirkungen von Angst. So befindet sich das Angstgedächtnis vor allem in der

Amygdala, einer zentral gelegenen Hirnregion. Sind wir einer akuten Angstsituation ausgesetzt, spüren wir die Folgen zunächst im Körper mit Symptomen wie einem erhöhten Herzschlag, hohem Muskeltonus oder gar verkrampften Muskeln. Ein Angstzustand kann deshalb nicht zugleich mit einem entspannten Körper und entspannten Muskeln einhergehen.
Werden nun bewusst die Muskeln entspannt, beispielsweise durch Übungen der Methode der ‚Progressiven Muskelrelaxation', dann signalisiert dies dem Körper, dass sich die Stresssituation vermindert. Über diesen Mechanismus verschaffen unsere Programme Entlastung, wenn ein durch Stress hervorgerufenes Angstgefühl zu entstehen droht: Das sich anbahnende ‚Unheil' kann durch entspannte Muskeln mit dem nötigen Abstand betrachtet werden, die Angstsituation wird vielleicht nicht mehr als so bedrohlich empfunden wie zuerst gedacht. Denn der entspannte Muskel signalisiert den Hirnzellen, weniger zu feuern. Der gesamte Organismus reguliert die Spannung, und wir sehen wieder klarer. Die Spannungsspirale kann unterbrochen, das Angstgefühl relativiert werden.

Mit der Zeit wird es gelingen, bewusst und kontrolliert die eigenen Erregungszustände zu beeinflussen. Das ist ein wesentlicher Fortschritt auf dem Übungsweg und ein geradezu aufklärerischer Akt. Wir lernen, Stressreaktionen zu beeinflussen. Im Extremfall bedeutet dies, die Kontrolle über die eigenen Stressreaktionen, die durch ungünstige Verhaltensmuster verloren gegangen ist, wieder übernehmen zu können.

SeKA – Die Prinzipien

Unsere Programme integrieren das Wissen über die für die leibseelische Gesundheit förderlichen Aspekte der Achtsamkeit, die sich aus einem immer wieder geübten wertfreien und wohlwollenden Beobachten des gegenwärtigen Moments ergeben. Zugleich gehen sie ein gutes Stück über marktübliche Angebote hinaus. Neben der Körper-Achtsamkeit, also dem somatopsychischen Zugang, wirken weitere Aspekte zusammen, in denen wir uns von anderen Achtsamkeits-Schulungen unterscheiden: Selbstinstruktivität, Selbstbestimmung, Focusing und Progression.

Selbstinstruktivität

Unsere Programme sind speziell auf das eigenständige Lernen und Üben von Achtsamkeit ausgerichtet. Sie richten sich an Menschen, die gerne eigenverantwortlich etwas für sich selbst tun wollen, oder schlichtweg keine Zeit oder Lust haben, Kurse zu besuchen. Die Selbstinstruktivität unserer Programme haben wir in Implementierungsstudien mit verschiedenen Zielgruppen (z.B. Kinder, Erwachsene) in unterschiedlichen Settings (z.B. Kitas, berufliche Umgebungen) überprüft – vgl. hierzu das Kapitel ‚Die Wissenschaft hinter SeKA' (S. 21 ff.).

Unsere Selbstlernarchitekturen sind programmspezifisch und bestehen in der Regel aus mehreren Modulen: Wir setzen für unsere Übungen präzise Beschreibungen ein und achten darauf, dass diese verständlich sind. Zugleich werden die Schlüsselbewegungen wie auch die Haltungen, beispielsweise im Yoga, mit Bildmaterial verdeutlicht. Lesen und Sehen werden wiederum bei einfachen Achtsamkeitsprogrammen durch angeleitete Hör-CDs ergänzt. Bei komplexeren Achtsamkeitsthemen gehen wir noch einen Schritt weiter und vermitteln die Inhalte in Film und Ton, wobei unsere DVDs in Echtzeit entwickelt werden, also 1:1 mitgeübt werden können. Nicht zuletzt können einzelne Übungen mit Unterstützung digitaler Technologien überall und jederzeit genutzt werden.

Selbstverantwortliches Üben ist die logische Konsequenz der Selbstinstruktivität unserer Programme. Sie können Ihren individuellen Bewegungsspielraum ausreizen und Ihre eigenen Grenzen erfahren, ohne allerdings über diese hinweg zu gehen. Deshalb sollten Sie Übungen auslassen, wenn sie nicht guttun, wenn dabei Unwohlsein entsteht oder gar Schmerzen auftreten! Gegebenenfalls konsultieren Sie einen Arzt. Liegen gesundheitliche Probleme vor, dann sollten Sie zuvor mit dem Arzt klären, ob und wie ein Training durchgeführt werden kann.

Auf keinen Fall darf das Ausüben unserer Programme unter Leistungsdruck erfolgen. Maßgebend sind das individuelle Lerntempo und Ihr eigener Trainingsfortschritt. Auch wenn Sie in der Gruppe üben, ist ein Vergleich mit anderen unwichtig.

Selbstbestimmung

Selbstbestimmung steht deshalb im Zentrum der Programme, weil die Vielfältigkeit der Lebenssituationen, Fitnessgrade und Interessen ein differentes Üben erfordert. Bei uns haben Sie nicht nur die Möglichkeit, die einzelnen Übungen je nach aktueller körperlicher und geistiger Verfassung anzupassen. Es steht Ihnen auch eine große Fülle unterschiedlichster Programme und Techniken zur Verfügung (siehe hierzu das Kap. ‚Trainingssystem im Überblick', S. 19). Die Möglichkeit, nach persönlicher Neigung und Interesse auszuwählen, erhöht die Motivation und damit die Wahrscheinlichkeit positiver Effekte.

Focusing

Focusing ist ein in der systemischen Körpertherapie geläufiger Begriff (vgl. Gendlin, 1981) und ein weiteres Merkmal unserer Achtsamkeitsprogramme. Focusing in unserem Trainingssystem bedeutet das Erlernen der uneingeschränkten Konzentration auf Körperteile, auf das innere Körpererleben, auf Bewegungsabläufe oder auch auf die Atmung. Wenn Sie Focusing lernen, werden Sie entdecken, dass Ihr Körper seinen eigenen Weg und seine eigene Antwort auf viele Probleme findet. Focusing liegen drei Aspekte zugrunde, die in allen unseren Programmen und Übungen berücksichtigt sind: Entschleunigung, geführte sowie bewusste Atmung. Sie unterstützen eine vertiefte Wahrnehmung von körperäußerlichen und -innerlichen Prozessen. Wenn im Übungsverlauf das Denken dann seine Macht verliert und die Bewegung sensorisch wahrgenommen und gefühlt wird, kommt der Übende in Fluss, und das führt zu körperlicher Ruhe und Entspannung, bis hin zu einer vollständigen inneren Entkrampfung.

- **Entschleunigung:** In den Sportwissenschaften wird vor allem die Beschleunigung des Körpers thematisiert. SeKA-Übungen hingegen werden in der Regel langsam, bewusst und fließend ausgeführt. Dies hilft, sich verstärkt auf Körperprozesse im Gesamten oder auch auf die jeweilige Körperpartie im Detail zu konzentrieren, denn nur mit ruhigen Bewegungen entwickeln sich Körperwahrnehmung und Körper-Achtsamkeit: Läuft die Bewegungsausführung rund oder ist der Bewegungsspielraum eingeengt? Welche Übungen finde ich besonders angenehm? Aber auch: Wo sind meine Wohlfühlgrenzen bei einzelnen Übungen? Sind sie unangenehm, habe ich Beschwerden oder gar Schmerzen während der Bewegung? Dieselbe Übung, beschleunigt oder entschleunigt ausgeführt, kann deshalb unterschiedliche Bewegungsqualitäten und Zielsetzungen haben.

> Ruhiges und bewusstes Üben konzentriert voll und ganz auf den Bewegungsablauf. Das Drumherum wird ausgeblendet, der Geist wird ruhig und das Bewusstsein hellwach.

- **Geführte Atmung** ist ein methodisches Grundprinzip in unseren Programmen. Ziel ist, das persönliche Atemtempo rhythmisch in Einklang mit den Bewegungen zu bringen. Ein ruhiger Atem fördert insbesondere bei komplexeren Übungen eine fließende Bewegungsabfolge. Den Atem anzuleiten führt auch dazu, verschiedene Körperteile intensiver erspüren zu können, etwa über Atembewegungen den Bauch, den Rücken oder die Flanken. Schließlich ist ein zu schneller oder gar stockender Atem ein deutliches Anzeichen dafür, dass das körperliche Training übertrieben wird und man sich selbst überfordert. So schützt Atem-Achtsamkeit auch vor Verletzungen.

- **Bewusste Atmung** ist die Implementierung einer weiteren Qualität von Atemprozessen in unseren Programmen. Bei der bewussten Atmung steht nicht die Rhythmisierung der Bewegung durch Atmungsvorgänge im Vordergrund, sondern das ruhige Beobachten des Einatem und Ausatem als eigenständiger Prozess. Dies fördert körpermeditative Prozesse und wirkt kontemplativ. Mit bewusstem Atmen fällt das Einfinden in das Übungsprogramm leichter, ebenso die Aufrechterhaltung einer hohen Konzentration beim Üben. Auch lassen sich innerhalb des Bewegungsflusses Atemvorgänge vergegenwärtigen, die energetisch spürbar sind.

Progression

Progression meint schließlich den stufenweisen Aufbau unserer Programmlinien. Sie bleiben nicht stehen, wenn Ihnen ein Programm in ‚Fleisch und Blut' übergegangen ist, sondern Sie können weiter gehen. Entweder steigen Sie immer tiefer ein, indem Sie fortgeschrittenere Variationen derselben Übungsreihe praktizieren, oder Sie nehmen sich ein weiterführendes Programm vor. Dies unterstützt Sie darin, Ihre Körperwahrnehmungsgrenzen durch ein besser werdendes Körpererspüren zu verschieben und garantiert sowohl die Nachhaltigkeit des steten Übungsprozesses als auch die Weiterentwicklung auf mentaler Ebene.

Trainingssystem im Überblick

Das SeKA-System differenziert sich in verschiedene Programmlinien, die in der Abbildung im Überblick dargestellt werden. Die Programmlinie *Basic* beinhaltet die SeKA-Basisprogramme, nämlich das Grundprogramm zur Körper-Achtsamkeit, sowie, vertiefend, das Atemtraining. Weiterhin finden Sie die Programmlinie *Relaxation* mit klassischen Entspannungstechniken wie Progressive Muskelrelaxation (PMR) nach Jacobson, Autogenes Training (AT) nach

Schultz oder Yoga, die im Kontext SeKA neu interpretiert werden. Programme wie SeKA-Faszien oder SeKA-Cardio sind unter *Functional* zusammengefasst. Und schließlich die Kombination von SeKA-Techniken in der Programmlinie *Exercise*. Sie sind mit Blick auf die Förderung motorischer Fähigkeiten und Fertigkeiten sportartspezifisch ausgerichtet. Jede dieser Programmgruppen beinhaltet eine Reihe von Einzelprogrammen, die je nach Thema von wenigen Minuten bis zu 30 Minuten dauern.

Jeder kann den Schwerpunkt innerhalb unseres Trainingssystems für sich wählen: Wer in hohem Maße körpermeditativ tätig werden will, konzentriert sich auf unser Basistraining zur Entwicklung von Körper-Achtsamkeit oder das Atemtraining. Wer auf intensives Entspannen Wert legt, wird nach den SeKA-Prinzipien in der Progressiven Muskel-Relaxation oder im Autogenen Training angeleitet. Wer den Körper im Gesamten im Fokus haben will, arbeitet mit unserem Yoga- oder Faszientraining. Und wer sich achtsam und zugleich intensiver bewegen will, führt beispielsweise das Cardio-Training durch oder wählt ein Programm, das einen Sportartbezug hat, etwa unser Tennis-Achtsamkeitstraining.

Mit diesen Wahlmöglichkeiten innerhalb unseres Trainingssystems gehen wir auch motivatorisch auf verschiedene Lebens-

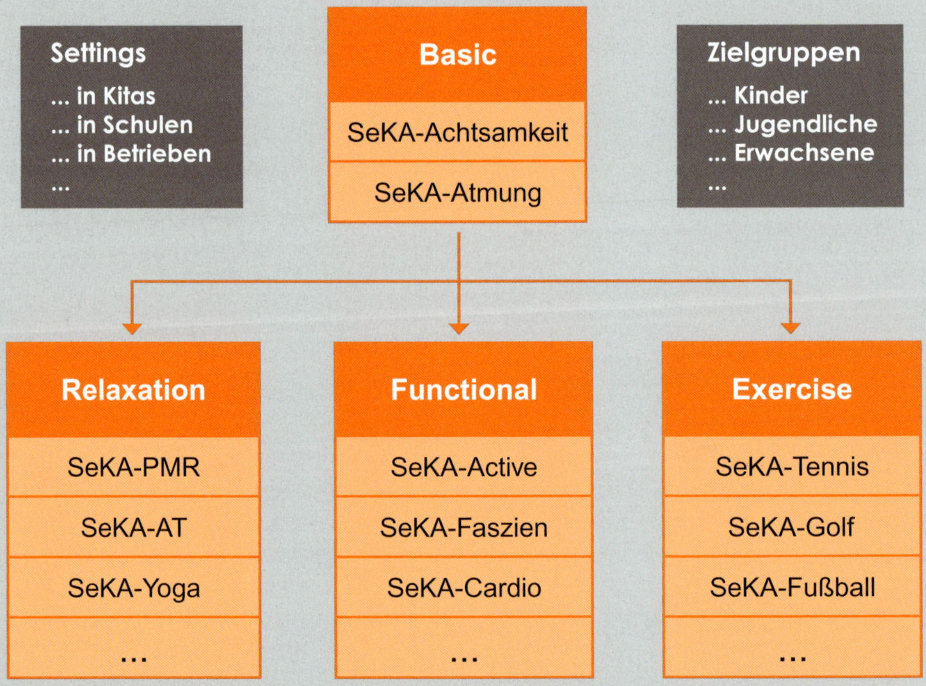

Abb.: SeKA-Welten – Programmlinien und Programmgruppen
(PMR: Progressive Muskel-Relaxation; AT: Autogenes Training)

abschnitte ein: Ältere Erwachsene wollen sich vielleicht eher auf Körperfunktionen konzentrieren, beispielsweise Beweglichkeit und Gleichgewichtsfähigkeit bis ins hohe Alter erhalten oder die Kraft verbessern. Für jüngere Erwachsene mag körperfunktionell eher die allgemeine Fitness im Vordergrund stehen.

Die einzelnen Übungen aus den Programmen können aber auch individuell zusammengestellt werden, sodass das SeKA-System als ein modulares Personal-Trainingssystem ausgelegt ist, das aus hunderten Übungen eine individuell zugeschnittene Nutzung für Anfänger und Fortgeschrittene ermöglicht. Nicht zuletzt können aus diesem Fundus heraus jederzeit einzelne Übungen als persönliche Micro-Wellness-Einheiten ausgewählt und nach Bedarf in den individuellen Alltag eingebracht werden.

SeKA ist jedoch nicht nur für Erwachsene gedacht. Weitere Zielgruppen profitieren davon. So wurde das Basisprogramm zur Körperachtsamkeit auch für Kinder entwickelt (vgl. Fessler & Knoll, 2018), ebenso wurden Studien mit Hochaltrigen sowie Kindern und Jugendlichen mit einer Behinderung durchgeführt.

SeKA-Implementierungsstudien zeigen, dass die Programme in verschiedenen Settings wie Kindertagesstätten, Schulen, Betrieben oder Heimen einsetzbar sind. Selbstinstruktivität bedeutet hier, dass die Programme zunächst von den Lehrenden unterrichtet und anschließend von den Teilnehmenden zunehmend eigenständig eingesetzt werden können.

Einen Überblick zu den bisher öffentlich zugänglichen SeKA-Programmen finden Sie im Schlusskapitel dieses Bandes.

Die Wissenschaft hinter SeKA

SeKA ist multidisziplinär nach modernsten bewegungswissenschaftlichen, sportwissenschaftlichen, medizinischen und psychophysiologischen Erkenntnissen wie auch physiotherapeutischen Ansätzen entwickelt und verfolgt Ziele der ‚evidence-based practice' für eine nachhaltigere und individuell verantwortete Gesundheitsförderung, wie sie von der Weltgesundheitsorganisation (WHO), der EU-Kommission und der International Union for Health Promotion and Education gefordert werden. Mehrstufige und in der Regel mehrjährige Prüfverfahren sichern die Qualität der Programme:

(1) Systematische Sichtung: Zu den jeweiligen SeKA-Themen werden wirksame Übungen auf Basis internationaler Recherchen gefiltert. Der resultierende Übungspool wird zunächst auf gesundheitliche Unbedenklichkeit geprüft. Ein weiteres wichtiges Kriterium für die Auswahl der Übungen ist deren Alltagstauglichkeit, etwa schnelle Erlernbarkeit, zeitliche Effizienz oder vielfältige Einsetzbarkeit auch in beengten Räumlichkeiten.

(2) Pilotstudien: In einem zweiten Schritt erfolgt die Entwicklung von Programmen mit Qualitätsprüfungen. Hierzu gehören Wirkungsprüfungen mit psychophysiologischer und hormoneller Diagnostik, Prüfung der psychologischen Wirksamkeit durch Befragungen und die Evaluation der Praktikabilität im individuellen Lebensalltag. Außerdem werden Implementierungsstudien bei unterschiedlichen Altersgruppen und in verschiedenen Settings, beispielsweise in der Schule oder im Betrieb, vorgenommen.

(3) Programmstudien: Schließlich erfolgt die Feinjustierung der Programme und abschließende Tests mit hunderten Probanden.

Programmentwicklung und -evaluation werden ergänzt durch Grundlagenforschung: Drei Dissertationen des SeKA-Forschungsteams haben sich mit Kernthemen der SeKA-Forschung befasst und aus verschiedenen methodischen Zugängen wie auch bei unterschiedlichen Zielgruppen nachgewiesen, dass sich die untersuchten Probanden bereits nach einem circa zehnminütigen Training nicht nur subjektiv wohler, frischer, entspannter und konzentrierter fühlten, sondern auch signifikante psychophysiologische Reaktionen mit Blick auf entspannungsinduzierende und stressreduzierende Wirkungen auf SeKA zeigten.

Marcus Müller (2016) hat für Kinder im Alter von 4-6 Jahren verschiedene Kurz-Entspannungsprogramme zu Autogenem Training, Progressiver Muskel-Relaxation, Qigong, Yoga und auch Massage entwickelt. Diese hat er dann mittels psychophysiologischer Parameter (z.B. elektrodermale und neuromuskuläre Aktivitäten, Herzratenvariabilität) auf Wirksamkeit getestet. Im Ergebnis zeigt sich, dass schon jüngeren Kindern verschiedene Entspannungstechniken nach dreiwöchiger Intervention nicht nur vermittelt werden können, sondern auch zu einer signifikant messbaren Spannungsreduktion führen.

Tobias Rathgeber (2017) kann an hormonellen Stressparametern wie Cortisol nachweisen, dass nach den SeKA-Konstruktionsprinzipien entwickelte moderat-intensive körperliche Aktivitäten aus der Programmgruppe SeKA-Cardio gegenüber Entspannungstechniken vergleichbar hohe spannungsreduzierende Effekte besitzen. Auch sind präventive Effekte hinsichtlich Herz-Kreislauf-Problematiken nachweisbar. Die Übungen sind niedrigschwellig im Sinn von ‚low effort'-Aktivitäten und damit insbesondere für Menschen im Alter von 18 bis ca. 50 Jahren mit angemessenem Fitness-Level ohne Vorerkrankungen geeignet. In differenzierungstheoretischer Perspektive ist beachtenswert, dass die Prüfung der Wirksamkeit der SeKA-Cardio-Programme per Messung unterschiedlicher Intensitäten (Varianz: 10%) erfolgte, also SeKA-Cardio-Ausführungen von 60, 70, 80 und 90 Prozent der individuellen Ausbelastung. Dabei stellte sich heraus, dass je nach Intensität unterschiedliche stressreduzierend-anabole Effekte auftreten.

Alexia Kaiser (2017) überprüfte unter Einsatz einer Kontrollgruppe die kurz- und mittelfristige Wirksamkeit des SeKA-Basisprogramms zur Körper-Achtsamkeit in verschiedenen betrieblichen Settings, z.B. bei Büroarbeit oder der Arbeit in der manuellen Produktion. Sie kann unter anderem nachweisen, dass die regelmäßige Durchführung der Körper-Achtsamkeitsprogramme am Arbeitsplatz eine signifikante Reduktion des Beanspruchungsniveaus sowie eine Verbesserung des körperlichen Erholungszustandes hervorruft. Ebenso wurde eine Abnahme körperteilspezifischer Beschwerden festgestellt.

Yoga der Achtsamkeit
Die Theorie

Das Übungssystem *Yoga der Achtsamkeit* im Überblick

- Die richtige Mischung macht's: Die *17 Kurzprogramme* aus *Yoga der Achtsamkeit* basieren auf einer ausgewogenen Mischung klassischer Yoga-Haltungen (Asanas) und begleitender Übungen.

- Ein Programm umfasst *5, 6 oder 8 Übungsbausteine*, die sich zu einer methodisch stringenten Komposition verbinden.

- Problemlose *Anpassung an alters- und konstitutionsbedingte Unterschiede* im Fitness-Grad durch Ausführungs-Variationen.

- Warm-up, Cool-down und Zwischenmobilisierungen sorgen für eine besonders *gesundheitsverträgliche Yoga-Praxis.*

- Weitgehender Verzicht auf Hilfsmittel lässt die Programme problemlos in *beruflichen Settings, unter freiem Himmel oder auf Reisen* ausüben.

- Atemachtsamkeit und *atemsynchrone Bewegungsabläufe* fördern die konzentrationssteigernde Wirkung des Yoga.

- Erweiterung zu längeren Übungseinheiten möglich durch *Kombinierbarkeit* der einzelnen Programme.

- Erleichterter Einstieg durch den programmübergreifenden *systematischen Aufbau* der Übungsanleitungen.

- *Präventiv* wirksam: Gegen Zivilisationsbeschwerden und -krankheiten wie Rückenschmerzen oder Herz-Kreislauferkrankungen.

- Inhalte auch audiovisuell in modernen Lernarchitekturen verfügbar.

- Entwicklung und Evaluation nach wissenschaftlichen Vorgaben.

- In Studien mit hunderten von Probanden *geprüfte Selbstinstruktivität.*

- *Anti-Stress-Wirkungen* durch eine achtsame Übungspraxis in Verbindung mit dem rechten Maß an körperlichem Training in Kombination mit Entspannung und Nachspürphasen.

- Erleichtertes Zurechtfinden und Anpassen an die eigene Verfassung durch Einstufung der Programme in 3 Schwierigkeits-Levels.

- Wenig Zeitaufwand und dadurch gute Integrierbarkeit in den Alltag: Die einzelnen Programme dauern in der Regel zwischen 10 und 12 Minuten.

Den Programmen *Yoga der Achtsamkeit* liegen die im vorigen Kapitel aufgezeigten allgemeinen Ziele und Prinzipien von SeKA zugrunde. In den folgenden Abschnitten werden die spezifischen Ansätze dieses Yoga-Übungssystems erläutert.

Yoga bis ins hohe Alter

Ursprünglich dem männlichen Teil der Eliten Indiens vorbehalten, ist Yoga heute jedermann und jeder Frau zugänglich. In Amerika und Europa wurde Yoga erst Ende des 19. Jahrhunderts bekannt: vor allem durch Persönlichkeiten wie Vivekananda und Ramakrishna, die ihn über eine religiös motivierte Mission anpriesen. In der zweiten Hälfte des 20. Jahrhunderts verbreitete und kommerzialisierte sich Yoga rasant in der westlichen Welt. Das ging einher mit dem Siegeszug der Yoga-Körperhaltungen – im Sanskrit als Asana bezeichnet –, die mit gezielten Atemtechniken verbunden waren. Diese Ausrichtung des Yoga ist als Hatha-Yoga bekannt: Körper und Körpererleben stehen im Fokus.

Folgt man beispielsweise Ostermeier-Sitkowski (2012), dann steht in der symbolischen Terminologie ‚ha' für die Sonne oder die männliche Energie und ‚tha' für den Mond oder die weibliche Energie. Demzufolge soll Hatha-Yoga „die männlichen und weiblichen Energien zusammen[bringen], die in jedem Menschen existieren" (ebd., S. 13).

Dies spielt auf einen Ausgleich körperlicher und geistiger Energien an, den man durch eine intensive Hatha-Yogapraxis erreichen kann. Etwas weniger esoterisch ausgedrückt, ist Hatha-Yoga ein Übungsprinzip, das die jeden durchströmende Lebensenergie, die in verschiedenen Hochkulturen thematisiert wurde, erfahren und aktivieren lässt und darauf abzielt, alle Ebenen des Menschen (physisch, psychisch) in ein kontrolliertes, ausgewogenes und konzentriertes Miteinander zu bringen. Körperliche Gesundheit und mentale Stabilität sind Ausdruck davon.

> Yoga ist eines der sechs klassischen philosophischen Systeme Indiens und Jahrtausende alt. Yoga ist auch ein Synonym für den höchsten übermentalen Zustand, genannt Samadhi, und das Ziel des achtgliedrigen Yogapfades.
>
> Patanjali, 2006

In diesem Buch konzentrieren wir uns folglich auf den Hatha-Yoga in gesundheitlicher Perspektive, und wir verwenden die Begriffe Hatha-Yoga und Yoga synonym, künftig also kurz: Yoga.

Der neuzeitliche Yoga-Boom, der eigentlich ein Boom des körperlichen Hatha-Yoga ist, hat dazu geführt, dass viele Menschen mit Yoga noch immer gut durchtrainierte Frauen- oder Männerkörper im besten Alter assoziieren – leider. Dieses Bild wird von der Omnipräsenz der Hochglanzmedien transportiert und weiter am Leben gehalten. Doch Yoga hat per se nichts mit Jugendlichkeit, Schönheitsidealen oder überdurchschnittlicher Beweglichkeit zu tun. Denn Yoga ist lebensbegleitend, wird aber in der Lebensspanne unterschiedlich interpretiert: Ein Kind von vier Jahren benötigt gänzlich andere, seinem Alter entsprechende Übungen und eine andere didaktisch-methodische Herangehensweise als etwa ein Jugendlicher, ein Erwachsener oder ein älterer Mensch.

Zwar gilt Yoga auch traditionell als probates Mittel zur Erhaltung von Jugendlichkeit und Gesundheit, doch niemand wäre vor Jahrhunderten auf die Idee gekommen, dass Yoga nur oder in erster Linie in einem bestimmten Alter praktiziert werden sollte. Im Gegenteil: In den historischen Gesellschaften des indischen Subkontinents diente das Alter traditionell dazu, sich mehr spiritueller Praxis und damit auch dem Yoga zu widmen. Das ist auch nachvollziehbar, denn im Alter nehmen die häuslichen Pflichten in der Regel deutlich ab. Für Yoga bleibt mehr Zeit und Raum.

Halten wir fest: Praxis und positive Wirkungen des Yoga beschränken sich nicht auf eine bestimmte Altersgruppe. Es gibt sogar Hinweise darauf, dass Yoga im Alter besonders wirksam ist. Eine Studie hat zum Beispiel gezeigt, dass bereits nach sechs Monaten Yoga die Rundung des Rückens bei über 60-Jährigen signifikant abgenommen hat (Greendale et al., 2009). Bedenkt man, dass das eine wesentliche Komponente nicht nur der Rückengesundheit ist, sondern auch entscheidend bei Nacken- und Schulterproblemen, kann man ermessen, wie tiefgreifend die Praxis in den Alltag wirkt. Yoga hält Heilsames für viele gesundheitliche Symptome bereit, die im Lebenslauf und naturgemäß im Alter gehäuft auftreten.

Wichtigster Faktor ist die Bewegung. Wir wissen heute, dass der altersbedingten Abnutzung der Gelenke (Arthrose) am besten durch Mobilisation und Bewegung entgegengewirkt werden kann. Unsere Yogaprogramme haben hier einen Schwerpunkt. Auch der einseitige Gebrauch der Gelenke, der häufig Ursache für Arthrose ist, kann etwa durch asymmetrische Haltungen etwas ausgeglichen werden. Weil Muskelschwund und der Verlust der Knochensubstanz etwa ab dem 30. Lebensjahr rapide zunehmen, ist es umso entscheidender, in Bewegung und im Training zu bleiben.

Was Yoga physisch, aber auch psychisch gerade auch für ältere Menschen zu leisten vermag, wird im folgenden Kapitel erläutert.

Was Yoga kann

In einer von Janosch, einem populären Kinderbuchautor und Illustrator, gezeichneten Szene – gezeigt wird ein auf dem Kopf stehender tigergestreifter Latzhosenmann – wird die Frage gestellt: „Wie heilt man sich selbst?“ Die von Janosch gegebene Antwort scheint übertrieben: „Kopfstand. Das ist Yoga, alles wird umgekehrt, und oben wird unten, und kaputt wird voll gut.“

Schmerzfrei mit 60, fit mit 70, beweglich mit 80, vital mit 90 und gesund sterben mit 100 überfordern auch den Yoga. Allerdings wird seit den 1990er Jahren ein großer Zuwachs wissenschaftlicher Studien verzeichnet, die empirisch zunehmend belastbarer sind und auf vielfältige Weise die Wirkungen des Yoga auf die Gesundheit nachweisen (Cramer, Lauche & Dobos, 2014). Im Jahr 2017 sind in der medizinischen Fachdatenbank Pubmed bereits mehr als 4000 Veröffentlichungen verzeichnet. Yoga wird in präventiver Perspektive zunehmend als wirksame Methode erkannt und deshalb in Deutschland von den Krankenkassen bezuschusst.

Vor allem primärpräventive Aspekte sind angesichts der epidemischen Ausbreitung von chronisch-degenerativen Erkrankungen, wie etwa Gelenkarthrose, im Altersgang von zunehmender Bedeutung. Yoga zielt aber nicht nur auf die Symptome, sondern auf die Verursachungsfaktoren. Gut durchdachte und altersgemäße Bewegungsfolgen beugen beispielweise sowohl Verspannungen, als auch Muskelschwund vor – und bieten damit ein wirksames Mittel, um Haltungsschwächen, späteren Haltungsschäden und Stoffwechselstörungen vorzubeugen. Verdauungsbeschwerden oder Entzündungen müssen gar nicht erst entstehen, und eine gute neuromuskuläre Koordination wird länger erhalten. Aber auch in therapeutischer Perspektive wird Yoga ergänzend zu herkömmlichen schulmedizinischen Therapien zur Aktivierung selbstheilender Ressourcen des Menschen empfohlen.

> Wer Yoga übt, entfernt das Unkraut aus dem Körper, so dass der Garten wachsen kann.
>
> B.K.S. Iyengar

Nicht selten sind die Ursachen körperlicher Probleme psychischer Natur und allzu oft Folgen eines gesellschaftlich induzierten Stresses. Hier wirkt Yoga aufgrund seiner stressreduzierenden Eigenschaften, die gerade auch durch die mentalen Aspekte wie die bewusste Atmung herbeigeführt und verstärkt werden.

Im Folgenden werden exemplarisch – also ohne Anspruch auf Vollständigkeit – Einblicke zu spezifischen, wissenschaftlich erforschten Effekten des Yoga in altersrelevanten Gesundheitsfeldern gegeben, unterteilt in psychische und körperliche Wirkungen.

Psychische Wirkungen

Yoga contra Stress: Eine nachhaltige Yogapraxis reduziert Stress und fördert resiliente Kräfte, also die individuelle psychische Widerstandsfähigkeit. Das Geheimnis liegt grundsätzlich formuliert darin, dass Yoga einen wesentlich größeren Einfluss auf das autonome Nervensystem hat, als man sich das früher vorstellen konnte. Autonom bedeutet, dass es sich um Prozesse handelt, die jenseits einer willentlichen Beeinflussung auf Muskel- und Organsysteme wirken, und nicht einfach so korrigiert werden können. Aber wie schon Yogis vor über hundert Jahren demonstrierte der Mediziner N. C. Paul in einer frühen wissenschaftlichen Studie aus dem Jahr 1851, dass die kontrollierte Atmung im Yoga zu weniger Atemzügen pro Minute führt – die Atmung wird effizienter.
Laut der Studie von Chaya et al. (2006) lassen sich durch Yoga Stoffwechselaktivität und Grundumsatz deutlich verringern. Dieses Ergebnis verdeutlicht die Wirksamkeit yogischer Praktiken auf nicht direkt beeinflussbare Faktoren: Bei Stresssymptomen ist das Gleichgewicht zwischen Sympathikus und Parasympathikus – den aktivierenden und beruhigenden Gegenspielern des Nervensystems – aus dem Lot geraten. Yoga hilft auch hier, die Balance wiederzuerlangen. Unter anderem dadurch, dass eine Praxis den zu wenig aktiven Parasymphatikus anregt, während der Sympathikus beruhigt wird. Es entsteht ein inneres Gleichgewicht (Streeter et al., 2012).
Auch lernt man im Yoga, Stressoren sensibler wahrzunehmen und adäquat mit ihnen umzugehen, indem aktiv positive Einstellungen entgegensetzt werden, verstärkt durch Visualisierungen wie ein inneres Licht, Affirmationen mit positiv formulierten Sätzen wie ‚Ich schaffe das', oder positiv gelenkten Emotionen. Mit dem Fokus auf sich selbst und der richtigen Atemtechnik lassen sich stressige Situationen besser bewältigen.

Dass sich stressreduzierende Folgen auch mit harten Daten belegen lassen, zeigen klinische Studien. Nimmt man hormonelle Stressparameter, so zeigen mittlerweile eine Vielzahl von Studien die regulierende Wirksamkeit von Yoga auf Cortisol, das als Stresshormon gilt. Beispielsweise konnte eine signifikante Senkung des Cortisol-Spiegels nach einer dreimonatigen Intervention mit Yogatraining nachgewiesen werden (Michalsen et al., 2005). Dieses eindeutige Ergebnis findet sich zwar nicht in allen Studien, aber eine Senkung des Cortisols im Blut lässt sich im Einzelnen sowohl bei jungen Erwachsenen (West et al., 2004), als auch bei Personen mittleren Alters (Rocha et al., 2012; Yadav et al., 2012) und bei Senioren (Beena et al., 2013) nachweisen.

Eigene Forschungen an der Pädagogischen Hochschule Karlsruhe (vgl. Rathgeber, 2017) bestätigen die Ergebnisse vorliegender Studien und erweitern diese. So wurden die Effekte von Yoga-Kurzprogrammen (10-15 Minuten, vgl. Fessler, 2015) mit moderat-intensiven körperlich-sportlichen Aktivitäten (60-70 Prozent der individuellen maximalen Herzfrequenz) hinsichtlich resultierender physiologischer Spannungszustände verglichen. Der Fokus wurde hierbei auf das Verhältnis von Stress- zu Sexualhormonen (Cortisol vs. Estradiol/Testosteron) gelegt, weil spannungsbedingte energetische Defizite durch diese Hormone abgebildet werden können. Im Ergebnis zeigt sich, dass Yoga im Unterschied zu moderat-aeroben Aktivitäten insbesondere bei Frauen eine effizientere Methode hinsichtlich spannungsreduzierender Wirkungen darstellt.

Mit Yoga die Stimmung verbessern: Die Psyche spielt eine gewichtige Rolle für das Gesamtbefinden. Hier gibt die eigene Yogapraxis entscheidende aktivierende und stimmungsaufhellende Impulse. Depressive Verstimmungen und Antriebslosigkeit werden sich weniger leicht bemerkbar machen, wenn man regelmäßig übt. Dieser nicht unwesentliche Aspekt des Yoga gilt selbstverständlich unabhängig vom Alter. Es ist zweitrangig, wie sehr die eigene Praxis körperlich fordert, um in den Genuss der positiven Wirkungen zu kommen. So ist es das Ziel eines Übenden, die Praxis immer dem Alter angemessen zu gestalten. Auf diese Weise wird Yoga zum lebenslangen Begleiter.

Eine Pilotstudie der Boston University School of Medicine aus dem Jahr 2007 zeigt auf, dass eine Stunde Yoga die Konzentration des Neurotransmitters GABA um 27 Prozent ansteigen lassen kann (Streeter et al., 2007). GABA ist einer der wichtigsten hemmenden Neurotransmitter. Er beruhigt und nimmt die Angst. Bei Depression und Angstzuständen sind die Werte dieses Botenstoffs meist im Keller. Bei einer Folgestudie hat sich gezeigt, dass zwar auch Sport (Walking) positive Effekte auf die GABA-Konzentration und die Stimmung hat, Yoga hat sich im Vergleich aber als wirksamer erwiesen (Streeter et al., 2010).

Auch als komplementäres Instrument der gesundheitlichen Vorsorge punktet die ganzheitliche Körperkunst mit indischen Wurzeln. Durch den ergänzenden Einsatz von Yoga zur medikamentösen Therapie können depressive Verstimmungen signifikanter reduziert werden als bei einer rein medikamentösen Behandlung (Cramer, 2015, S. 10).

Yoga für bessere Konzentration: Fragt man nach den mentalen Wirkungen des Yoga, bestätigen sich auch hier die positiven Effekte. Eine Studie von Rocha et al. (2012) dokumentiert eine gestiegene Gedächtnisleistung nach sechsmonatiger Yogapraxis unter Angehörigen des Brasilianischen Militärs. Eine weitere Studie mit 60-Jährigen hat gezeigt, dass das Arbeitsgedächtnis des Menschen bereits nach acht Wochen Yogapraxis bessere Leistungen aufweist (Gothe et al., 2016). Wesentlicher Faktor hierfür ist die in der Yogapraxis erforderliche permanente achtsame Konzentration im Übungsprozess. Es gibt außerdem Hinweise auf sich verbessernde visuelle, verbale und kognitive Fähigkeiten durch yogische Praktiken (Manjunath & Telles, 1999; Rangan et al., 2009; Garg et al., 2016). Außerdem konnte eine verbesserte Gedächtnisleistung unmittelbar nach einer Yogaintervention nachgewiesen werden (Subramanya & Telles, 2009). Solche Ergebnisse sind gerade auch für den Alterungsprozess von großem Interesse, bedenkt man, dass in der Verbesserung kognitiv-konzentrativer Leistungen zumindest die Hoffnung auf eine Vorbeugung von Demenzerkrankungen besteht.

Körperliche Wirkungen

Mit Yoga motorische Funktionen fördern: Mangelnde Beweglichkeit, Abnutzung und Versteifung der Gelenke in Kombination mit verkürzten Muskeln, Sehnen und Bändern beeinflussen die Qualität des neuromuskulären Zusammenspiels mit dem Ergebnis, dass es zu einem unsichereren Gang und damit zu einer erhöhten Sturz- und Verletzungsgefahr kommt. In der Folge kann es zu Schonhaltungen kommen, die wiederum Gift sind für die Gelenke. Ein sinkendes Selbstvertrauen und der schrittweise Verlust der Eigenständigkeit können mit einhergehen, von einer sozialen Isolation ganz zu schweigen. Somit gehen die positiven Wirkungen der Yogapraxis weit über die unmittelbaren Vorteile für den Bewegungsapparat hinaus und wirken ins Leben und den Alltag hinein. Die folgenden ausgewählten Studien belegen die Wirksamkeit des Yoga für ausgewählte motorische Funktionen:

Yoga verhilft zu einer allgemeinen Körperkräftigung und damit einhergehend zu einer Verbesserung der Haltung und der Beweglichkeit sowie einer Schulung des Gleichgewichts (vgl. Montalbetti & Eggenschwiler, 2016, S. 2). Weitere Studien zeigen bereits nach achtwöchiger Durchführung signifikante Verbesserungen der Muskelkraft, der Ausdauer, der Flexibilität sowie des Gleichgewichts auf (Lipton, 2008, S. 38ff.). Die verbesserte Gelenkigkeit ist auf die durch regelmäßiges Training erhöhte Elastizität des Muskelgewebes zurückzuführen (vgl. O'Neill, Comber & Macdonald, 2015, S. 16f.) und die verbesserte Balancefähigkeit auf die ganzheitliche Trainingsweise des Yoga, bei der viele Positionen außerhalb des eigentlichen Schwerpunkts gehalten werden. Dadurch werden die Bänder der Knie- und Fußgelenke zur Stabilisation angeregt und somit das Gleichgewicht verbessert (vgl. ebd., S. 19).

Durch den hohen Krafteinsatz, der benötigt wird, um bestimmte Positionen zu halten, kann Yoga auch als Krafttraining mit dem eigenen Körpergewicht gesehen werden. Der Vorteil gegenüber einem normalen Krafttraining ist dabei, dass gleichzeitig die Muskulatur gestreckt wird, sodass eine Muskelverkürzung und ein dadurch bedingtes erhöhtes Verletzungsrisiko verringert werden (vgl. O'Neill, Comber & Macdonald, 2015, S. 17f.). Hauptsächlich die stabilisierende Rumpfmuskulatur wird bei den meisten Asanas gestärkt, was bei vielen Erkrankungen des Bewegungsapparates wichtig ist (vgl. Niessen, 2013, S. 29f.). Dabei ist das angestrebte Ziel des Yoga keine Vergrößerung des Muskelumfangs oder der Maximalkraft, sondern eine ausreichende physiologische Kraft für die Bewältigung des Alltags (vgl. ebd., S. 31).

Yoga contra Rückenschmerz: Die Wirksamkeit des Yoga bei chronischen Rückenbeschwerden, deren Ursache häufig in der Insuffizienz der Rumpfmuskulatur liegt, ist in diversen Studien nachgewiesen (vgl. Lipton, 2008; Sherman et al., 2011; Cramer, 2015). Dabei wird Yoga in erster Linie zur Linderung unspezifischer Rückenschmerzen eingesetzt und weist bereits nach mehreren Wochen regelmäßigen Trainings eine signifikante Reduktion der Schmerzen und damit einhergehender Einschränkungen auf, was anschließend mehrere Monate anhält. Cramer resümiert in einem Artikel, dass „etwa zwei Drittel aller RückenschmerzpatientInnen von der Teilnahme an einem Yoga-Kurs profitieren" (2016, S. 40).
Gerade auch im Vergleich mit herkömmlichen therapeutischen Übungen und normalen Pflegemaßnahmen hat sich Yoga, folgt man Posadzki et al. (2011), mit Bezug auf die verschiedensten Schmerzleiden als überlegen herausgestellt.

Yoga contra Verspannungen: Eine Hauptwirkung der Yogapraxis sind muskuläre Entspannungseffekte. Unter anderem konnte nachgewiesen werden, dass sich der Ruhemuskeltonus signifikant absenken lässt (Kühnemann, 1998). Dass dies bereits im jungen Alter der Fall ist, zeigt die Yogagruppe in einer Studie zur Wirksamkeit verschiedener Entspannungstechniken bei 4- bis 6-jährigen Kindern von Müller (2016).
Die Beruhigungseffekte betreffen aber nicht nur die Muskulatur, sondern sämtliche Körperfunktionen. Dafür verantwortlich ist nach neuesten wissenschaftlichen Erkenntnissen das Zusammenspiel zweier Systeme, die maßgebliche Auswirkungen auf Stresssymptome haben. Zum einen das Herunterregulieren der Hypothalamus-Hypophysen-Nebennieren-Achse – ein komplexes hormonelles Zusammenspiel, das sich maßgeblich auf den Hormonhaushalt auswirkt. Zur positiven Beeinflussung dieses Stresshormonsystems kommt darüber hinaus auch die Beruhigung des Sympathikus (Ross & Thomas, 2010) hinzu, wie bereits unter der Rubrik Stress beschrieben.

Yoga für den Kreislauf: Aufgrund der körperlichen Anforderungen überrascht es wenig, dass Yoga auch für die generelle Fitness deutliche Vorteile bringt und den allgemeinen Gesundheitszustand verbessern kann. Bei jungen Erwachsenen zeigte sich in einer Studie eine signifikante Verbesserung der Herz-Kreislauf-Ausdauer. Bei längerem Training zeigten sich auch verbesserte Werte im Herz-Lungen-System. Insofern wird Yoga mit Blick auf Herz-Kreislauf-Erkrankungen präventiv empfohlen (Bhavanani, 2014, S. 401).
Dies wird mit zunehmendem Alter wichtig: Herzinfarkt und Schlaganfall sind nicht aus Zufall gerade von älteren Menschen gefürchtete Szenarien. Hier kann ein regelmäßiges Training vorbeugend und beschwerdelindernd wirken. Denn Gefäße neigen in zunehmendem Alter zu Verengungen – mit einer Reihe von negativen Folgen, wie etwa einer schlechteren Versorgung der Organe, auch des Gehirns. Das betrifft nicht nur das Gedächtnis- und Konzentrationsvermögen, sondern auch eine mögliche Demenzerkrankung. So kann Yoga auch hier zu einem komplementären Modul einer ganzheitlichen Prävention werden.

Yoga für eine bessere Verdauung: Verdauungsbeschwerden entstehen vielfach durch Stress und andere negative Gefühle (Oellerich & Wessels, 2013, S. 106f.). Dass Yoga die Verdauung in Schwung zu bringen vermag, liegt nicht nur darin begründet, dass Yoga allgemein beruhigend wirkt, sondern auch, dass mit einem spezifisch ausgerichteten Yogaprogramm die Verdauungsorgane in Bewegung gebracht werden und die Durchblutung angeregt wird (vgl. Fessler, 2015, S. 78f.).

Yoga contra Osteoporose: Eine Pilotstudie von Fishman aus dem Jahr 2009 zeigt auf, dass sich Yoga zur Behandlung von Osteoporose eignet, da er die Knochenmineraldichte anregt (S. 244).

Yoga contra Bluthochdruck: Das Thema Bluthochdruck nimmt im Alter enorm an Bedeutung zu. Bedenkt man, dass der Bluthochdruck nicht nur für Herzinfarkt, sondern auch für chronische Nierenleiden und arterielle Verschlusskrankheit ein Hauptrisikofaktor ist, kommt diesem Forschungsgebiet große Bedeutung zu.
Dass Ausdauersport einen positiven Effekt auf den Blutdruck hat, ist vielfach belegt. Für Menschen, die Joggen, Radfahren Schwimmen und andere Ausdauersportarten nicht mögen, ist Yoga eine vielversprechende Alternative.
Darauf verweist die Metastudie von Ali, Katz & Bracken (2007), die 12 zum Teil randomisierte Studien im Zeitraum von 1975 bis 2005 umfasst. Das Ergebnis: Im Unterschied zu den Kontrollgruppen, die nichts taten, konnten die Yogagruppen ihren systolischen Blutdruck durchschnittlich um 11,5 mm Hg und den diastolischen Blutdruck um 6,8 mm Hg senken. Bemerkenswert ist weiterhin, dass die Yogagruppen vergleichbare Blutdrucksenkungen erreichten wie Kontrollgruppen mit medikamentöser Behandlung. Auch eine neuere Metastudie von 2014 kommt zu dem Schluss, dass „die Effektivität des Yoga als eine Therapie für Bluthochdruck ermutigend“ ist (Posadzki et al., 2014).

Wozu Yoga der Achtsamkeit entwickelt wurde

In biologischer Perspektive kann es älteren Sporttreibenden gelingen, bis zu 20 Jahre jünger zu sein als Nichtsportler ihrer Altersstufe. Hollmann (1975; Hollmann & Hettinger, 1990) hatte seinerzeit den Satz geprägt „20 Jahre 40 Jahre alt bleiben“. Heute weist unsere Perspektive erheblich weiter, da für die demographische Entwicklung in Deutschland die zunehmende Alterung der Gesamtbevölkerung kennzeichnend ist. Erfolgreiches Altern rückt deshalb in den Fokus und meint nicht nur, in höherem Alter durch Bewegung beispielsweise beweglich zu bleiben. Die Notwendigkeit ergibt sich bereits mit dem mittleren Erwachsenenalter, also ab dem 30sten Lebensjahr. Die allmählich erfolgenden motorischen Leistungsminderungen sind ab 45/50 Jahren verstärkt der Fall und prägen sich im späteren Erwachsenenalter ab 60 oder 70 Jahren aus – sofern man nichts dagegen tut und seinen Lebensalltag weitgehend bewegungsinaktiv gestaltet.

Es kommt heute also darauf an, 20 Jahre 60 Jahre alt zu bleiben. Bedenkt man, dass viele Altersphänomene wie auch chronisch-degenerative Erkrankungen mit zunehmendem Alter wesentlich auf Bewegungsmangel zurückführbar sind, sollte ausreichend Bewegung in jeder Spanne des Erwachsenenalters zut Pflicht werden. Allerdings kommt es quantitativ wie qualitativ auf die richtige Bewegungsauswahl an.

Kraft, Ausdauer, Schnelligkeit, Beweglichkeit und Koordination sind die motorischen Hauptbeanspruchungsformen, die wesentlich die Leistungsfähigkeit und Lebensqualität des Individuums bestimmen. *Yoga der Achtsamkeit* wurde auf der Grundlage einer gezielten Atemtechnik mit dem Fokus auf Beweglichkeit, auf die motorische Dimension Kraft und auf die Gleichgewichtsfähigkeit als wichtiger Teil der Koordination konzipiert.

Das Übungssystem *Yoga der Achtsamkeit* vermittelt Yoga medizinisch, gesundheitlich und dem modernen Lebensstil angepasst. Jeder kann ihn für sich selbst entdecken und erarbeiten. Das lohnt sich, denn Yoga setzt auf ganzheitliche Wirkzusammenhänge: Er fördert geistige Fähigkeiten wie Aufmerksamkeit und Konzentration, kräftigt den Körper und macht ihn beweglicher. Yoga vermittelt die richtige Mischung aus Selbstdisziplin und Beachtung eigener Grenzen. Damit ist Yoga das Mittel der Wahl, wenn es gilt, den zunehmenden An- und Überforderungen in einem stressgeplagten und körper- wie auch bewegungsunfreundlichen Lebensumfeld angemessen zu begegnen – zu Hause oder am Arbeitsplatz.

Unsere Yogaprogramme dienen nicht nur der Fitness und meditativen Konzentration, auch fördern sie spezielle Körper- und Organfunktionen. Sie beugen chronisch-degenerativen, also abbauenden Erkrankungen wie etwa Rückenschmerzen vor oder helfen, die Symptome zu lindern. Unsere Programme umfassen wichtige Basishaltungen des Hatha-Yoga aus einer gesundheitlichen Perspektive und ergänzen sie um sinnvolle Zusatzübungen. Sie eignen sich für die tägliche Anwendung. Angeboten wird also ein Yoga, der modernes Körper- und Bewegungswissen anwendet und der vorbeugend ausgerichtet ist.

Verschleiß vorbeugen

Nehmen wir ein Beispiel aus dem Praxis-Schwerpunkt Beweglichkeit. Mit fortschreitendem Alter geht die Hüftflexibilität immer mehr verloren – Schmerzen in den Gelenken, eine geringere Durchblutung und Beweglichkeit wirken sich auf alle Bewegungen einschränkend aus. Versteifungen in anderen Körperbereichen können Folge abnehmender Hüftmobilität sein – Rückenbeschwerden oder Knieprobleme zählen dazu. Die Hüfte in Form zu halten, zahlt sich deshalb in vielfacher Hinsicht aus.

Das Hüftgelenk ist großen Kräften ausgesetzt. Deshalb ist es auch häufig von Arthrose betroffen. Einem Verschleiß entgegenzuwirken und frühzeitig vorzubeugen, ist entscheidend. Wichtig ist im Sinne des ganzheitlichen Yoga, an Flexibilität und Stabilität der Hüftregion gleichermaßen zu arbeiten. Eine starke umliegende Muskulatur schützt die Gelenke, und die Mobilität sorgt für eine optimale Ernährung von Knorpeln, Bändern, Gelenkschleimhaut (Synovia) und Muskulatur.

Mit dem Blick auf das Ganze wird der Zusammenhang zwischen Hüfte und unterem Rücken offensichtlich. Bewegungsmangel oder Fehlstellungen im einen Bereich verursachen häufig Schmerzen und Bewegungseinschränkungen im anderen. So können Verspannungen der Hüftbeuge- oder Streckmuskulatur zu funktionalen Ungleichgewichten führen, die sich auch in Beschwerden im unteren Rücken niederschlagen können.

Diese anatomischen Zusammenhänge sind entscheidend für die Konzeption unserer Yoga-Programme. Dabei sind wir uns aber dem ganzheitlichen Ansatz des Yoga bewusst. Auf psychischer Ebene können wir uns bei Hüftproblemen fragen, ob wir auf dem richtigen Weg sind und die Zielrichtung im Leben stimmt – und ob wir guter Dinge voranschreiten. Eine gesunde Hüfte bestimmt – nicht nur sprichwörtlich – wie ich im Leben stehe.

Fassen wir an dieser Stelle zusammen. Dieser Yoga soll:

- den Körper kräftigen, gezielt und wohltuend auf Organ- und Körperfunktionen wirken und ihn bis ins hohe Alter möglichst fit halten,

- auf der geistigen Ebene Konzentration verbessern und Achtsamkeit schulen, nachhaltig chronifiziertem Stress entgegen wirken und zu körperlichem Wohlbehagen führen,

- auch ohne Anleitung etwa durch einen geschulten Yogalehrer (oder die Einführung durch einen ‚Guru') für Einsteiger gut selbständig erlernbar sein und in den Alltag integriert werden können.

Wir wissen um die psychischen und physischen Wirkungen von Yoga und sind auf diese konzentriert. Religiöse oder spirituelle Kontexte werden bei uns nicht zelebriert. Deshalb gehen wir nicht auf Aspekte wie Energiezentren (Chakren) oder Konstitutionstypen ein, deren Wirkungen heute noch nicht überprüfbar sind. Wir sind der Meinung, dass allein schon die nachweisbar positiven Wirkungen das Lernen der Körpertechniken des Yoga lohnend machen. Deshalb finden Sie in unserem Praxisteil Angaben darüber, wie Übungen und Asanas physisch und psychisch wirken.

Wie Yoga der Achtsamkeit entwickelt wurde

Unser Übungssystem berücksichtigt nur Yogapraktiken, deren gesundheitsförderliche Wirkungen durch mehrschrittige Analysen abgesichert sind. Dazu gehören beispielsweise international angelegte Analysen zu den Wirkungen des Yoga wie auch eigene Studien, etwa zu Yoga und Stress mit Hormonmessungen. Auf dieser fundierten Basis wurden Asanas ausgewählt und in funktionellen Programmen zusammengeführt.

Warming-up, vor- und nachbereitende Übungen zu den Asanas und Cool-down-Übungen tragen zur ganzheitlichen Wirkungsweise des Yoga und zur Sicherheit bei: Wie bereite ich mich für eine bestimmte Haltung vor, welches sind die besten Übungen zwischen zwei Asanas – etwa zum Ausgleich beanspruchter Körperpartien – und wie integriere ich die positiven Wirkungen durch passende nachbereitende Übungen? Unsere Programme beantworten jedes für sich diese Fragen mit fein durchkomponierten Abfolgen.

Nicht zuletzt haben wir darauf geachtet, dass die Übungen sinnvoll ineinander übergehen und nicht zu einseitigen Belastungen führen. Ein Beispiel: Körperöffnende und -schließende Bewegungen wie Rück- und Vorbeugen sind in einem ausgewogenen Verhältnis vertreten. Da Bewegung und Atem im Yoga untrennbar zusammengehören, erhalten Sie dazu in jeder Übungsbeschreibung genaue Anweisungen. Denn es ist zentral, bei welcher Bewegung Sie ein- und ausatmen.

Asanas und Übungen auswählen und anpassen

Nach neuesten bewegungswissenschaftlichen, medizinischen und körperpädagogischen Standards haben wir die Asanas und Übungen zunächst auf gesundheitliche Risiken und Wirkungen überprüft und sie dann unseren Themen zugeordnet. Für die Aufnahme in die Programme mussten folgende Punkte erfüllt werden:

- Asanas & Übungen sollten für den modernen Menschen, der in seinem Alltag in der Regel bewegungseingeschränkt ist, ohne Verletzungsrisiko durchführbar sein.

- Asanas & Übungen halten bewegungswissenschaftlichen, biomechanischen und anatomisch-physiologischen Qualitätskriterien stand.

- Asanas & Übungen lassen sich in Programme integrieren, die Wirkungen in größeren Körper-Psyche-Zusammenhängen erwarten lassen.

- In subjektiver Perspektive sollten positive körperliche und psychische Wirkungen von den Übenden selbst möglichst schnell erfahrbar sein, um die Motivation für das weitere Üben zu erhöhen.

- Asanas & Übungen sind in der Programmabfolge auch dann anwendbar, wenn bei täglichen Sitzzeiten im Büro und wenig Bewegung im Alltag die Muskeln (vor allem die Bauch- und Rückenmuskulatur) anfangs nur gering belastbar sind und behutsam gekräftigt werden müssen.

Asanas und Übungen entschärfen

Im Ergebnis werden Sie in *Yoga der Achtsamkeit* keine gesundheitlich riskanten Haltungen finden. Haltungen wie der *Fisch* (Matsyasana), die *Taube* (Eka Pada Rajakapotasana) oder das *Rad* (Urdhva Dhanurasana) tauchen wegen gesundheitlicher Bedenken gar nicht erst auf. Ebenso haben wir auf Umkehrstellungen wie den *Kopf- und Schulterstand* (Sirsasana und Sarvangasana) oder den *Pflug* (Halasana) verzichtet. Die Gefahr, dass ohne die Anleitung eines fachkundigen Lehrers dabei Verletzungen etwa an der Halswirbelsäule auftreten, wurde als zu groß eingestuft.

Weiterhin sind für sich genommen problematische Haltungen entschärft. Das betrifft vor allem Übende in fortgeschrittenem Alter, gilt aber prinzipiell für jedes Alter. Ein Beispiel: Zwar haben wir das *Kamel* (Ushtrasana) in unser Rücken-Programm aufgenommen, es aber so entschärft, dass der anfällige Lendenwirbelbereich geschützt bleibt. Hintergrund: Wer die Haltung voll ausführt, beansprucht vor allem den Bereich des unteren Rückens. Das Risiko, dass die Lendenwirbelsäule lordotisch abknickt, ist sehr groß. Das passiert vor allem dann, wenn die Wirbelsäule im Gesamten (noch) nicht flexibel und kräftig genug ist. Deshalb sollten diese klassische Haltung ausschließlich fortgeschrittene Yogaübende wählen – und auch das nur nach systematischem Muskelaufbau, Training der Beweglichkeit und bei einer gut entwickelten Körperachtsamkeit. Unsere Kamel-Variante (Bild) ermöglicht eine sanfte Hinführung zum vollständigen Asana. Diese Variante ist gut zu bewältigen und enthält sinnvolle Trainingseffekte.

Selbst einfach erscheinende Übungen können für untrainierte Körper bedenklich sein. So muss die *Stehende Vorwärtsbeuge* (Uttanasana) so ausgeführt werden, dass auch hier eine Überbelastung der Wirbelsäule vermieden wird. Um das zu erreichen, legen wir Wert auf zwei Modifikationen: Erstens auf gebeugte Beine.

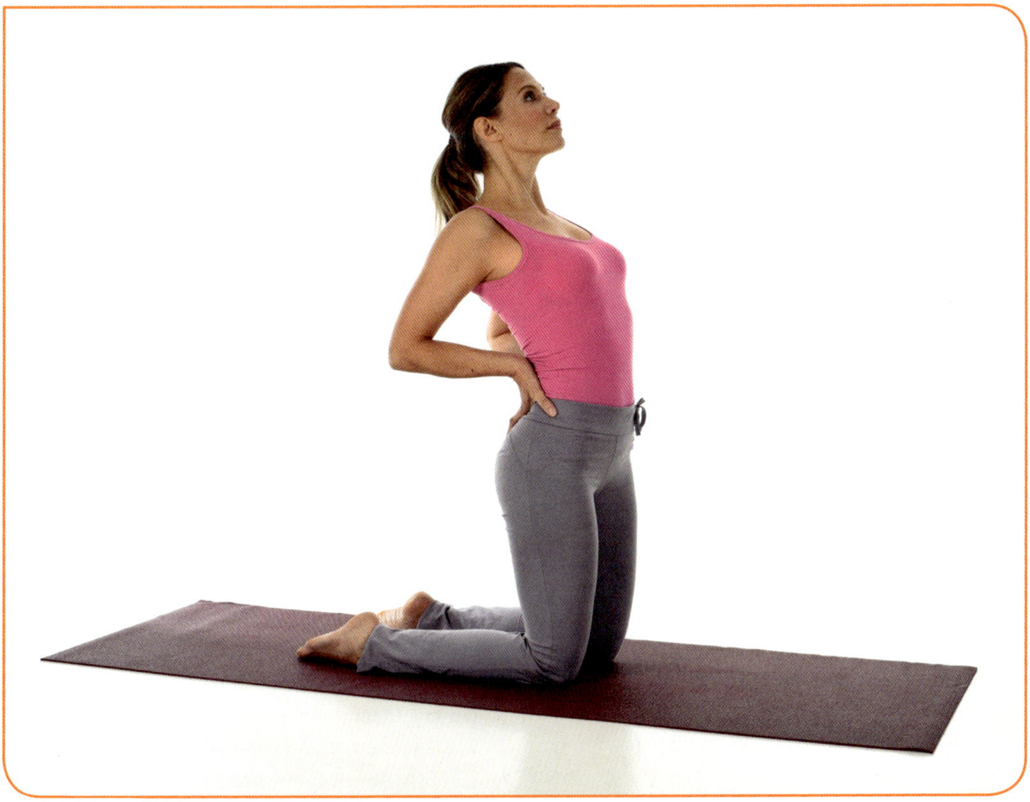

Unsere entschärfte Variante des *Kamels*.

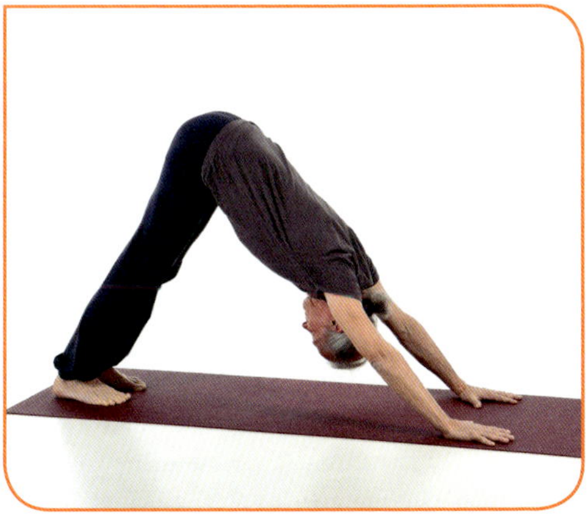

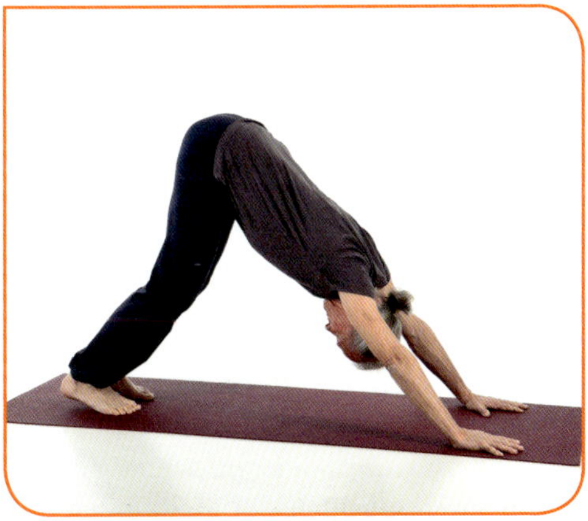

Weil es für die vollständige Ausführung des *Herabschauenden Hundes* vielen an Beweglichkeit mangelt, empfiehlt sich diese Variante mit angewinkelten Beinen.

Wenn die Knie im Lauf der Bewegung gebeugt werden, verringert sich nicht nur die Spannung des Rückens und damit die Gefahr einer potentiellen Überbelastung, sondern es wird darüber hinaus möglich, den Rücken länger gerade zu halten. Zusammengenommen erreichen Sie damit eine rückenschonende Ausführung der *Stehenden Vorwärtsbeuge*. Zweitens haben wir uns für eine Ausführung ohne die klassische Armbewegung entschieden. In unserer Variante gleiten die Arme sanft nach unten und auf diese Weise wird die Belastung zusätzlich verringert. In den Fokus rückt dagegen der gerade Rücken und die achtsame, weil entspanntere Ausführung des Asana. Ein weiterer Vorteil ist die Möglichkeit, über mehrere Zwischenschritte wieder aus der Haltung herauszukommen. Das ist etwa bei Kreislaufproblemen ein probates Mittel und trägt zum Wohlbefinden bei.

Geprüfte Variationen

In weiteren Schritten haben wir überprüft, ob die gewählten Asanas überhaupt selbst erlernbar sind und ob sie in alltäglichen wie beruflichen Umgebungen umzusetzen sind. Deshalb wurden viele der klassischen Ausführungen nicht nur so variiert, dass sie gesundheitlich bedenkenlos geübt werden können, sondern auch ohne persönliche Anleitung richtig geübt werden. Ein gutes Beispiel hierfür ist der *Herabschauende Hund* (Adho Mukha Shvanasana). Das erste Bild kennzeichnet eine fortgeschrittene Ausführung mit flächig aufgesetzten Füßen, hohem Steißbein und geradem Rücken. Von einem Anfänger ausgeführt, führen schon nahezu gestreckte Beine zu einer gesundheitsbedenklichen Haltungsausführung mit rundem Rücken. Um einen unbedenklichen *Herabschauenden Hund* mit geradem Rücken zu erreichen, sollten Einsteiger die Fersen angehoben lassen und die Knie so weit beugen, bis ein gerader Rücken erreicht ist (siehe Bilder S. 35).

Individualität im Fokus

Die Möglichkeit zur Anpassung an die individuellen körperlichen und psychischen Gegebenheiten ist für ein Yoga der Achtsamkeit zentral. So ist beispielsweise eine Haltung wie die *Aufrechte Einbeinstreckung* (Utthita Hasta Padangusthasana, siehe Bild auf S. 37) aufgrund der gegebenen körperlichen Voraussetzungen für viele Menschen nur mit gesundheitlich bedenklichen Verrenkungen wie einem gebeugten Rücken zu meistern. Um das zu vermeiden, führen wir in verschiedenen Bewegungsbeschreibungen zuerst eine unbedenkliche und leicht umsetzbare Variante ein (Bild, S. 37). Und es ist auch völlig in Ordnung, zeitlebens bei dieser Variante zu bleiben. Verabschieden Sie sich von dem Irrglauben, dass eine perfekte Körperhaltung wirksamer ist als die selbst durchgeführte Übung. Übertriebener Ehrgeiz und Perfektionismus sind fehl am Platz und auch gefährlich – im Sport übliche Maximen wie „schneller, höher, weiter“ sind im Yoga nicht sinnvoll. Ihr eigener Trainingsfortschritt ist entscheidend, ein Vergleich mit anderen unwichtig. Denn es geht um Sie, und wie Sie sich bei Ihrem Yogatraining in und mit Ihrem Körper fühlen.

Wiederholtes Üben der Programme verbessert erkennbar zum Beispiel die Beweglichkeit der Wirbelsäule oder es kräftigt Muskelgruppen. Dennoch ist es nicht sinnvoll, sich beim Üben zu überfordern. Beachten Sie auch Ihre Tagesform und Ihre Bewegungsgrenzen. Sie sollten die Stellungen immer nur so weit ausführen und so lange halten, wie es sich angenehm anfühlt.

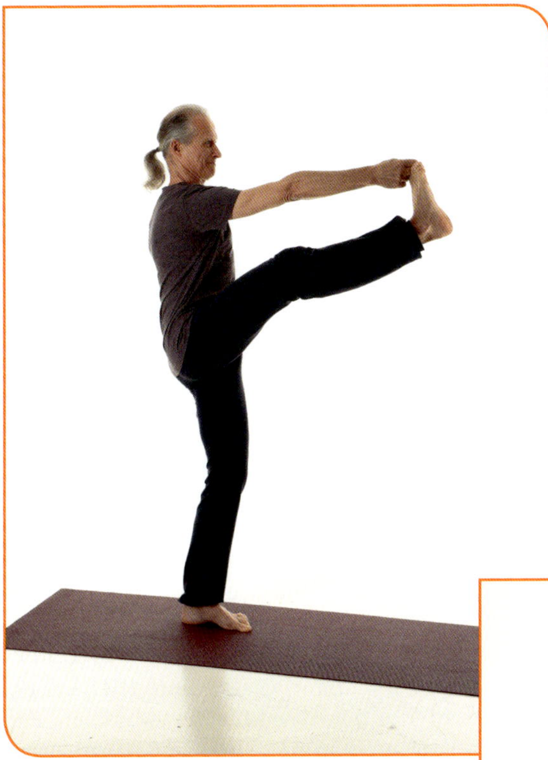

Die vollständige Ausführung der *Aufrechten Einbeinstreckung* enthält viele Risiken, gerade für den Anfänger.

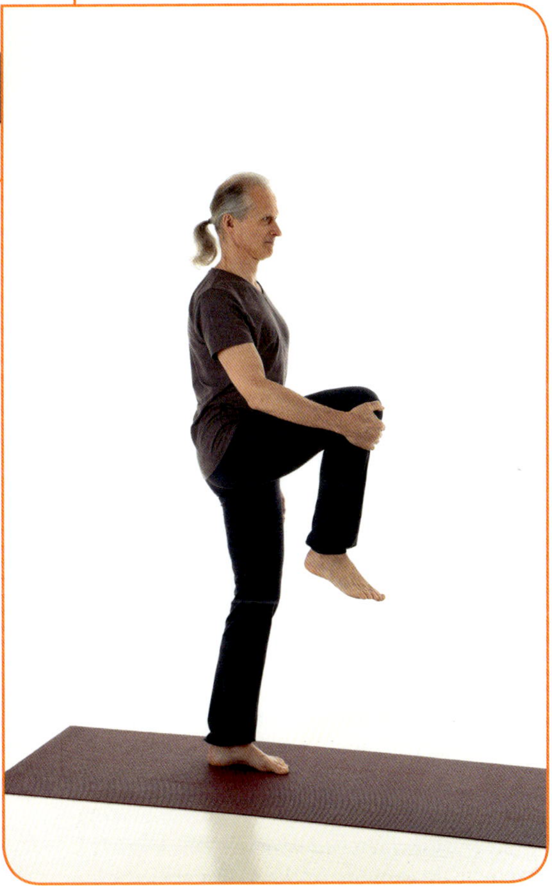

Deshalb finden Sie bei uns zu diesem wie auch zu anderen Asanas entschärfte Varianten an erster Stelle.

Und noch etwas: Nicht alle Übungen gelingen sofort, und einige Übungen können für Sie zunächst nicht durchführbar sein. Das gilt etwa für den *Tänzer* (Natarajasana) in den Gleichgewichtsprogrammen. Auch sind Übungen aus den Atemprogrammen zunächst noch ungewohnt. Lassen Sie deshalb anfänglich Asanas aus, die für Sie zu Beginn Ihres Trainings zu schwierig sind oder bei denen Ihr Körper Widerspruch einlegt. Sie werden feststellen: Wenn Sie die Programme wiederholt üben, erschließen sich möglicherweise auch die fortgeschritteneren Varianten wie von selbst.

Grundprinzipien

Ganzheitlich ausgerichtet: Unser Yoga hat präventive und gesundheitserhaltende Funktionen. Mit angemessenen Übungen und geringem Risiko für Verletzungen hält er körperlich und geistig fit. Die Heil-Kunst des Yoga soll für Sie erfahrbar, die Anwendung eines individuell erlernbaren Yoga gefördert werden.

Einheitliche Prinzipien: Unser Yoga ist ohne Anleitung von Experten persönlich erlernbar. Auch liegen den Programmen einheitliche Übungsprinzipien zugrunde. Wenn Sie also ein Programm für sich erarbeitet haben und Ihnen die Anweisungen vertraut sind, können Sie sich leicht weitere Programme erarbeiten.

Sicher üben: Das Übungssystem fußt auf einer ideologiefreien, bewegungswissenschaftlichen, medizinischen und nicht zuletzt auch physiotherapeutischen Analyse. Potentiale für Schädigungen, z.B. durch Überdehnungen oder übertriebene Belastungen der Wirbelsäule, sind minimiert – ebenso mögliche falsche Ausführungsweisen.

Statisch und dynamisch ausgewogen: Der Schwerpunkt unseres Yogasystems liegt bei den Asanas zunächst darin, diese zu halten – meist für mehrere Atemzüge. Dadurch erreichen Sie die yogatypische Konzentration, und die Übungen können ihre wohltuenden Wirkungen entfalten. Das ist aber nicht alles. Dynamische Bewegungsabläufe haben wir genauso eingebaut – etwa beim *Beinheber*, der *Stellung des Kindes*, der *Heuschrecke*, dem *Kamel* oder *Krokodil*. Sie bringen die Aufmerksamkeit wieder zurück, wenn Ihre Konzentration nachlässt und Sie abgelenkt werden, und sie wirken zudem gegen mögliche Verspannungen. Außerdem sorgen dynamische Abfolgen für einen entspannten und fließenden Atem und machen nicht zuletzt auch richtig Spaß.

Überall üben können: Alle Programme sind so entwickelt, dass Sie sie ohne Geräte jederzeit zu Hause und in alltäglichen Situationen üben können. Einzelne Übungen und Haltungen sind bis in den Arbeitsalltag hinein integrierbar.

Vor- und Nachbereitung: Die Asanas sind immer in Übungen eingebettet. Denn statisches Halten ist nur sinnvoll, wenn der Körper aufgewärmt ist, und dies während des Übens auch bleibt. Deshalb versammeln sich in unseren Programmen ausnahmslos vorbereitende Aufwärmübungen und nachbereitende Cool-down-Übungen. Bei den längeren Programmen kommen ausgleichende Übungen zwischen den Haupt-Asanas hinzu.

Trainingsprinzipien

Unser Yoga ist sanft, sicher und gesundheitsfördernd. Aus diesem Grunde haben wir nicht jedem Programm einen Warnkatalog beigefügt. Wir setzen auf Sie als mündige Leserinnen und Leser! Selbstverständlich wäre etwa das Programm „Kraftvoller Rücken“ bei Problemen mit der Lendenwirbelsäule mit Vorsicht zu genießen. Einschränkungen in den Hand- und Schultergelenken könnte gegen die Übungsfolge „Öffnung zum Himmel“ sprechen. Bei akuten Entzündungen im Bauchraum oder in den Leisten oder kurz nach Operationen ist es ratsam, auf „Der stabile Sitz“ oder „Flexibilität im Becken“ zu verzichten. Kontraindikationen sind je nach Asana beispielsweise schwerwiegende Probleme mit der Wirbelsäule, mit bestimmten Gelenken, oder auch Durchblutungsstörungen oder Venenentzündungen in den Beinen. Im letzten Fall sollte man sich vorsichtig an die Sitzhaltungen wie *Schneidersitz* oder *Fersensitz* herantasten und gegebenenfalls verzichten. Prüfen Sie deshalb für jedes Programm, ob Sie Beeinträchtigungen haben, die gegen die Durchführung sprechen. Wenn Sie Zweifel haben, klären Sie mit einem Arzt, wie Sie Ihr individuelles Training gestalten können.

Erfahren Sie, wie wichtig Achtsamkeit, richtiges Atmen, Entschleunigen und Innehalten im Yoga sind. Damit stimmen Sie sich nicht nur auf die Übungspraxis ein, Sie werden sich darüber bewusst, warum und wie Yoga wirkt.

Achtsam sein: Ohne Achtsamkeit bringen selbst richtig ausgeführte Asanas und Übungen nicht viel. Erst das aufmerksame, spürende und sensorisch wahrnehmende Üben verleiht den Haltungen ihre Wirkung. Yoga fordert und fördert deshalb ein hohes Maß mentaler und körperlicher Präsenz.

Gezielt atmen: Ohne bewusstes Atmen ist das konzentrierte Einfinden in das Übungsprogramm und die Aufrechterhaltung einer hohen Konzentration schwierig. Deshalb ist die Atmung gezielt in die Übungen integriert. Achten Sie beim Üben auf einen fließenden Atem, der im Einklang mit den Bewegungen und Ihrem persönlichen Atemtempo ist. So können Sie sich auf Vorgänge im Inneren des Körpers konzentrieren, was wiederum die Voraussetzung für ein differenziertes Erspüren und Wahrnehmen gerade ablaufender Körpervorgänge ist. Das Außen wird ausgeblendet, der Geist beruhigt sich, Spannungszustände werden reguliert, neue Energie entfacht, die Verbindung zwischen Körper und Psyche intensiviert.

Entschleunigen und Innehalten: Auch entschleunigte Bewegungen tragen dazu bei, sich verstärkt auf sich selbst konzentrieren zu können. Denn nur mit ruhigen, achtsamen Bewegungen erhöhen Sie die Sensibilität Ihrer Sinne. Gleichzeitig entwickelt sich Ihre Wahrnehmung für die Wirkungen der einzelnen Yoga-Haltungen und Ihre Körperachtsamkeit, um Yoga in Ihren Alltag zu integrieren. Vor allem zu Beginn des Praktizierens erleichtert Ihnen ein bewusst entschleunigtes Vorgehen und ein Innehalten zwischen den Übungen, sich Fragen zu beantworten: Läuft die Ausführung der Bewegung rund oder ist der Spielraum der Bewegung eingeengt? Ist die Übung unangenehm, habe ich gar Schmerzen während der Bewegung? Wo genau tut eine Bewegung besonders gut?

Übungsprozess

Die Programme sind so optimiert, dass Sie von Beginn an körperliche und psychische Effekte wahrnehmen können. Sie werden feststellen, dass Ihnen einzelne Haltungen schnell leichterfallen und Sie Ihre Bewegungen immer feiner koordinieren können. Wir empfehlen Ihnen ein mehrschrittiges Üben.

Richtig einsteigen

Wählen Sie Programme, deren Wirkungen für Sie wichtig sind oder die Ihnen besonders gefallen. Beachten Sie dabei jedoch deren Schwierigkeitsgrade in der nebenstehenden Tabelle.
Wenn sie wollen, genügend Zeit haben und fit wie auch konzentriert genug sind, kann sich Ihre Yoga-Übungseinheit aus mehreren Programmen zusammensetzen. Unterschiedliche Programme können auch über die Woche hinweg verteilt werden.
Je regelmäßiger Sie die Übungen praktizieren, desto schneller werden Sie in den tiefenentspannten Yoga-Modus kommen. Sie werden merken, dass sich der entspannende und konzentrationsfördernde Effekt mit jeder Wiederholung schneller einstellt.
Das liegt zum einen daran, dass Ihnen die Yogahaltungen nach und nach vertraut werden. Dann können Sie sich ganz natürlich auf Ihre Empfindungen, die Wirkungen der Haltungen und auf den Atem konzentrieren. Zum anderen werden Körper und Geist durch regelmäßige Wiederholungen auf Entspannung konditioniert. Das hat auch zur Folge, dass vielleicht vorhandene Trägheit und der sprichwörtliche innere Schweinehund mehr und mehr in den Hintergrund treten. Den Fortschritt beim Üben merken Sie also auch daran, dass es Ihnen leichterfällt, die Programme regelmäßig anzuwenden. Mit der Zeit merken Sie intuitiv, dass Ihnen etwas fehlt, wenn Sie Ihr Üben aussetzen. Dabei lautet die Devise: Lieber kürzer und öfter üben, als selten und dann vielleicht übertrieben lang.
Üben Sie die einzelnen Programme einige Male und verfeinern Sie die Übungen, indem Sie mit unseren Übungsanleitungen und den Bildern Ihr Körper-Wissen zu den einzelnen Asanas und Übungen vertiefen. Spüren Sie vor und nach dem Üben in sich hinein und nehmen Sie die Informationen ernst, die Sie aus dieser Selbstbeobachtung gewinnen.
Lassen Sie sich immer genügend Zeit, die eigene Körperwahrnehmung, Koordination und Konzentration so weit zu entwickeln, dass Sie die Übungen zwar entschleunigt, jedoch im Fluss ausführen. Sie verinnerlichen dann von selbst, worauf es bei den einzelnen Asanas und Übungen ankommt.
Orientieren Sie sich zu Beginn Ihres Trainings an unseren Zeitangaben. Denn: Sie sollten die einzelnen Asanas lang genug halten. Meist gehen wir bei statischen Asanas von fünf Atemzügen beziehungsweise einer Verweildauer von etwa 30 Sekunden aus.
Zögern Sie dennoch nicht, davon abzuweichen, wenn Sie Signale von Ihrem Körper bekommen oder Ihr Kopf Ihnen anderes rät. Kein Mensch ist dem anderen gleich. Es gibt auch Tage, an denen Sie sich besonders matt fühlen, dann reduzieren Sie die angegebenen Zeiten. Oder Sie fühlen sich besonders energiegeladen, dann können Sie über die Zeitangaben hinausgehen. Mit zunehmender Erfahrung werden Sie Lust verspüren, in der einen oder anderen Haltung länger zu verweilen. Das können Sie selbstverständlich tun!

Schwierigkeitsgrade der Programme

Level 1 – für Einsteiger geeignet	
1. Wechselatmung (S. 48) 2. Flexibilität im Becken (S. 88) 3. Beweglichkeit für Hüfte und unteren Rücken (S. 106) 4. Kraftvolle Mitte (S. 148) 5. Standhaft wie ein Baum (S. 186)	Unser Level 1 führt in ausgewählte Asanas ein, die in der Regel einfach zu meistern sind. Die Programme eignen sich optimal, um sich mit dieser fernöstlichen Mind-Body-Technik vertraut zu machen und einen gelungenen und durchdachten Einstieg zu finden.
Level 2 – für Geübte nach ersten Erfahrungen mit Yoga der Achtsamkeit	
1. Bienenatmung (S. 56) 2. Raum für die Wirbelsäule (S. 76) 3. Offen und frei (S. 98) 4. Der stabile Sitz (S. 114) 5. Heldenhafte Brustkorb-Öffnung (S. 138) 6. Den Bauch kräftigen (S. 156) 7. Belastbar wie ein Brett (S. 164) 8. Grazil auf einem Bein (S. 194)	Das Level 2 bietet die größte Übungsauswahl. Es ist für Yogaübende konzipiert, die bereits Basiserfahrung in Yoga haben und mit grundlegenden Haltungen und einer achtsamen Ausführung vertraut sind. Hier werden neue Asanas und Kombinationen erlernt, die in der Regel gut umsetzbar sind, aber spürbar mehr fordern.
Level 3 – für überdurchschnittlich Trainierte	
1. Feueratmung (S. 64) 2. Öffnung zum Himmel (S. 126) 3. Kraftvoller Rücken (S. 172) 4. Die Grenzen ausloten (S. 206)	Unser Level 3 richtet sich an Yogapraktizierende, die sehr viel Trainingspraxis haben und ihre Grenzen noch ein Stückchen erweitern wollen.

Steigern Sie langsam Ihr Können! Wenn Sie nach dem Üben einen leichten Muskelkater bekommen, ist das anfänglich ein Zeichen für eine kräftigende Praxis. Allerdings haben Sie dann Ihre momentanen Grenzen schon etwas überschritten. Wenn Sie kontinuierlich üben, sollten Schmerzen oder andere Beschwerden auf keinen Fall auftreten – nicht einmal ein leichter Muskelkater.

Bei der Arbeit oder auf Reisen ist das Training vor allem dann möglich, wenn Sie einen Raum haben, den Sie ungestört nutzen können. Einzelne Übungen können Sie tagsüber z.B. in Ihren Büroalltag einbauen.

Wenn Sie ein Programm konzentriert durchführen können, ohne nachschlagen zu müssen, sind die Übungen in Ihrem Bewegungsgedächtnis verankert.

Variieren und kombinieren

Wenn Sie verschiedene Programme wie im Schlaf durchführen können, nach innen konzentriert sind und das Außen ausblenden können, haben Sie einen fortgeschrittenen Übungsstand erreicht. Das erkennen Sie daran, dass Sie ursprünglich grob koordinierte Bewegungen zunehmend feiner ausführen. Sie finden sich in die Stellungen und die Übergänge detaillierter ein und nehmen sie bewusster wahr. Das ist der Punkt, an dem Sie das Training noch persönlicher auf sich ausrichten können! Wenn Sie wissen, was Ihnen eine Übung vermittelt, können Sie eigene Variationen probieren. Zum Beispiel solche, bei denen Sie das Gefühl haben, dass Erleben und Wirkungen für Sie persönlich noch intensiver werden. Das können z.B. Änderungen der Fußwinkel sein, die Haltung der Arme oder unterschiedliche Geschwindigkeiten, mit denen Sie in die Stellung hineinfinden. Vertrauen Sie auf sich selbst und auf Ihre sich verfeinernde Selbst- und Körperwahrnehmung. Stellen Sie sich vor, Sie schauten mit zunehmend ‚hellerem Scheinwerfer' nach innen. Dass Sie weit fortgeschritten sind, erkennen Sie auch daran, dass sich die nun vertrauten Übungen immer wieder, auch tagesformabhängig, aus neuen Perspektiven zeigen – sich neue Tiefen ausloten lassen und kleine individuelle Änderungen zu noch besserer Beherrschung führen. Stellen Sie – immer den Körper spürend – fest, was für Sie innerhalb der Haltung wirklich wichtig ist.

Beachtenswertes

Vor dem Yoga essen? Viele Yogastile empfehlen generell, etwa zwei Stunden vor dem Üben nichts zu essen. Bei unseren Kurzprogrammen müssen Sie das nicht streng einhalten. Der Grund: Sie üben bewusst verlangsamt und jedes Programm dauert nur wenige Minuten. Sie werden aber merken, dass ein leerer Magen die Praxis erleichtert und beflügelt.

Trainingsunterlage: Wenn Sie in vertrauter Umgebung trainieren, z.B. zu Hause, können Sie alle Programme uneingeschränkt üben – ein Teppich, ein weicher Holzboden oder ein Rasen genügen. Wenn Sie eine Yogamatte verwenden, sollte diese aus etwas härterem Material bestehen und 0,4–0,7 Zentimeter stark sein. Bei Programmen, die Gleichgewichtsübungen beinhalten, sollten Sie auf einen härteren Untergrund achten, damit Sie die Balance besser halten können. Nehmen Sie sich gefaltete Decken oder (Meditations-)Kissen zur Hilfe, um sich die Ausführungen gegebenenfalls individuell zu erleichtern.

Kleidung: Generell sollte die Kleidung nicht beengt sein. Wichtig ist, dass diese Sie keinesfalls am Bauch oder in der Leistengegend einschnüren sollte. Demzufolge sollte Sie auch nicht ein Gürtel beim Üben behindern.

Yoga der Achtsamkeit

Die Praxis

Den Atem vertiefen

Im Yoga bildet der Atem eine Brücke zwischen Körper und Geist und verbindet beide miteinander. Der achtsame Atem ist Grundvoraussetzung für jeglichen Yoga und gilt nicht nur für die körperliche Praxis. Pranayama sind die reinen Atemübungen, die Ein- und Ausatmung in einen ebenmäßigen Fluss bringen.

Pump dich nicht so auf! Hol erstmal Luft! Halt die Luft an! Lass Dampf ab! Die Präsenz und Bedeutung der Atmung im alltäglichen Leben wird durch solche geläufigen Sprachfloskeln und Sprichwörter deutlich. Es kann nicht genug betont werden, wie wichtig es ist, Atmen bewusst zu erleben, die positiven Wirkungen kennenzulernen und vertieftes Atmen zunehmend und gezielt in den Alltag einfließen zu lassen. Um die Verhältnisse zu verdeutlichen: Ein Erwachsener atmet in der Minute durchschnittlich 15-mal ein und aus, bei einer tiefen Atmung können dies 50-75 Liter Luft sein, bei flacher Atmung um die 10 Liter. Wenn bei flacher Atmung die Stoffwechselvorgänge auf Sparflamme laufen, kann z.B. eine schlechte Sauerstoffversorgung des Gehirns zu Unkonzentriertheit, Verspannungen oder auch Kopfschmerzen führen. Deshalb sollte jede Möglichkeit genutzt werden, Atmung absichtsvoll und willkürlich zu beeinflussen.

Ohne feste Nahrung kann ein Mensch wochenlang auskommen, ohne Flüssigkeitszufuhr nur wenige Tage, ohne Zufuhr von Atemluft nur wenige Minuten. Über Nahrung wird viel nachgedacht und gelehrt, schon etwas weniger über das Aufnehmen von Flüssigkeiten, verschwindend wenig hingegen über die rechte Atmung. Doch zweifellos ist der Luftsauerstoff erstrangiges Lebens- und auch Heilmittel. Von altersher wurde in den alten Hochkulturen Indiens, Chinas und Ägyptens nicht nur die grundlegende Bedeutung der Atmung für physiologische Lebensprozesse erkannt, sondern auch deren Bedeutung für die gelingende Gestaltung menschlichen Lebens. Der indischen ‚Bhagavad Gita', eine der zentralen Schriften des Yoga, entnehmen wir, dass es der höchste Weg ist, „den jener geht, der seiner Sinne Tore fest verschließt, sein Herz beherrscht und durch den Geistes-Atem der wechselnden Gedanken Meister wird." Bodenständiger ist folgende, dem Buddha zugeschriebene Aussage: „So du zerstreut bist, lerne auf den Atem achten." Aus dem alten China kennen wir bedenkenswerte Sprüche wie: "Wer schlecht atmet, dem gefällt das Schlechte, wer aber recht atmet, dem gefällt das Rechte."

Immer wieder werden Kognition, Psyche und Physis in Zusammenhang gesehen, wie etwa bei Diogenes von Apollonia: „Das Leben und das Denken in allen lebendigen Wesen ist bewirkt durch die Luft, welche sie einatmen, und an diesen Stoff geknüpft." Und Hippokrates glaubte zu wissen, „[...] dass das Gehirn die größte Macht im Menschen besitzt. Dieses ist es nämlich, welches uns [...] die von der Luft hervorgerufenen Wirkungen kundgibt;

den Verstand aber verleiht ihm die Luft. Die Augen, die Ohren, die Zunge, die Hände und die Füße verrichten die Dienste, welche das Gehirn für richtig erkannt hat; denn ein jeder Körperteil besitzt so viel Verstand, als er an der Luft Anteil hat."

Auch in der christlichen Tradition wurde Atmungskräften und -wirkungen in ihrer leibseelischen Bedeutung vor allen Dingen von bekannten Gnostikern, wie z.B. Thomas von Aquin oder Meister Eckhart, hervorgehoben. In der neueren Zeit kamen viele Persönlichkeiten hinzu, die sich mit Atemthematiken befasst haben. Als Beispiel soll das beigefügte Gedicht von Johann Wolfgang von Goethe genügen. Es kann durchaus als tägliche Atem-Mindest-Ration empfohlen werden – und das geht so: Bedacht das Gedicht lautlos vorsprechen! Bei den ungeraden Zeilen tief einatmen, bei den geraden Zeilen tief ausatmen. Danach hat man sechs Atemzüge durchgeführt und fühlt sich leichter. Dieses Gedicht kann wie eine tägliche Kurzmeditation wirken, um in jeder Situation jeden Tag neue Energie tanken zu können.

(1) Im Atemholen
(2) sind zweierlei Gnaden:
(3) Die Luft einziehen,
(4) sich ihrer entladen;
(5) jenes bedrängt,
(6) dieses erfrischt;
(7) so wunderbar
(8) ist das Leben gemischt.
(9) Du danke Gott,
(10) wenn er dich presst;
(11) und dank ihm,
(12) wenn er dich wieder entlässt.

Johann Wolfgang von Goethe
„Buch des Sängers" in:
„West-östlicher Divan"

Wesentlichen Einfluss auf die Atemschulung der Moderne, die funktionales und natürliches Atmen mit energetischem Atmen verbindet, hatte Leo Kofler (1837–1908; vgl. 1905). Die heutig praktizierenden Atemschulen sind mit Gründernamen verbunden wie Cornelis Veening (1885–1974; vgl. Halstenbach, 2011) mit Atem- und Stimmarbeit auf Basis der Psychoanalyse von Carl Gustav Jung; Clara Schlaffhorst (1863–1945) und Hedwig Andersen (1866–1957; vgl. 1928; Saatweber, 2007) mit ihrer Atem-, Sprech-und Stimmerziehung; Ludwig Schmitt (1896–1963; vgl. 1957) und Volkmar Glaser (1912–1997; vgl. 1988) mit Atemmassage und Psychotonik; die „Integrale Atemschulung" von Klara Wolf (1909–2006; vgl. 1988) sowie die Lehre des „Erfahrbaren Atems" von Ilse Middendorf (1910–2009; vgl. 1995).

Mit Yoga richtig und energetisch atmen

Was nun die Verbindung von Atmung und Entspannung betrifft, verwundert es nicht, dass richtiges Atmen in den alten Konzentrations- und Heilgymnastiken aus Indien grundlegend ist. Vor allem der Yoga hat sich mit der Kunst der Atemlenkung beschäftigt und hierzu eine Vielzahl von Übungen entwickelt, als ‚Pranayama' bekannt (‚Prana' bedeutet der Atem oder die Lebensenergie und ‚Ayama' das in die Länge dehnen, regulieren und kontrollieren). Atmung und Yoga sind so unzertrennlich wie Romeo und Julia. Schon in der Schrift Hatha-Yoga-Pradipika ist dieser Zusammenhang vor Jahrhunderten in aller Deutlichkeit beschrieben: „Ist der Atem tätig, so ist auch der Geist tätig; ist der Atem untätig, so ist auch der Geist untätig." (Svatmarama 2004, S. 48). Diese Yogaweisheit besitzt auch heute uneingeschränkte Aktualität – für die Pranayama-Techniken im Yoga wie auch für die gesamte Yogapraxis.

Der bewusste Atem wirkt direkt auf das Nervensystem, die Organe und Stoffwechselprozesse des Körpers ein und ist damit ein machtvolles Instrument, wenn es um die Harmonisierung zwischen Aktivität und Entspannung, den Ausgleich von linker und rechter Körperseite und ganz allgemein um einen Ausgleich für Körper und Geist im stressgeplagten Alltag geht.

Patanjali ordnet die Pranayama-Übungen auf seinem achtgliedrigen Yoga nach den Asanas und vor der Meditation ein. Sie sind somit das entscheidende Bindeglied zwischen der greifbaren und sichtbaren Körperwelt und den subtileren Bewegungen unserer Psyche. Die Beschäftigung mit unserem Atem ist ein entscheidender Schlüssel auf dem Weg hin zur meditativen Verfeinerung der Yogapraxis.

Der bewusste Atem ist aber zugleich die Voraussetzung für eine achtsame Asana-Praxis. Deshalb stellen wir die Pranayama-Übungen den Yoga-Körperhaltungen voran – wohl wissend, dass die Arbeit mit dem Atem bei körperlicher Ruhe gerade am Anfang der Übungspraxis schwieriger sein kann als in Bewegung. Sich mit dem Atem durch gezieltes Pranayama in Kombination mit vorbereitenden Atemübungen vertraut zu machen, zahlt sich in der Yogapraxis dann mehrfach aus.

Unsere Pranayama-Übungen

- Bienenatmung [Bhramari]
- Feueratmung [Kapalabhati]
- Gleichmäßiger Atem [Sama vritti]
- Kehlkopfatmung [Ujjayi]
- Kühlender Atem [Shitali]
- Mond und Sonne [Chandra und Surya Bhedana]
- Wechselatmung [Nadi Shodhana]

Dabei erfüllt der Atem vor allem eine umfassende Feedback-Funktion: Wenn der Übende zum Beispiel merkt, dass sein Atem unrhythmisch und nicht im Einklang mit der Übungsfolge ist und auch zu schnell wird, ist es an der Zeit, einen Gang zurückzuschalten, indem man entweder eine Ruhepause einlegt, die Intensität der Praxis reduziert, oder einfach ein bisschen langsamer macht. Dadurch verringert sich auch die Verletzungsgefahr substantiell. Ein fließender gleichmäßiger Atem ist im Yoga eine zentrale Voraussetzung für eine gute Praxis – viel wichtiger als der äußerliche Schwierigkeitsgrad der Haltungen.

Die Atmung ist im Yoga ein weites Feld, und die unterschiedlichen Traditionen sind sich keineswegs immer einig, wie geatmet werden sollte. Manche Schulen betonen eher die Bauchatmung, andere die Brustatmung. Wieder andere kombinieren die Asana-Praxis durchgehend mit dem Kehlkopf-Pranayama Ujjayi, was übersetzt siegreicher Atem bedeutet. Solche fortgeschrittenen Atemtechniken kommen bei uns im Pranayama-Teil zwar vor, in den einzelnen Yoga-Programmen legen wir das Augenmerk hingegen auf die Atemachtsamkeit, ohne zu viele Details zu thematisieren. Im Mittelpunkt steht die Konzentration auf den Atem und das Zusammenspiel von Atembewegung und Körperbewegung mit dem Ziel, eine fließende Yogapraxis im Rahmen der eigenen Grenzen zu kreieren.

Die Zielsetzungen und Methoden unserer Yoga-Kurzprogramme mit ihren grundlegenden Pranayama-Übungen und weiteren Übungen zur Atemschulung können wie folgt zusammengefasst werden:

- Alle Programme fördern die Atemachtsamkeit, indem sie auf unterschiedliche Weise die verschiedenen Aspekte des Atmens wie Ein- und Ausatmung, Bauch- und Brustatmung, Nasen- und Mundatmung, Atemanhalten oder Atemausdehnung fokussieren.

- Vertrautmachen mit den fundamentalen Techniken zur Atemlenkung im Yoga. Diese reichen von einfachen und mehr intuitiv zugänglichen Techniken wie einer Konzentration der Atemluft im oberen Atemraum bzw. im unteren Atemraum, bis zu exotisch anmutenden Methoden wie dem Einatmen durch die gerollte und rausgestreckte Zunge (Kühlender Atem oder Shitali).

- In den Programmen geht es darum, das gesamte Spektrum der Pranayama-Techniken kennenzulernen. Es findet sich praktisch kein Aspekt der Atmung, der keine Beachtung findet. Es geht keineswegs nur um Beruhigung und Entspannung oder Abkühlung, auch wenn dies wesentlich für viele Menschen heutzutage ist. Yoga hält darüber hinaus auch aktivierende und energetisierende Übungen wie die Feueratmung (Kapalabhati) bereit. Dabei handelt es sich streng genommen um eine Reinigungstechnik (Kriya), die unter anderem gute Wirksamkeit bei Problemen mit den oberen Atemwegen zeigt.

- Die Übungszeiten der einzelnen Pranayamas sind bewusst und mit Bedacht kurz gehalten. Wohl wissend, dass die Atemtechniken mit jeder Wiederholung ihre Wirkung vertiefen, vermeiden wir bewusst Längen, die auf einer psychisch-emotionalen Ebene zu starke Effekte auslösen könnten. Für fortgeschrittenere Übungsdauer und vor allem für ausgedehntere Atemhaltephasen sollte ein Yogalehrer konsultiert werden.

- Wie generell im Yoga gilt auch für den Bereich des bewussten Atmens: Sobald aus irgendwelchen Gründen Unwohlsein auftritt, oder sich ein Engegefühl bemerkbar macht, beenden Sie die Übung. Wenn Sie sich nicht sicher sind, verkürzen Sie die Wiederholungszahl.

Literatur

Glaser, V. (1988). *Sinnvolles Atmen. Atemschulung und Atemtherapie.* Bad Homburg: Humata.

Halstenbach, H. (2011). *Jung'sche Psychologie zur Atemlehre von Cornelis Veening. Texte und Leseempfehlungen.* Norderstedt: Books on Demand.

Kofler, L. (1905). *Die Kunst des Atmens* (Original 1889: The art of breathing). Leipzig: Breitkopf Härtel.

Middendorf, I. (1995). *Der Erfahrbare Atem. Eine Atemlehre* (8. Auflage). Paderborn: Junfermann.

Schmitt, L. (1957). *Atemheilkunst* (3. Auflage). Bern: Humata.

Schlaffhorst, C. & Andersen, H. (1928). *Atmung und Stimme.* Wolfenbüttel: Möseler.

Saatweber, M. (2007). *Einführung in die Arbeitsweise Schlaffhorst-Andersen* (6. Aufl.). Idstein: Schulz-Kirchner.

Svatmarama (2004). *Hatha-Yoga-Pradipika. Die Leuchte des Hatha-Yoga (aus dem Sanskrit übersetzt von Hermann Walter, zugleich Dissertationsschrift an der Universität München von 1893). Hamburg*: Phänomen-Verlag.

Wolf, K. (1988). *Integrale Atemschulung. Das vollständige illustrierte Atem-Übungsbuch für Anfänger und Fortgeschrittene.* Bern: Humata.

Wechselatmung – Pranayama I

Der Atem ist Gradmesser für unser Wohlbefinden. Wenn der Luftstrom fließt, sind wir gelassen. In diesem Programm harmonisieren Sie linke und rechte Körperseite miteinander.

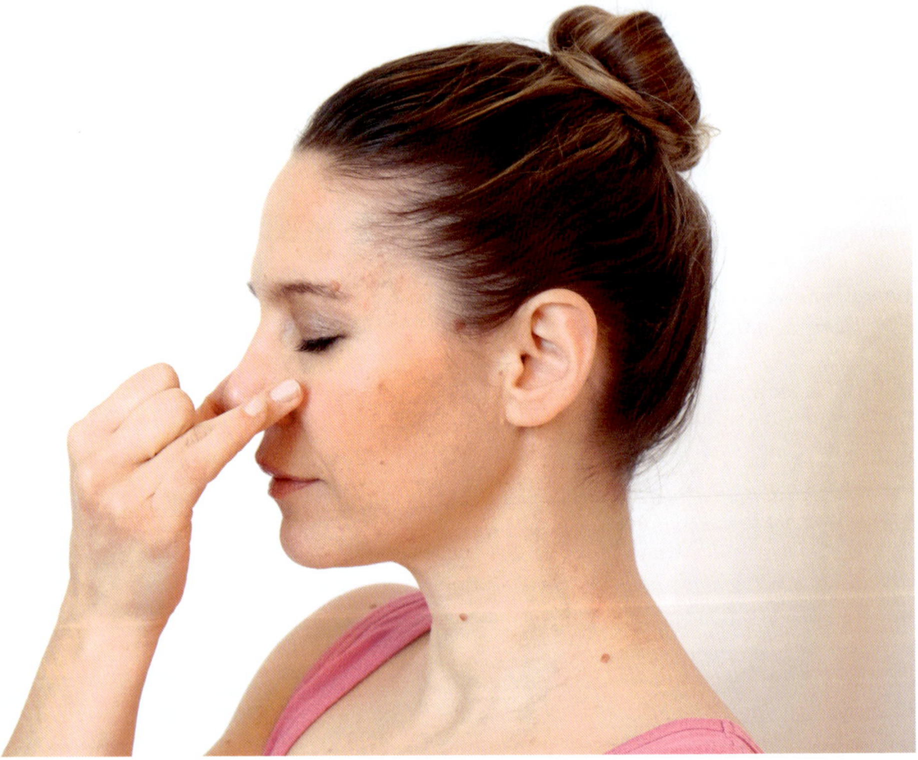

Im Unterschied zur Yoga-Körperpraxis können die Atemübungen im Sitzen, Liegen oder auch Stehen ausgeführt werden und setzen keine besonderen körperlichen Gegebenheiten oder einen bestimmten Fitness-Grad voraus. Nichtsdestotrotz ist ein gut trainierter, funktionstüchtiger, starker und flexibler Körper eine entscheidende Erleichterung, wenn es um die erfolgreiche Ausübung von Pranayama geht. Fortschritte bei den Atemübungen schlagen sich in einer vertieften Yogapraxis nieder, wie auch umgekehrt Fortschritte im Bereich der Asanas ausgleichende Wirkung auf die Atmung haben. Das liegt vor allem an der entspannten Aufrichtung des Körpers, die durch Dehn- und Kräftigungshaltungen befördert wird, auf diese Weise den Atem ungehinderter fließen lässt und Pranayama erheblich erleichtert.

Zum Programm

In diesem Programm lernen Sie die Basistechnik des Pranayama, die *Wechselatmung*. Der Sanskrit-Name – Nadi Shodhana – verrät die Funktion dieser Atemübung. Die *Wechselatmung* reguliert Dysbalancen im Atemfluss und harmonisiert die beiden Körperseiten. Diese grundlegende Übung bewirkt nach traditioneller Auffassung ganz im Sinne des Hatha Yoga eine Harmonisierung der lunaren oder weiblichen und solaren oder männlichen Energien im Körper. Es geht auch um eine Reinigung (Shodhana) von zwei der drei wichtigsten feinstofflichen Energiekanäle (Nadis), nämlich Ida (links) und Pingala (rechts). Die Nadis sind eng mit dem Atem verknüpft und verlaufen im Innern des Körpers links und rechts der Wirbelsäule von der Nase bis zum Beckenboden.

Ziele des Programms

- Beruhigung des Körpers
- Stressabbau
- Atem-Achtsamkeit
- Ausgleich zwischen linker und rechter Körperseite
- energetischer Ausgleich
- frische Energie

Harmonisierung und Ausgleich

Vorbereitet wird die eigentliche *Wechselatmung* durch zwei Atemübungen, die mit der Technik vertraut machen. Dazu lernen Sie zuerst die Handhaltung, mit der Sie *Links und rechts für sich* ein Nasenloch verschließen und durch das andere ein- und ausatmen. Als zweite vorbereitende Übung folgen die Grundbestandteile der Wechselatmung – wir nennen sie *Mond und Sonne* –, die wir getrennt voneinander durchführen, bevor wir sie miteinander in der *Wechselatmung*, dem Nadi Shodhana, verbinden. Die Übung *Atemfülle* lässt Sie Ihren Atem im ganzen Körper als vitalisierende Kraft spüren, bevor das Programm mit dem *Nachspüren* schließt.

Wechselatmung – Pranayama I	Dauer
1. Links und rechts für sich	bis 3 Min.
2. Mond und Sonne [Chandra und Surya Bhedana]	bis 2 Min.
3. Wechselatmung [Nadi Shodhana]	bis 3 ½ Min.
4. Atemfülle	bis 1 ½ Min.
5. Nachspüren	bis 1 ½ Min.

Links und rechts für sich | Körperseiten harmonisieren |

■ Finden Sie eine für sich entspannte und aufrechte Sitzhaltung. Sie können sich dazu bequem auf einen Stuhl oder Hocker setzen, oder auf Ihr Meditationskissen. Die Hände ruhen entspannt auf den Oberschenkeln. Entspannen Sie Ihre Schultern, kommen Sie zur Ruhe und nehmen Sie bewusst Ihren Atem wahr. Spüren Sie, wie der Atem durch die Nase ein- und ausströmt.

■ Legen Sie jetzt Ihre ausgestreckte Handfläche nach oben geöffnet auf den Oberschenkel. Klappen Sie Zeige- und Mittelfinger nach innen zur Handfläche hin. Daumen und Ringfinger bleiben gerade. Das ist die so genannte Pranayama Mudra, manchmal auch Vishnu Mudra genannt.

■ Schließen Sie Ihre Augen und halten Sie jetzt mit dem rechten Daumen das rechte Nasenloch zu. Atmen Sie durch das linke Nasenloch fließend und vollständig ein. Dann atmen Sie durch das linke Nasenloch aus, bis die Lungen fast leer sind. Wiederholen Sie das bewusste Atmen durch die linke Seite mehrmals.

■ Jetzt atmen Sie durch das rechte Nasenloch. Verschließen Sie dafür das linke Nasenloch mit dem Ringfinger der rechten Hand. Der Daumen löst sich vom rechten Nasenflügel. Nehmen Sie wieder mehrere Atemzüge in dieser Weise.

■ Lassen Sie den rechten Arm wieder auf den Oberschenkel absenken und spüren Sie nach. Lockern Sie Ihre Schultern.

Mond und Sonne | Chandra und Surya Bhedana |

■ Behalten Sie die Pranayama Mudra bei. Heben Sie die rechte Hand und verschließen Sie mit dem Daumen das rechte Nasenloch. Atmen Sie jetzt links bis zur Fülle ein, dann verschließen Sie mit dem Ringfinger das linke Nasenloch und atmen rechts aus, indem Sie den Daumen lösen. Wiederholen Sie: Das rechte Nasenloch verschließen und links einatmen, mit dem Ringfinger links verschließen und rechts ausatmen. Wiederholen Sie diese Abfolge mehrmals.

■ Jetzt andersherum: Sie atmen zuerst rechts ein, indem Sie mit dem Ringfinger das linke Nasenloch zuhalten, dann verschließen Sie rechts mit Daumen und atmen links aus. Rechts ein – links aus.

■ Abschließend atmen Sie ein letztes Mal links aus. Lassen Sie den Arm absinken und lockern Sie die Handgelenke.

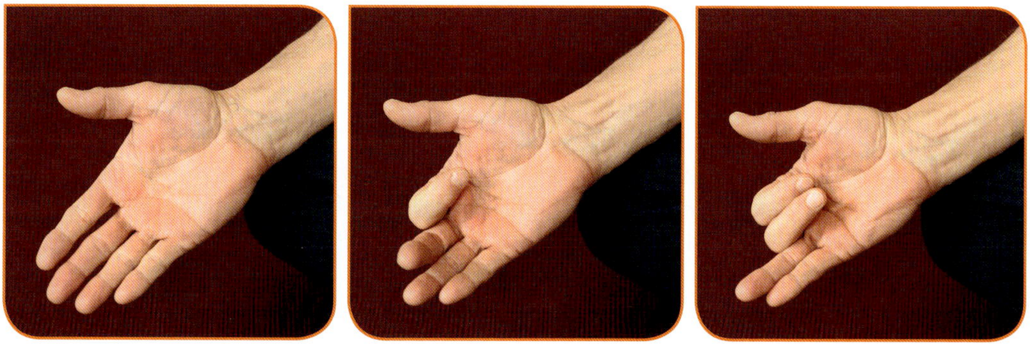

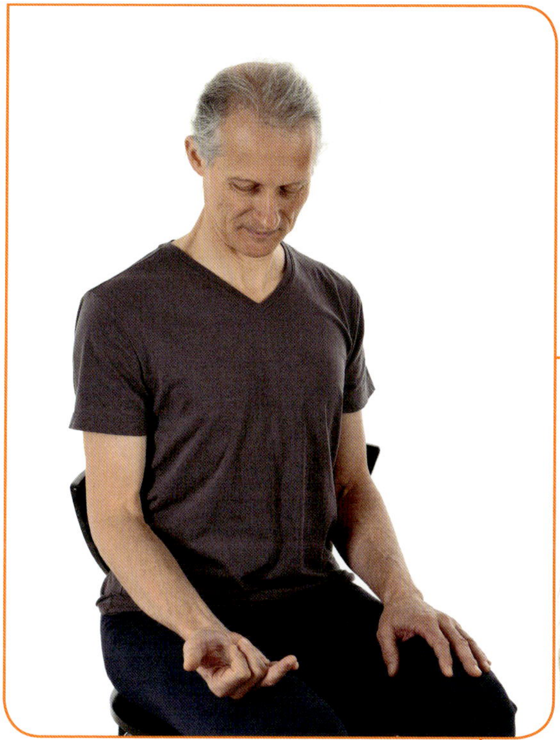

Für die Pranayama Mudra den Zeigefinger und den Mittelfinger einklappen.

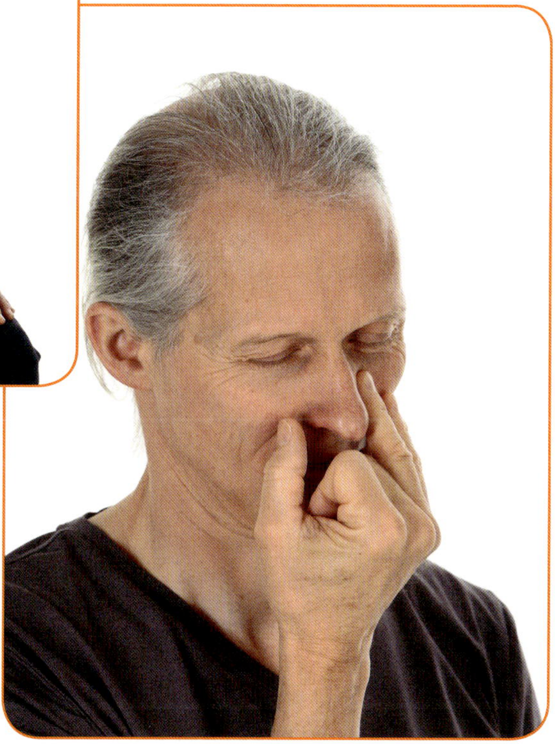

Zuerst linke und rechte Seite getrennt üben, dann im Wechsel.

Wechselatmung | Nadi Shodhana |

■ Nun folgt die eigentliche Wechselatmung, eine Kombination aus der vorherigen Atemübung. Sollte Ihnen die Übung aus irgendwelchen Gründen unangenehm sein oder zu lange dauern, hören Sie einfach auf und spüren Sie nach.

■ Die Augen sind geschlossen. Konzentrieren Sie die Aufmerksamkeit auf Ihre Nase. Durch welches Nasenloch strömt die Atemluft für Sie im Moment etwas leichter ein, durch welches schwerer?

■ Formen Sie Ihre rechte Hand wieder zur Pranayama Mudra und verschließen Sie mit dem rechten Daumen das rechte Nasenloch. Jetzt links einatmen und – mithilfe des Ringfingers – rechts ausatmen. Nun das linke Nasenloch verschlossen lassen und rechts einatmen, dann mithilfe des Daumens links ausatmen. Hier schließt sich der Zyklus und Sie beginnen erneut, links einzuatmen und rechts auszuatmen, dann wieder rechts einatmen und links ausatmen und so weiter ...

Körperliche Wirkungen

Die Wechselatmung sensibilisiert auf körperlicher Ebene zuerst einmal für den Atemfluss im Nasenbereich. Es ist ganz deutlich zu spüren, an welcher Stelle die Luft einströmt und einen kühlenden Effekt hat. Außerdem nimmt man unweigerlich wahr, wie frei die Nase ist und wo Unterschiede zwischen links und rechts bestehen.

Psychische Wirkungen

Nadi Shodhana entspannt und verhilft zu mehr Ausgeglichenheit und Konzentration. Der Herzschlag kann langsamer werden. Die traditionell überlieferten Wirkungen beziehen sich auf die subtileren Bereiche des menschlichen Energiehaushalts. So wird vor allem von einer Reinigung der Hauptenergiekanäle gesprochen. Solche Wirkungen setzen aber regelmäßige Praxis voraus.

■ Spüren Sie, wie der Atem durch die Nasenspitzen eintritt und durch den ganzen Atemraum strömt. Bleiben Sie mit Ihrer Konzentration bewusst beim Atem. Wenn Sie abgelenkt sind, kommen Sie einfach wieder zurück zum Atemfluss.

■ Es ist völlig normal, dass Sie durch ein Nasenloch leichter atmen können. Die Atmung darf auch deutlich hörbar sein, das ist kein Problem.

■ Links ein, rechts aus, rechts ein, links aus. Bleiben Sie bei Ihrem ganz persönlichen Atemtempo.

■ Wenn Sie mit der Zeit merken, dass der Atem etwas länger wird, ist das gut so.

■ Beenden Sie die Wechselatmung, indem Sie ein letztes Mal links ausatmen. Dann den Arm absinken lassen und locker ausschütteln.

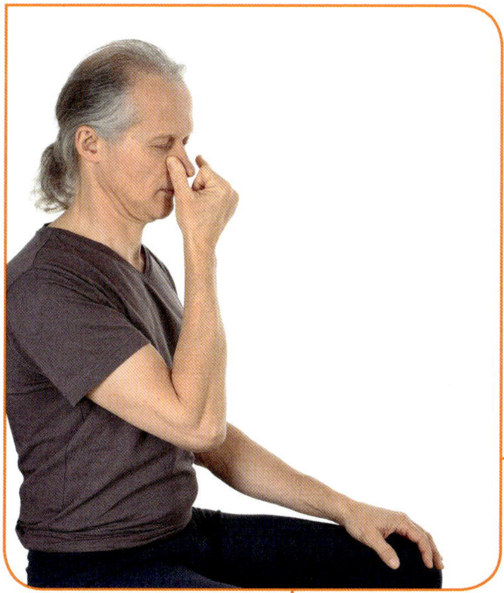

Links einatmen und rechts ausatmen, dann rechts einatmen und links ausatmen.

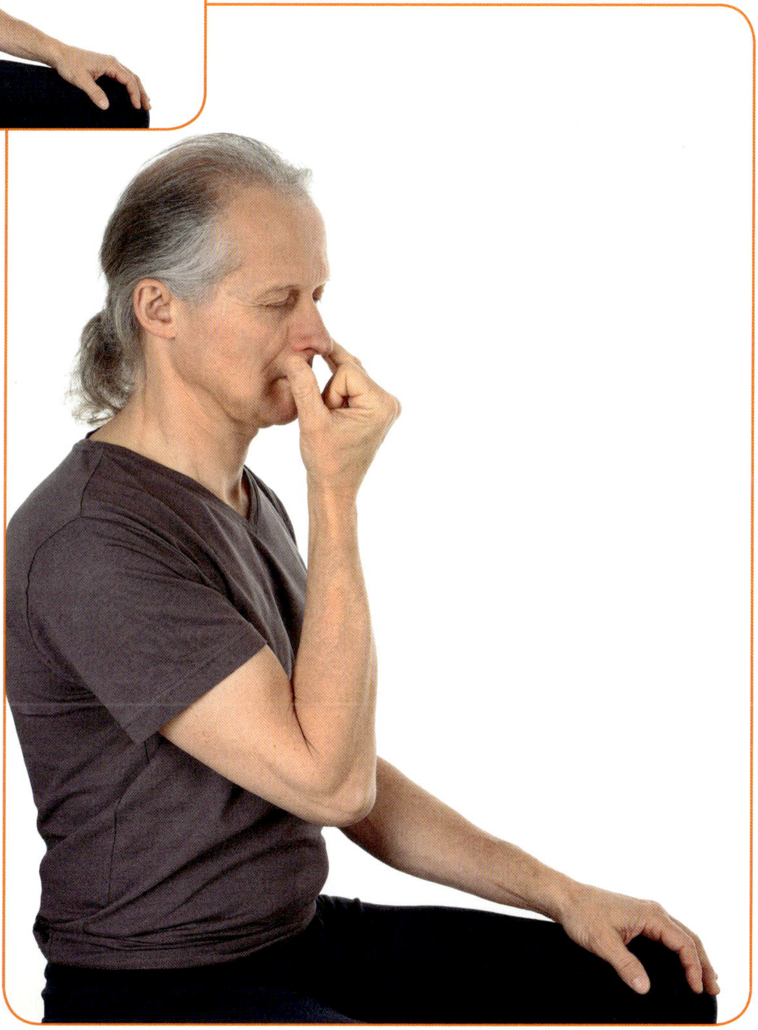

Atemfülle | den Lebensatem spüren |

■ Nachdem Sie die Wechselatmung geübt haben, schließen Sie ohne Unterbrechung die Übung der Atemfülle an.

■ Atmen Sie dazu tief durch die Nase ein, spüren Sie, wie sich mit der ersten kräftigen Einatmung die Lungen mit frischer Luft füllen und jede Zelle Ihres Körpers neu beleben. Halten Sie den Atem für wenige Sekunden an, bevor Sie langsam und gleichmäßig wieder ausatmen.

■ Wiederholen Sie diese Atemübung mehrmals. Holen Sie dazu weitere Male tief Luft und halten Sie die Atemfülle für ein paar Sekunden. Atmen Sie dann langsam und gleichmäßig aus.

■ Stellen Sie sich vor, dass der Sauerstoff nicht nur ihre Lungen füllt, sondern sich darüber hinaus im ganzen Körper ausbreitet – bis hinab ins Becken, in die Beine und Arme. Die frische Luft versorgt ihren Organismus mit neuer Energie und löst Verspannungen.

■ Atmen Sie ein letztes Mal bewusst aus.

Nachspüren | innerer Fokus |

■ Kehren Sie jetzt wieder zu Ihrer normalen Atmung zurück. Atmen Sie mit geschlossenen Augen weiter durch die Nase, lockern Sie Ihre Schultern und entspannen Sie das Gesicht.

■ Was ist im Innern mit Ihnen geschehen? Was können Sie wahrnehmen? Eine Beruhigung des Gedankenflusses oder gerade das Gegenteil? Geistesklarheit oder sind Sie eher aufgewühlt?

■ Nehmen Sie einen Unterschied wahr zwischen linker und rechter Körperhälfte?

■ Spüren Sie einen Anstieg der Konzentration? Wenn ja, wo genau spüren Sie eine erfrischende Zentrierung der Aufmerksamkeit?

■ Öffnen Sie jetzt wieder die Augen und kommen Sie mit der Aufmerksamkeit in den Alltag zurück. Versuchen Sie, auch im Alltag immer wieder zwischendurch Ihren Atem wahrzunehmen.

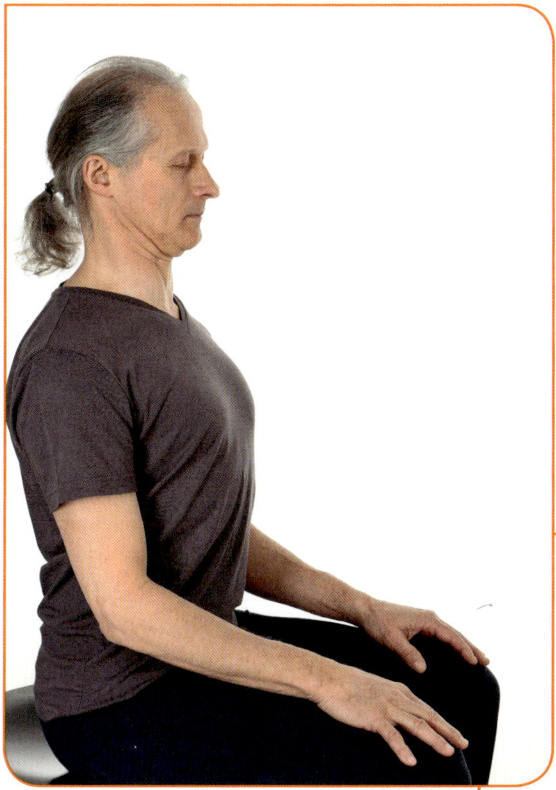

Einatmen und die Luft für ein paar Sekunden anhalten, dann gleichmäßig ausatmen.

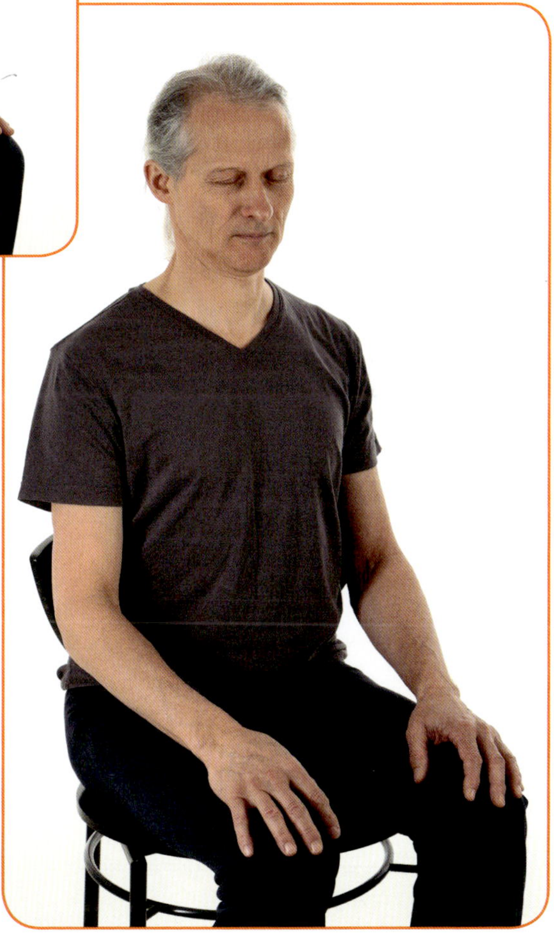

Den Atem fließen lassen und die Aufmerksamkeit nach innen lenken.

Bienenatmung – Pranayama II

Beruhigung und Fokussierung auf die Körpermitte sind die Hauptzutaten dieses Atemprogramms. Der Klang Ihrer Stimme dient als Instrument.

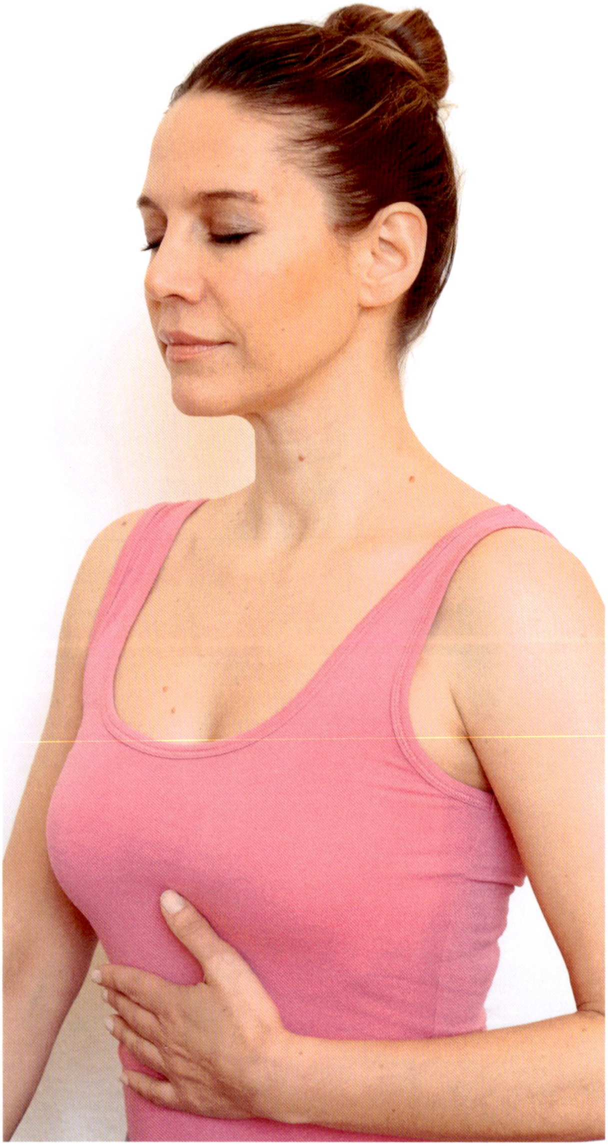

In Stresssituationen neigen wir häufig dazu, die Bauchatmung zu vernachlässigen und verstärkt in den Brustraum hinein zu atmen. Wer die Bauchatmung beherrscht, ist einem wohltuenden Entspannungszustand einen bedeutenden Schritt näher. Bei der Bauchatmung bewegt sich das Zwerchfell einatmend aktiv nach unten, wodurch sich der Unterdruck in der Lunge erhöht und die Luft einströmt. Ausatmend entspannt das Zwerchfell und weicht nach oben zurück. Die Bauchatmung beeinflusst wichtige Organsysteme sowie durch eine Aktivierung der vegetativen Nerven den Solarplexus und das Verdauungssystem. Menschen, die auf die gesunde Bauchatmung verzichten oder sie nur sehr eingeschränkt ausführen, leiden häufiger unter Verdauungsproblemen. Umgekehrt regt die Bauchatmung – die in entspannten Zuständen oder im Schlaf natürlich ist – die Organe des Bauchraums in wohltuender Weise an. All dies trägt insgesamt zur Stressreduktion bei.

Zum Programm

Die Bauchatmung ist der rote Faden in unserem zweiten Pranayama-Programm. Alle vorkommenden yogischen Atemübungen kreisen um den Bauchraum, um Themen der Entspannung und des tiefen Loslassens. Im Sinne des ganzheitlichen Verständnisses des Yoga beruhigen Sie dadurch nicht nur Ihren Körper, sondern ebenso Ihre Gedanken und den Geist.

Ziele des Programms

- Sinnesabsorption durch Summen
- Spannungsreduktion im Körper
- Stressabbau
- Anregung des Parasympathikus
- Energetischer Ausgleich
- Kultivierung eines Wohlgefühls
- Tiefe Beruhigung für den Geist

Der Hörsinn wird angesprochen

Bhramari steht im Zentrum des fünfteiligen Programms und leitet sich von der Bezeichnung für eine bestimmte Bienenart her. Die yogische Atemübung erinnert durch den langen Ton, der bei der Ausatmung entsteht, an das Summen einer Biene. Durch den Summton wird der Hörsinn angesprochen, und es ist leichter, die Aufmerksamkeit beim Atem zu halten. Außerdem durchströmen leichte beruhigende Vibrationen Ihren ganzen Körper bei der Ausatmung. In alten Yogaschriften wird deshalb auch gesagt, dass dieses Pranayama ein Wonnegefühl auslöst und uns zu unserem wahren Wesenskern führt. *Schnuppern und Riechen* schärft als Ausgangspunkt für das Programm Ihre Sinne und den Fokus auf den Atem. Die *Bauchatmung* lenkt den Fokus auf den Bauchraum und führt so hin zur *Bienenatmung*. Die beruhigenden Effekte werden abgerundet und verstärkt durch zwei weitere Techniken: Die *Atemdehnung* bereitet die abschließende *Atemleere* vor, eine spielerische Einführung in die yogische Kunst der Körper-Verschlüsse, genannt Bandhas.

Bienenatmung – Pranayama II	Dauer
1. Schnuppern und Riechen	bis 2 Min.
2. Bauchatmung	bis 1 ½ Min.
3. Bienenatmung [Bhramari]	bis 3 Min.
4. Atemdehnung	bis 2 Min.
5. Atemleere	bis 2 Min.

Schnuppern und Riechen | Duft imaginieren |

■ Finden Sie eine für sich entspannte und aufrechte Sitzhaltung. Sie können sich dazu bequem auf einen Stuhl oder Hocker setzen oder auf Ihr Meditationskissen. Entspannen Sie Ihre Schultern, kommen Sie zur Ruhe und nehmen Sie bewusst Ihren Atem wahr.

■ Beginnen Sie, mit beiden Nasenlöchern zu schnuppern, indem Sie die Luft vibrierend und stoßweise einatmen, bis die Lunge voll ist. Dann atmen sie langsam und fließend die angesammelte Luft durch die Nase wieder aus. Führen Sie mehrere Schnupper-Atemzüge durch.

■ Atmen Sie jetzt wieder fließend ein und aus. Stellen Sie sich nun intensiv einen ganz persönlichen Duft vor, den Sie mögen. Ziehen Sie die Luft langsam und riechend durch die Nase ein. Dann langsam und fließend wieder durch die Nase ausatmen.

■ Atmen Sie abschließend nochmals langsam ein und aus und lassen Sie Ihren Lieblingsduft durch den ganzen Körper strömen.

Bauchatmung | Atemfluss genießen |

■ Atmen Sie langsam – zugleich tief und entspannt. Legen Sie beide Hände sanft übereinander auf den Bauch, so dass sie den Bauchnabel bedecken.

■ Spüren Sie bei jedem Einatmen, wie sich der Bauch mit Luft füllt. Spüren Sie bei jedem Ausatmen, wie die Luft entweicht und am Ende der Bauch spürbar eingezogen ist, bis sich kaum mehr Restluft in Ihren Lungen befindet.

■ Mit dem Einatem hebt sich die Bauchdecke, mit dem Ausatem geht sie wieder nach innen.

■ Spüren Sie bei jedem Einatemzug, wie die Luft wie ein kühlender Strom ihren Weg die Nase, dann durch Rachen und Luftrühre nach unten findet und Ihr Körper Energie tankt.

■ Spüren Sie bei jedem Ausatemzug die Erleichterung, wenn die verbrauchte Luft langsam aus Ihrem Körper entweicht.

■ Werden Sie sich abschließend gewahr, dass bewusstes Atmen in jeder Situation jeden Tag zu neuer Energie verhilft.

■ Lösen Sie die Hände von der Bauchdecke und entspannen Sie sie.

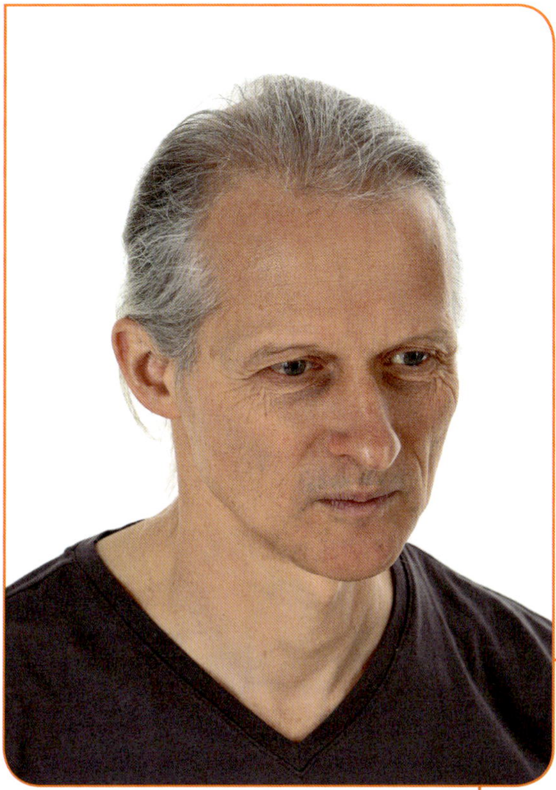

Schnuppern und Riechen in kurzen und stoßweisen Atemzügen.

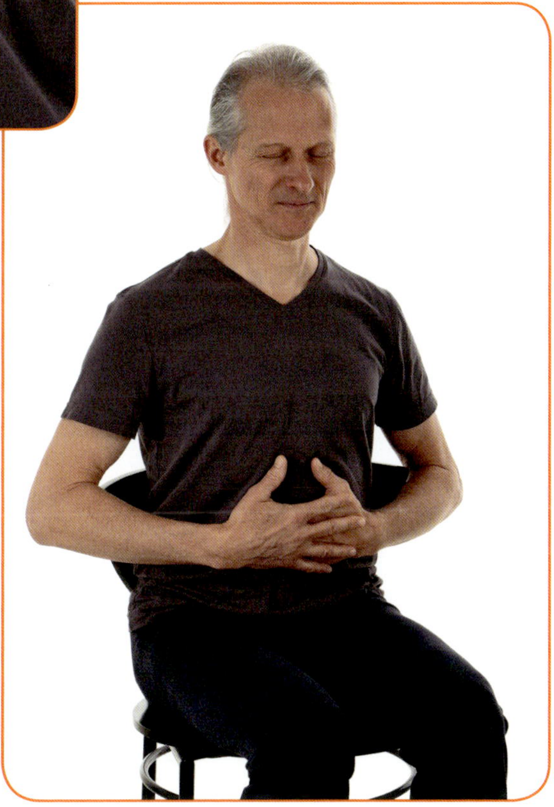

Spüren, wie der Atem die Bauchdecke hebt und senkt.

Bienenatmung | Bhramari |

■ Bei der Bienenatmung erzeugen Sie bei der Ausatmung einen Summton – wie eine fliegende Biene.

■ Schließen Sie dazu die Augen und konzentrieren Sie die Aufmerksamkeit nach innen. Spüren Sie, wie der Atem den ganzen Körper beim Einatmen anfüllt und die Luft beim Ausatmen ausströmen lässt.

■ Sie atmen immer durch die Nase. Um mit Bhramari zu beginnen, atmen Sie einmal vollständig aus, dann tief ein, und jetzt summen Sie bei jeder Ausatmung. Einatmen – und ausatmend entspannt den Summton erzeugen.

Körperliche Wirkungen

Die Bienenatmung erzeugt durch das Tönen eine deutlich spürbare körperliche Vibration, die sich im ganzen Rumpf und darüber hinaus bemerkbar macht. Sie sensibilisiert zudem für die Qualität des Atems: Wenn der Atem gleichmäßig und ruhig fließt, ist entsprechend auch der Ton homogen. Häufig stockt der Ton zum Ende der Ausatmung hin. Um diesen Effekt auszugleichen, kann man intuitiv lernen, die Bauchmuskeln einzusetzen. So entsteht ein Bewusstsein für das subtile Zusammenspiel von Atmung und Muskulatur.

Psychische Wirkungen

Die Bienenatmung hat vor allem beruhigende Wirkung auf Körper und Geist. Sie wird in präventiven und therapeutischen Kontexten deshalb gerne zur Stressreduktion empfohlen. Traditionell geht es bei Bhramari – wie bei vielen anderen Pranayama-Techniken – vorwiegend um eine Vorbereitung auf subtilere mentale Methoden wie die Meditation.

■ Achten Sie darauf, dass Sie im Körper ganz locker sind – die Schultern sind entspannt, der Oberkörper mühelos aufgerichtet und die Arme und Hände locker in einer Ruhestellung zum Beispiel auf den Oberschenkeln.

■ Das Bienensummen ist im ganzen Körper als sanfte Vibration spürbar. Erzeugen Sie den Ton bei jeder Ausatmung, und hören Sie sich auch zu – das heißt, Sie nehmen den Ton bewusst wahr.

■ Um die Fokussierung auf den Ton noch zu verstärken, halten Sie sich die Ohren ohne großen Druck mit den Zeigefingern zu.

■ Wiederholen Sie die Bienenatmung noch ein letztes Mal und spüren Sie der beruhigenden Wirkung nach.

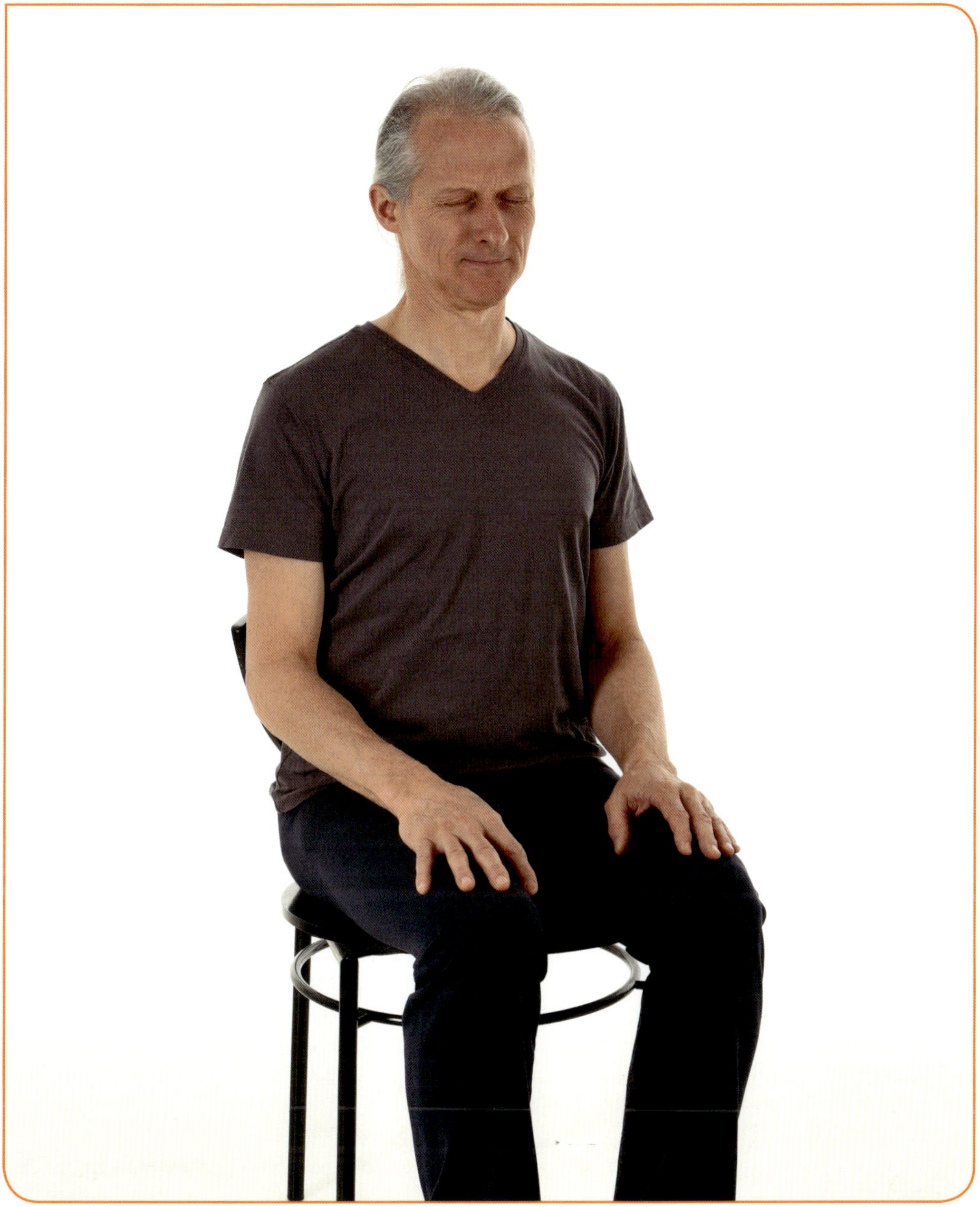

Ausatmend entspannt wie ein Biene summen.

Atemdehnung | vollständig ausatmen |

- Achten sie auf Ihren Atem, wie er gleichmäßig ein- und ausströmt.

- Folgen Sie mit Ihrer Aufmerksamkeit dem Atemfluss – wie die Luft durch die Nase eintritt, durch den Rachen nach unten strömt und zuerst Brust, dann Bauchraum füllt. Genießen Sie für einige Atemzüge die sanften wellenförmigen Bewegungen des Atems.

- Vertiefen Sie Ihren Atem jetzt durch innerliches Zählen, indem Sie beim Einatmen langsam bis auf vier zählen und auch ausatmend bis vier. Nehmen Sie mehrere Atemzüge in dieser Weise.

- Verlängern Sie nun Ihre Ausatmung, indem Sie bis sechs zählen. Einatmend weiterhin bis vier, ausatmend bis sechs. Lassen Sie den Atem zum Ende der Ausatmung bewusst zur Ruhe kommen und spüren Sie, wie die Bauchdecke nach innen geht.

- Achten Sie dabei auf einen entspannten und aufgerichteten Körper. Entspannen Sie auch Ihr Gesicht. Nehmen Sie noch einen letzten verlängerten Atemzug.

Atemleere | die Gedanken beruhigen |

- Behalten Sie die Zählweise bei. Sollte Ihnen die Zeit zum Ein- und Ausatmen zu kurz erscheinen, fügen Sie jeweils noch zwei Zählschritte an: Das Einatmen wird zum Beispiel durch sechs Zählschritte begleitet, das Ausatmen durch acht.

- Machen Sie jetzt nach der Ausatmung eine bewusste Atempause: Sie lassen den Atem zum Ende der Ausatmung hin ganz zum Stillstand kommen und atmen für ein paar Sekunden überhaupt nicht. Üben Sie diese Atemleere nur, wenn Sie sich damit wohlfühlen.

- Wiederholen Sie: Einatmen, ausatmen, Atempause.

- Konzentrieren Sie sich auf die Atempause und lassen Sie in diesem Moment der Leere nicht nur den Atem zur Ruhe kommen, sondern auch den Geist: Die Gedanken dürfen für einen Moment ganz verschwinden.

- Atmen Sie ein letztes Mal aus, spüren Sie ein letztes Mal die Atempause, und spüren Sie noch einige Momente nach, bevor Sie die Augen wieder öffnen und mit der Aufmerksamkeit zurückkommen.

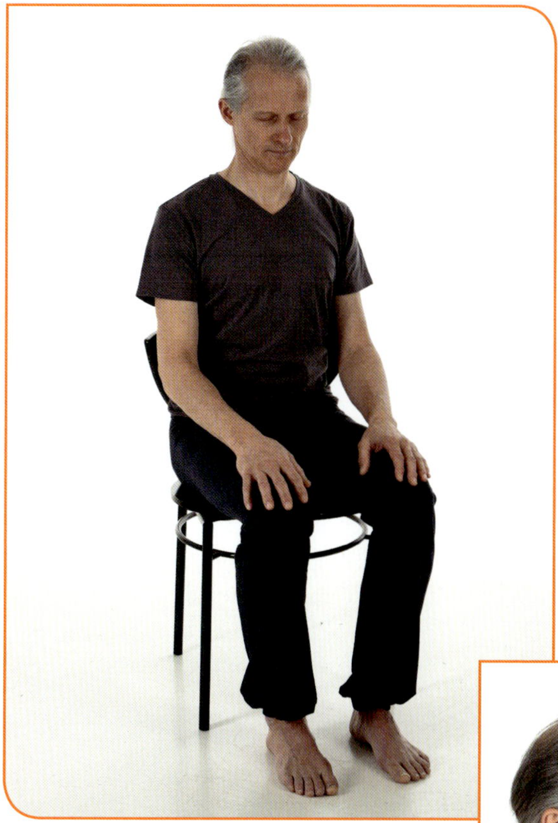

Den Atem immer langsamer werden lassen.

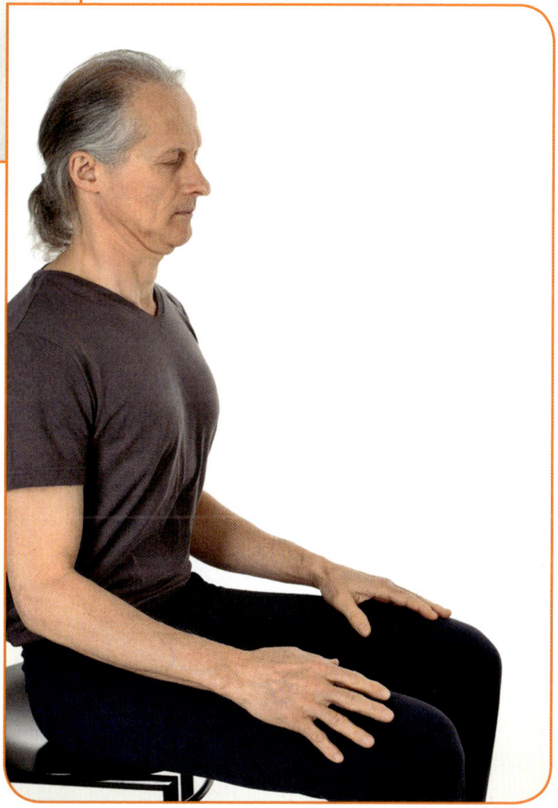

Nach dem Ausatmen kurz in die Atemleere hineinspüren.

Feueratmung – Pranayama III

Erleben Sie die feuerentfachende Wirkung einer jahrhundertealten Reinigungstechnik für die Lungen. Dadurch nehmen Sie auch Einfluss auf ihre Stimmung.

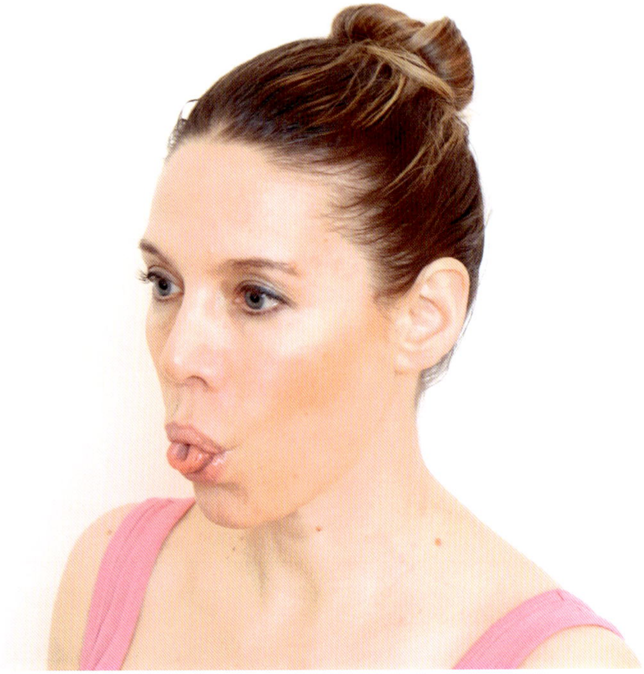

Am Anfang kann dieses Programm durchaus exotisch anmuten. Kapalabhati, die Feueratmung, steht im Zentrum. Dabei handelt es sich um eine klassische und jahrhundertealte Atemtechnik, die oft zu den Reinigungsübungen (Shatkriyas) gezählt wird. Das hat den Hintergrund, dass sich die Atemwege durch Kapalabhati reinigen lassen. Besonders befreiend ist die Feueratmung für die Nasennebenhöhlen.

Vor allem aber belebt diese Pranayama-Technik den Geist: Er wird hell, strahlend oder leuchtend – daher rührt die eigentliche Bezeichnung „bhati", was so viel bedeutet wie Licht oder Glanz. Übersetzt heißt Kapalabhati zu Deutsch „leuchtender Schädel". Das lässt sich in einer stimmungsaufhellenden Wirkung erspüren.

Sie werden feststellen, dass es gelingen kann, die ablenkenden Gedanken durch die Feueratmung zu durchbrechen und für einen Moment ganz leer im Kopf zu werden. Wenn Sie Probleme im Bauchraum, zu hohen oder zu niedrigen Blutdruck haben oder schwanger sind, sollten Sie auf Kapalabhati verzichten.

Zum Programm

Zunächst einmal werden Sie eingeladen, tief loszulassen. Dann folgen vier wirkungsvolle Pranayama-Übungen, die Ihre Atemfunktionen verbessern helfen und die Atemwahrnehmung stärken.

Ziele des Programms

- Reinigung der Atemwege
- Anregung des Kreislaufs
- Verbesserte Sauerstoffzufuhr
- Geistige Klarheit
- Erhöhung des Energieniveaus
- Entschlackung

Kraftvolle Stoßatmung

Die einleitende Atemübung *Loslassen* dient dem Ankommen und der Fokussierung auf den Atem. Die zweite Übung bedient sich eines Pranayamas, das auch gerne während der Asana-Praxis durchgeführt wird, der so genannten *Kehlkopfatmung*, die auch als Reibelaut oder Ozeanisches Atmen bezeichnet wird. Ujjayi bedeutet wörtlich übersetzt in etwa ‚der siegreiche Atem'. Gemeint ist der Erfolg beim yogischen Bestreben nach einer Überwindung der Trägheit und nach Aufrichtung – sowohl in körperlicher Hinsicht im Sinne einer aufgerichteten Wirbelsäule, als auch im Sinne einer inneren Haltung. Diese Qualität ist eine optimale Voraussetzung für die *Feueratmung*. Kapalabhati stellt mit seiner kraftvollen Stoßatmung eine Erschütterung für den Körper dar, und es wird versucht, die nicht involvierten Bereiche wie Schultern, Arme und Kopf möglichst ruhig zu halten. Mit einer weiteren grundlegenden Atemübung aus dem Yoga, dem *Gleichmäßigen Atem*, spüren Sie der spürbar stimmungsaufhellenden Wirkung von Kapalabhati nach. Sama vritti werden beruhigende Eigenschaften für Körper und Geist attestiert. Die erhitzenden Wirkungen des Programms werden abschließend durch den *Kühlenden Atem* ausgeglichen.

Feueratmung – Pranayama III	Dauer
1. Loslassen	bis 2 Min.
2. Kehlkopfatmung [Ujjayi]	bis 2 Min.
3. Feueratmung [Kapalabhati]	bis 4 Min.
4. Gleichmäßiger Atem [Sama vritti]	bis 2 Min.
5. Kühlender Atem [Shitali]	bis 3 Min.

Loslassen | Selbstimagination im Atemfluss |

■ Sitzen Sie entspannt und aufrecht. Sie können sich bequem auf einen Stuhl oder Hocker setzen oder auf Ihre Matte oder ein Meditationskissen in einem Sitz Ihrer Wahl. Nehmen Sie sich ein paar Augenblicke Zeit, um den Körper zu entspannen und beobachten Sie den Atemfluss. Wenn Sie möchten, schließen Sie die Augen.

■ Verbinden Sie die natürlichen Atembewegungen jetzt mit einem positiven Satz: Einatmend sagen Sie sich innerlich, „Ich tanke Energie". Ausatmend sagen Sie sich, „Ich lasse los". Wiederholen Sie diese Selbstimagination mehrere Male.

■ Spüren Sie, wie die frische Atemenergie die Lungen anfüllt und bis in jede Körperzelle hineinwirkt. Ausatmend lassen Sie nicht nur Verspannungen in der Muskulatur, sondern auch unnütze oder negative Gedanken bewusst los.

Kehlkopfatmung | Ujjayi |

■ Als nächstes üben Sie die Kehlkopfatmung. Dabei atmen Sie ausschließlich durch die Nase. Jede Ausatmung verlangsamen Sie, indem Sie die Luftröhre ein wenig verengen. Spannen Sie dafür weit unten im Rachen, auf Kehlkopfhöhe, die Muskulatur leicht an. Dadurch entsteht ein sanfter Reibelaut, der an Meeresrauschen erinnert. Sie können sich auch vorstellen, dass Sie durch einen Strohhalm atmen. Um die sanfte Vibration zu spüren, legen Sie die Fingerspitzen einer Hand unterhalb des Kehlkopfes auf.

■ Atmen Sie frei ein, dann mit der Kehlkopfatmung aus. Nehmen Sie die Empfindung im Kehlkopfbereich wahr und auch den Reibelaut, der entsteht.

■ Achten Sie darauf, dass der Ton nicht zu laut wird, und Sie nicht in eine gepresste Atmung verfallen.

■ Frei einatmen, sanft und gezielt mit verengter Luftröhre ausatmen.

■ Nach einigen Atemzügen spüren Sie der Empfindung noch für ein paar weitere Atemzüge nach.

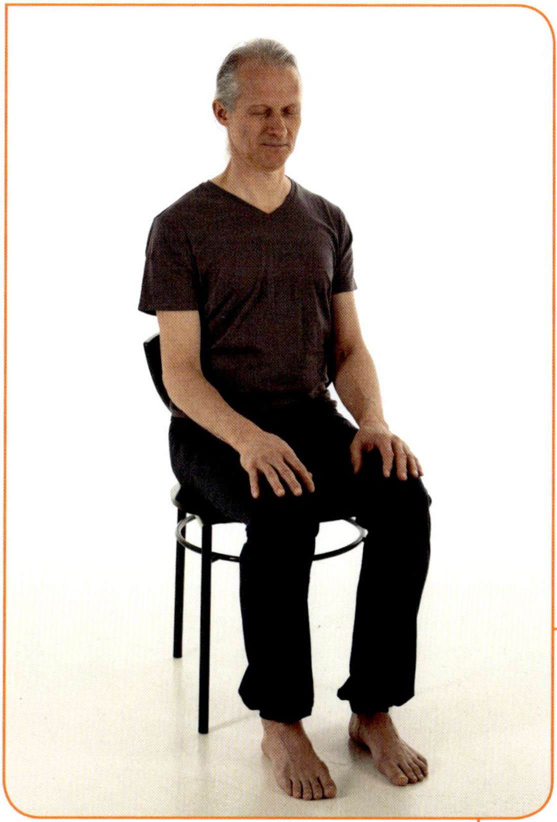

Spannungen und Gedanken mithilfe eines positiven Satzes loslassen.

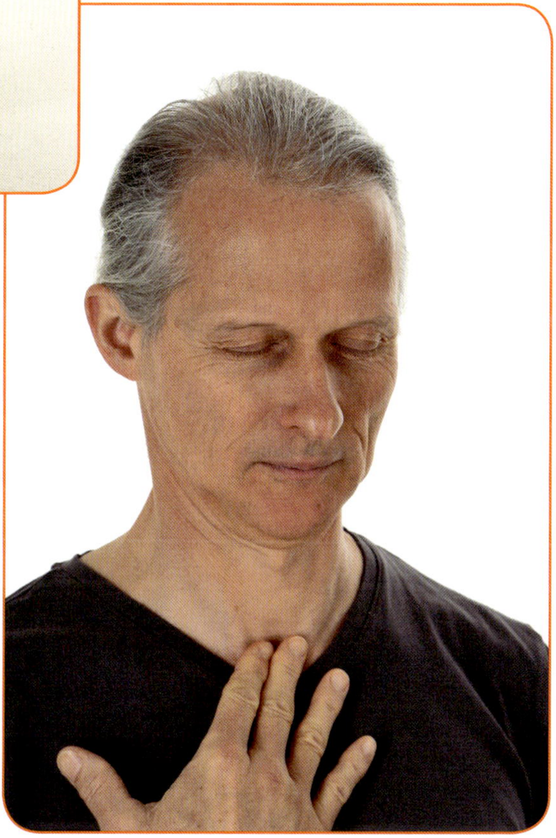

Beim Ausatmen einen feinen Reibelaut entstehen lassen.

Feueratmung | Kapalabhati |

■ Für Kapalabhati – die Feueratmung – ist es besonders wichtig, aufrecht und entspannt zu sitzen. Achten Sie darauf, dass Schultern, Hals- und Nackenbereich locker sind und die Wirbelsäule gerade. Geatmet wird ausschließlich durch die Nase, der Mund bleibt geschlossen. Um die Atembewegung besser wahrnehmen zu können, legen Sie eine Hand locker auf die Bauchdecke.

■ Bei der Feueratmung stoßen Sie die Luft aus dem Bauchraum aus, indem Sie die Bauchmuskulatur schnell kontrahieren und das Zwerchfell nach oben bewegen. Der Bauch geht dabei deutlich spürbar nach innen. Dabei entsteht ein deutlich hörbares Geräusch, das an ein plötzliches Niesen erinnert.

■ Stoßen Sie jetzt die Luft nach draußen, und lassen Sie sie danach von selbst wieder einströmen. Nur der Ausatemvorgang ist aktiv, durch das Vakuum strömt die Luft ganz von selbst wieder ein. Wiederholen Sie das Ausstoßen und Einströmenlassen mehrmals. Werden Sie mit der Zeit etwas schneller.

Körperliche Wirkungen

Sie trainieren Ihre Bauchmuskulatur und das Zwerchfell und regen das Verdauungsfeuer – im Sanskrit Agni genannt – an. Die Feueratmung befreit zudem die Atemwege, besonders die Nasennebenhöhlen. Sie hat durch die Kontraktion der Muskulatur auch Wirkungen auf die inneren Organe.

Psychische Wirkungen

Kapalabhati macht den Geist klar und frei. Es wird häufig von einer Klarheit berichtet, die sich im Anschluss an Kapalabhati einstellt. Sie hilft, Trägheit zu überwinden und das Aktivitätslevel zu heben.

■ Beim letzten Durchgang stoßen Sie die Luft vollständig nach draußen – und atmen dann vollständig ein. Wenn es Ihnen angenehm ist, halten Sie die Luft nach dieser Einatmung für ein paar Sekunden an.

■ Bevor Sie zu einer neuen Runde ansetzen, atmen Sie mehrmals ruhig und fließend ein und aus. Wiederholen Sie den kompletten Ablauf insgesamt bis zu drei Mal.

■ Können Sie etwas von der Klarheit oder der Erfahrung von Weite beobachten, die Kapalabhati seit Jahrhunderten zugeschrieben wird? Wenn Sie geübter sind, können Sie auch mehr als zehn Atemstöße machen, aber übertreiben Sie nicht.

■ Achten Sie darauf, nur die Atemmuskulatur im Bauchraum zu benutzen – der Rest bleibt so locker wie möglich. Auch versuchen Sie, das Gesicht zu entspannen.

■ Arbeiten Sie daran, dass mit zunehmender Übung mehr und mehr ein Rhythmus entsteht.

■ Atmen Sie im Anschluss wieder ruhig und gleichmäßig mehrere Male.

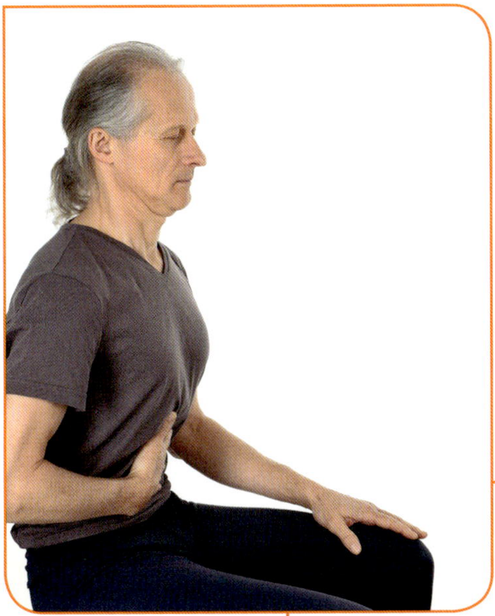

Ausatmend stoßartig die Bauchmuskulatur kontrahieren und danach die Luft passiv einströmen lassen.

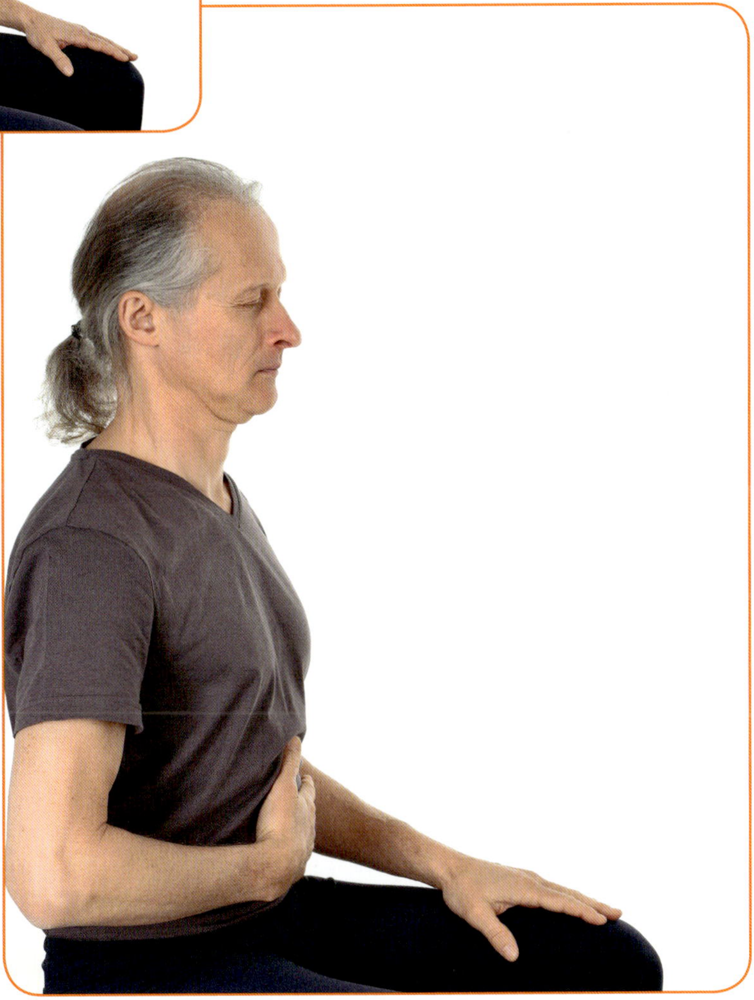

Gleichmäßiger Atem | Sama vritti |

■ Beim gleichmäßigen Atem sind alle vier Phasen der Atmung exakt gleich lang: Sie atmen vier Sekunden ein, halten die Luft vier Sekunden lang an, atmen dann vier Sekunden aus und machen nach der Ausatmung eine Pause von ebenfalls vier Sekunden. Machen Sie diese Übung nur, wenn sie für Sie mühelos machbar ist.

■ Beginnen Sie mit Sama vritti, nachdem Sie einmal vollständig ausgeatmet haben. Schließen Sie Ihre Augen und atmen Sie immer durch die Nase. Zählen Sie innerlich: Bei der ersten Einatmung bis auf vier, beim Atemanhalten (Atemfülle) bis auf vier, dann vier Sekunden lang ausatmen und in der Atemleere vier Sekunden verweilen.

■ Wiederholen Sie den Gleichmäßigen Atem mehrere Male.

■ Wenn Sie abgelenkt sind und Ihre Gedanken umherschweifen, bringen Sie sie wohlwollend, aber mit Nachdruck zurück zum Atemfluss. Bobachten Sie, wie der Luftstrom mit der Zeit immer feiner wird.

■ Beenden Sie die Übung mit einer letzten Atempause nach der Ausatmung. Atmen Sie danach normal weiter.

Kühlender Atem | Shitali |

■ Strecken Sie für den Kühlenden Atem Ihre Zunge aus dem Mund und rollen Sie sie zusammen, so als würden Sie durch einen Strohhalm atmen. Atmen Sie ein, danach schließen Sie den Mund und atmen langsam und gleichmäßig durch die Nase aus. Wiederholen Sie diese Atemtechnik mehrere Male.

■ Sollten Sie nicht in der Lage sein, die Zunge zu rollen, öffnen Sie den Mund, strecken Sie die Zunge ein wenig heraus und lassen Sie die Luft an den Seiten der Zunge nach innen strömen. Beide Techniken erzeugen eine kühlende Wirkung im Mundbereich und in der Folge im gesamten Körper.

■ Atmen Sie bei Shitali deutlich hörbar ein – es entsteht ein Zischlaut. Die Einatmung relativ schnell durchführen, so dass der Luftstrom in seiner kühlenden Wirkung spürbar wird. Dann den Mund wieder öffnen, die Zunge entweder rollen oder herausstrecken und wieder einatmen, den Mund schließen und ausatmen.

■ Wiederholen Sie den Kühlenden Atem einige Male. Wenn Sie die Augen geschlossen haben, öffnen Sie diese wieder.

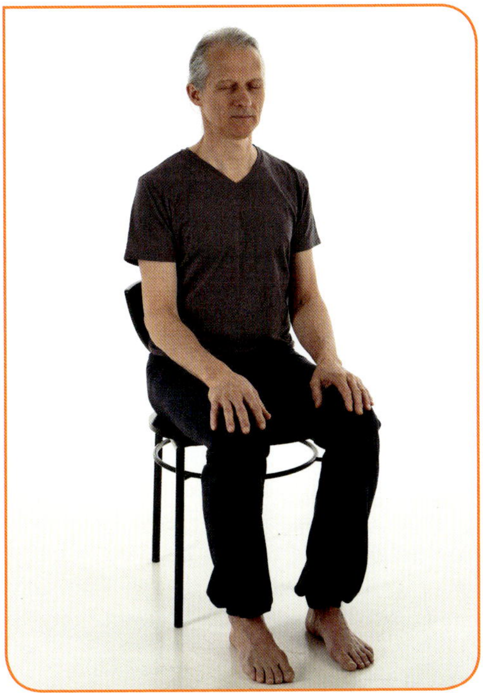

Alle vier Atemphasen gleich lang gestalten.

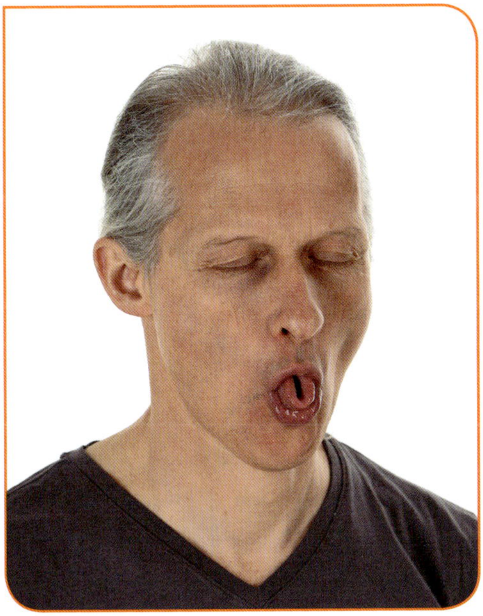

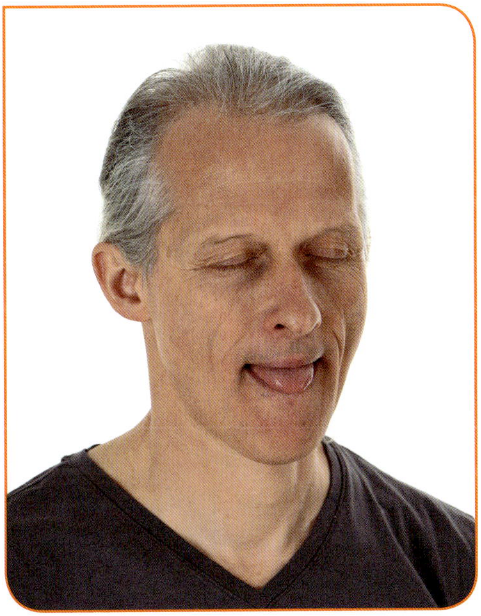

Entweder durch die gerollte Zunge einatmen oder den kühlenden Luftstrom seitlich der Zunge einströmen lassen.

Die Beweglichkeit fördern

Ein gezieltes Beweglichkeitstraining zahlt sich mit zunehmendem Alter aus, um der drohenden Versteifung sowohl auf körperlicher als auch geistiger Ebene entgegenzuwirken. Gelenkbeschwerden können durch ganzheitliches und achtsames Yoga wirksam bekämpft werden.

‚Einen biegsamen Baum kann der Wind nicht brechen'. Beruflich und privat bewegen wir uns meist zu wenig, zu einseitig, oder wird sind dauerhaft am Limit. Viel Anspannung und wenig Entspannung, viel Sitzen und wenig ausgleichende Bewegung, viel Ablenkung und Zerstreuung, aber wenig Sammlung und erholende Ruhe. Ein Ausgleich fehlt. Vor diesem Hintergrund gewinnt die alte Volksweisheit in unserer beschleunigten Zeit an neuer Brisanz. Und sie gilt sowohl für den körperlichen, als auch den mentalen Bereich sowie für das körperlich-mentale Wechselspiel. Wer in Bewegung bleibt, ist eher gewappnet gegen körperliche Steifheit wie auch gegen geistige Überforderung und Erstarrung.

Beweglichkeit steht dafür, wie weit wir uns strecken, beugen und drehen können, oder: Mit welchem Bewegungsumfang und welcher Schwingungsbreite wir imstande sind, Bewegungen auszuführen (vgl. bereits Knebel, 1985, S. 81; Spring et al., 2005, S. 116). Damit wird klar, welche Bedeutung Beweglichkeit im Zusammenspiel mit der Gleichgewichtsfähigkeit besitzt, deren Erhalt mit zunehmendem Alter immer größere Bedeutung annimmt, um Alltagsaufgaben bewältigen zu können und sicher durchs Leben zu gehen, man denke nur an Sturzprophylaxe.

Unsere Yoga-Programme zielen darauf ab, die körperliche Beweglichkeit zu erhalten und auszubauen, oder auch verloren gegangene Geschmeidigkeit zurückzugewinnen. Gefördert wird aber auch die geistige Beweglichkeit, was sich beispielsweise in einer positiveren Grundstimmung im Alltag bemerkbar machen kann.

Mit Beweglichkeitstraining kann in jedem Alter begonnen werden. Auch hier gilt: Wer rastet, der rostet. Die Botschaft dieser Volksweisheit ist simpel und fundamental. Und: Beweglichkeit ist in vielerlei Hinsicht der Schlüssel zur Gesunderhaltung.

Dass Gelenkbeschwerden und -krankheiten mit dem Alter zunehmen, ist bis zu einem gewissen Grad normal. Andererseits sind Bewegungseinschränkungen und degenerative Erkrankungen des Muskel-Skelett-Systems alarmierend weit verbreitet, weil viele Menschen nichts aktiv dagegen unternehmen.

Beweglichkeit besitzt zwei Komponenten, nämlich Gelenkigkeit und Dehnfähigkeit (vgl. u.a. Albrecht & Meyer, 2010; Klee & Wiemann, 2012; Spring et al., 2005; Weineck, 2010). Die Gelenkigkeit betrifft den passiven Bewegungsapparat, also die Struktur des Gelenks, somit Bau und Funktion knöcherner Verbindungen (vgl.

Thienes, 2000). Die Dehnfähigkeit betrifft den aktiven Bewegungsapparat, also Gelenkkapseln, Muskeln, Sehnen und Bänder. Während die Gelenkigkeit wegen der am Gelenkaufbau beteiligten Knochen nur minimal beeinflusst werden kann, ist die Dehnfähigkeit sehr gut trainierbar. Gelenkigkeit ist also durchaus angeboren, Dehnfähigkeit in wesentlich geringerem Maße. Gelenkigkeit ist auch geschlechtsspezifisch unterschiedlich ausgeprägt: Frauen sind in der Regel gelenkiger als Männer.

Mit Yoga beweglich werden – und Körper und Kopf geschmeidig halten

Wenn wir also bei unseren Workouts von Beweglichkeit sprechen, ist vorwiegend die Dehnfähigkeit angesprochen. Im Yoga verwenden wir statische und dynamische Haltungsausführungen, die die allgemeine und spezielle Beweglichkeit fördern sollen und ausschließlich über Eigendehnung erfolgen. Dabei steht bei unseren Yoga-Programmen die allgemeine Beweglichkeit der wichtigsten Gelenksysteme im Vordergrund, etwa die der Wirbelsäule oder der Schulter- und Hüftgelenke. Natürlich wird dabei – durch den Fokus auf bestimmte Körperbereiche und einzelne Gelenke – auch die spezifische Gelenkigkeit trainiert.

Statische Yogaübungen werden über einen bestimmten Zeitraum gehalten und verfolgen das Ziel, die Dehnfähigkeit in der asanaspezifischen Position wahrzunehmen und durch achtsames Dehnen positiv zu beeinflussen. Diese Form des Dehnens ist vor allem unter dem Begriff des Stretchings bekannt. Anderson (1980) gilt als Pionier dieser Methode, die als sanftes Stretching in den USA bekannt wurde und sich dann weltweit verbreitete.

Das Training der dynamischen Beweglichkeit zielt darauf ab, das Ausmaß der Reichweite im Zusammenspiel von Gelenken oder eines spezifischen Gelenks durch achtsame, das heißt behutsame und atemsynchrone Bewegungen zu erhöhen. Diesem Aspekt wird in unseren Workouts insbesondere mittels der Begleitübungen Rechnung getragen, die mit Blick auf die im Mittelpunkt stehenden Asanas Aufwärm- und Cool-down-Funktionen haben sowie zur Lockerung zwischendurch dienen.

> Bewegung ist keineswegs synonym mit Beweglichkeit. Wenn Sie regelmäßig Sport treiben, kann es sogar sein, dass einseitige Belastungen und Bewegungsformen Ihre Beweglichkeit eher einschränken als fördern – wie beispielsweise ein auf Maximalkraft ausgerichtetes Krafttraining.

Eine stabile Bewegung kann nur durch ein Zusammenspiel gegensätzlich wirkender Muskeln ausgeführt werden. Als Agonisten bezeichnet man diejenigen Muskeln und Muskelgruppen, die eine Bewegung ausführen lassen – die Spieler. Antagonisten sind diejenigen Muskeln, die entgegengesetzte Bewegungen ausführen, also die Gegenspieler. Und als Synergisten werden die Muskeln bezeichnet, die bei einer Bewegung zusammenarbeiten – also die Mitspieler (vgl. Faller & Schünke, 2012, S.126).

Am Beispiel der *Sitzenden Vorwärtsbeuge* sieht das Zusammenspiel vereinfacht betrachtet so aus: Um in die Haltung zu kommen, werden die Lenden-Darmbein-Muskeln (Iliopsoas) aktiviert. Sie sind die Agonisten, die es ermöglichen, aus dem Sitz heraus den Oberkörper nach vorne zu beugen. Sofort machen sich die Antagonisten bemerkbar, in diesem Beispiel die großen Gesäßmuskeln (Gluteus maximus).

Sie wirken der Bewegung zunächst entgegen, entspannen aber immer mehr, je länger man an einer Vertiefung des Asana arbeitet (reziproke Hemmung). Betrachtet man einen weiteren Aspekt dieser Haltung – die Beinstreckung –, wird auch hier das Zusammenspiel zwischen Agonisten und Antagonisten deutlich. Um die Knie in der Haltung durchzustrecken, wird der Oberschenkelmuskel Quadrizeps (Quadriceps femoris) aktiviert. Er ist also der Agonist dieser Bewegung. Die Muskulatur der Oberschenkelrückseiten erfüllt die Funktion der Antagonisten oder Gegenspieler. Auch hier greift der Mechanismus der reziproken Hemmung: Nach einer anfänglichen Kontraktion der Antagonisten wird der Muskulatur der Oberschenkelrückseiten das Signal gegeben, sich zu entspannen.

Unsere Asanas für mehr Beweglichkeit

- Dreieck [Trikonasana]
- Einbeinige Vorwärtsbeuge [Janu Sirsasana]
- Fersensitz [Vajrasana]
- Gedrehte Katze [Marjarasana]
- Gestreckte Flankendehnung [Utthita Parsvakonasana]
- Halber Drehsitz [Ardha Matsyendrasana]
- Hand-zum-Fuß-Haltung [Supta Padangusthasana]
- Herabschauender Hund [Adho Mukha Shvanasana]
- Kamel [Ardha Ushtrasana]
- Katze [Marjarasana]
- Knie-zur-Brust-Haltung [Apanasana]
- Krokodil [Makarasana]
- Liegender Schustersitz [Supta Baddha Konasana]
- Schneidersitz [Sukhasana]
- Schulterbrücke [Setu Bandha Sarvangasana]
- Sitzende Vorwärtsbeuge [Paschimottanasana]
- Stehende Vorwärtsbeuge [Uttanasana]
- Stocksitz [Dandasana]
- Umgekehrtes Brett [Purvottanasana]

Mit unseren Yogahaltungen und den Übungen läßt sich schnell ein aussagekräftiger Beweglichkeitstest zusammenstellen. Das Krokodil auf S. 116 misst die Rotationsfähigkeit des Oberkörpers: Wie weit hebt sich die Schulter, wenn die Beine den Boden berühren? Bei guter Beweglichkeit bleibt die Schulter am Boden oder hebt nur geringfügig ab. Mit der Schulterbrücke (S. 100) lässt sich der oftmals durch zu vieles Sitzen verkürzte Hüftstrecker testen: Wenn Sie das Becken mühelos bis auf Kniehöhe vom Boden anheben können, ohne dass ein starkes Ziehen in den Oberschenkelvorderseiten zu spüren ist, ist die Hüftmobilität gut. Ebenso durch vieles Sitzen verkürzt ist die ischiocrurale Muskulatur, nämlich die Oberschenkelrückseiten: Die ‚Stehende Vorwärtsbeuge' auf S. 110 gibt Aufschluss über den Verkürzungsgrad, der erheblich ist, wenn der Boden bei weitgehend durchgedrückten Beinen mit den Fingerspitzen nicht erreicht werden kann. Die Fußgelenkigkeit wird wiederum von der Wadenmuskulatur mitbestimmt: Schaffen Sie es, in der Hocke mit der ganzen Fußsohle den Boden zu berühren? Die Beweglichkeit in den Schultern und Armen lässt sich sanft mit dem Schulteröffner auf S. 188 ermitteln: Wie sehr und wie früh spannt die Muskulatur in Brustkorb, Schultergürtel und Armen, wenn Sie das breite ‚U' formen? Wenn Sie hier eingeschränkt sind, liegt das meist am breiten Rückenmuskel (Latissimus), dem Armstrecker (Trizeps) oder an Muskeln innerhalb des Schultergelenks (Rotatorenmanschette).

Die Zielsetzungen und Methoden unserer Yoga-Kurzprogramme zur Förderung der Beweglichkeit können wie folgt zusammengefasst werden:

- Training der Beweglichkeit im komplexen Zusammenspiel zwischen Knochen, Sehnen, Bändern und Muskeln. Die Übungen und Asanas sollen dazu verhelfen, bei konstantem Training individuell und im Zusammenspiel von Agonisten, Antagonisten und Synergisten die Bewegungsamplitude der Gelenke zu erhöhen und letztlich die größtmögliche Bewegungsamplitude zu realisieren.

- Förderung einer geschmeidigen Körpermitte als Voraussetzung für gesundes Sitzen, Gehen und Stehen – und um Körperstatik und Körperzusammenhalt positiv zu beeinflussen. In den Beweglichkeitsprogrammen konzentrieren wir uns deshalb neben der Wirbelsäule auch auf den Beckenbereich.

- Achtsame Lenkung der Körperwahrnehmung durch gezielte Übungsanleitungen auf bestimmte Körperregionen und deren momentane Beweglichkeit. Bei der *Vorwärtsbeuge* etwa wird die Konzentration auf die Hüftregion und die bei dieser Haltung erforderliche Beugebewegung in der Körpermitte gelenkt.

- Nachhaltigkeit des Trainings: Die Effekte einer verbesserten Körperwahrnehmung sollen auch über die Zeit der Übung hinaus wirksam werden können – etwa im Alltag werden Steifheiten früher oder sensibler registriert und durch spontane Lockerungen aufgelöst. Oder die Wahrnehmung identifiziert eingeschliffene Gewohnheiten, die häufig Ursache für Haltungs- und Gelenkschädigungen sind. Ein zu breiter Gang etwa, der Hüftschmerzen begünstigt.

- Gesunderhaltung der Gelenke: Die vielfältigen Beweglichkeitsübungen schützen vor zunehmender Steifheit, Verschleißerscheinungen, Knochenbrüchen, chronischen Schmerzen und entzündlichen Prozessen in den Gelenken.

Literatur

Albrecht, K. & Meyer, S. (2010). *Stretching und Beweglichkeit – Das neue Expertenhandbuch* (2., unveränd. Aufl.). Stuttgart: Haug.

Anderson, B. (1980). *Stretching: for everyday fitness and for running, tennis, raquetball, cycling, swimming, gold, and other sports.* Bolinas: Shelter Publications.

Faller, A. & Schünke, M. (2012). *Der Körper des Menschen – Einführung in Bau und Funktionen.* Stuttgart: Thieme .

Klee, A. & Wiemann, K. (2012). *Dehnen – Training der Beweglichkeit* (2., überarb. und erw. Aufl.). Bd. 17: Schriftreihe für Bewegung, Spiel und Sport. Schorndorf: Hofmann.

Knebel, K.-P. (1985). *Funktionsgymnastik.* Reinbek: Rowohlt.

Spring, H., Illi, U., Kurz, H-R., Röthlin, K., Schneider, W. & Tritschler, T. (2005). *Dehn- und Kräftigungsgymnastik – Stretching und dynamische Kräftigung* (6., unveränd. Aufl.). Stuttgart: Thieme.

Thienes, G. (2000). *Beweglichkeitstraining – Grundlagen, Trainingsmethoden, Leistungssteuerung.* München: BLV.

Weineck, J. (2010). *Optimales Training – Leistungsphysiologische Trainingslehre unter besonderer Berücksichtigung des Kinder- und Jugendtrainings.* Balingen: Spitta.

Raum für die Wirbelsäule

Drehen und strecken Sie die Achse Ihres Körpers. So schaffen Sie mehr Raum und Bewusstsein für die Bewegungen im Alltag – und fördern zugleich reinigende Prozesse.

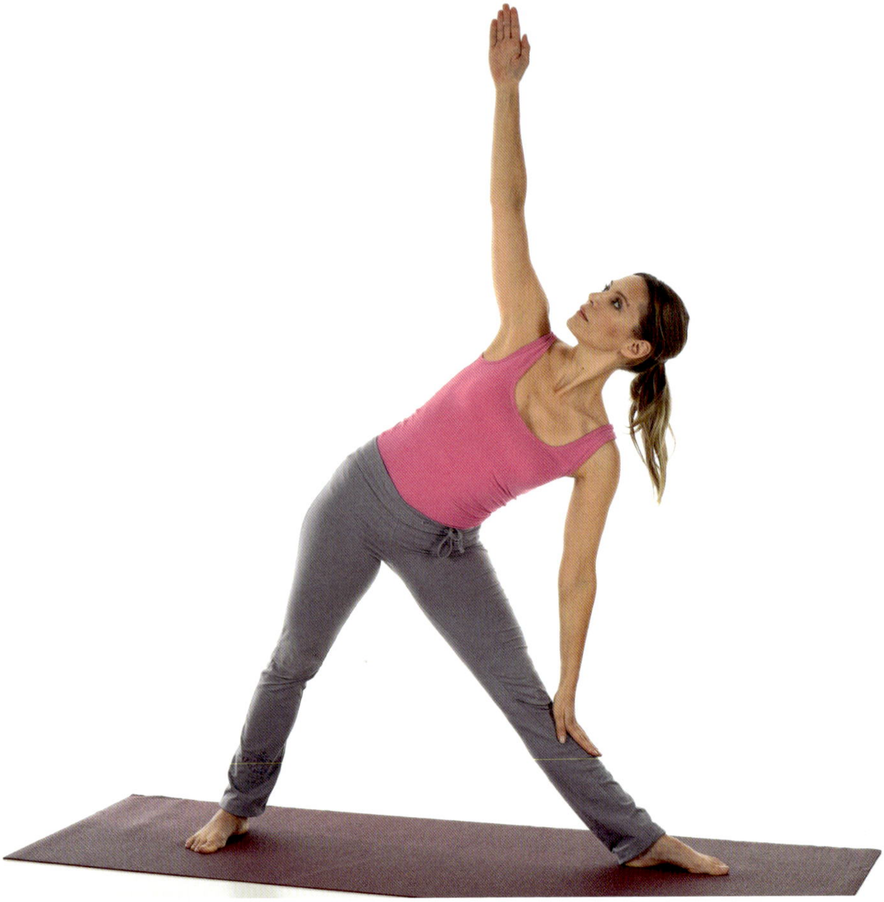

Für den Erhalt der Beweglichkeit bis ins hohe Alter sind Drehbewegungen ein zentrales Element und sollten täglich praktiziert werden. Sie schaffen nicht nur Raum für die Wirbelsäule. Einer schlechten Versorgung mit Nährstoffen und Versteifungen der Wirbelgelenke wird außerdem entgegengewirkt. Die Drehungen in diesem Programm sind fordernd, weil sie – aus dem Stand heraus ausgeführt – weitere körperlich anspruchsvolle Aspekte mit einschließen, die Ihnen einiges abverlangen, aber integral wirken: Kraft, Koordination, Gleichgewicht und Flexibilität.

Zum Programm

Dreieck und *Gestreckte Flankendehnung* haben Parallelen, und die eine Haltung ist eine gute Vorübung für die andere. Beide sind fordernde Asanas, und es kann dauern, bis Sie die für Sie optimale Intensität und die passende Variante der Ausführung gefunden haben.

Ziele des Programms

- Entlastung der Wirbelgelenke durch Drehung des Rumpfes
- Aufbau der Rückenmuskulatur
- Verbesserung des Zusammenspiels zwischen Beinen, Becken und Rumpfaufrichtung
- Aufbau von mentaler Stabilität

Statische Asanas

Mehrfaches *In die Hocke gehen* zu Beginn und eine *Drehung im Stand* mobilisieren die Hauptbelastungszonen der Beine und des Beckens sowie die Wirbelsäule. Es folgt das *Dreieck*, mit dem diese Bereiche statisch angesprochen werden. Das Asana erfordert einen sicheren Stand und fördert die Beweglichkeit. Danach den *Oberkörper hängen lassen*, um die beanspruchten Dreh- und Stützmuskeln von Becken und unterem Rücken zu lockern. Das *Kopfkreisen* dient der Entspannung und zugleich der Vorbereitung auf die Kopfdrehung in der anschließenden *Gestreckten Flankendehnung*. Die vorwiegend statischen Ausführungen in den Haupt-Asanas werden durch ein *Schultern lockern* ausgeglichen, das Spannungen gezielt löst. Der *Aufrechte Stand* eignet sich abschließend hervorragend, um in sich zu gehen und den vorausgegangenen Haltungen in einer Entspannungsphase nachzuspüren.

Raum für die Wirbelsäule	Dauer
1. In die Hocke gehen	bis 2 Min.
2. Drehung im Stand	bis 1 Min.
3. Dreieck [Trikonasana]	bis 2 ½ Min.
4. Oberkörper hängen lassen	bis 1 Min.
5. Kopfkreisen	bis 1 ½ Min.
6. Gestreckte Flankendehnung [Utthita Parsvakonasana]	bis 2 ½ Min.
7. Schultern lockern	bis 2 Min.
8. Aufrechter Stand [Samasthiti]	bis 1 ½ Min.

In die Hocke gehen |sanft öffnen|

- Stellen Sie sich aufrecht hin und spüren Sie für ein paar Momente Ihren Körper und den Atem.

- Öffnen Sie dann die Beine etwas weiter als schulterbreit und drehen Sie die Zehen nach außen. Stützen Sie die Hände in die Hüften. Mit dem Ausatmen gehen Sie nach unten in die Hocke, so als wollten Sie sich auf einen Stuhl setzen. Kommen Sie einatmend wieder nach oben. Wiederholen Sie die Bewegungsfolge mehrmals.

- Gehen Sie so weit mit der Hüfte nach unten, dass Sie sich gut fordern, ohne sich zu überfordern. Der Rücken bleibt die ganze Zeit über langgestreckt. Konzentrieren Sie sich ganz bewusst auf die Bewegung in der Hüfte.

- Achten Sie darauf, dass Ihre Knie nach außen zeigen, wenn Sie in die Hocke gehen. Dadurch öffnen Sie Ihre Hüfte auf sanfte Art.

- Wiederholen Sie diese Lockerungsübung noch einige Male in Ihrem eigenen Atemtempo.

- Kommen Sie ein letztes Mal einatmend nach oben. Dann lösen Sie Ihre Hände von den Hüften, schließen die Beine und spüren nach.

Drehung im Stand |behutsam drehen|

- Stehen Sie locker und entspannt mit annähernd geschlossenen Beinen. Lassen Sie Ihre Schultern hängen. Heben Sie mit dem Einatmen die Arme seitlich bis auf Schulterhöhe an. Ausatmend drehen Sie den Oberkörper mit ausgebreiteten Armen zu einer Seite. Einatmend zur Mitte, dann mit dem nächsten Ausatmen zur anderen Seite. Wiederholen Sie mehrmals.

- Führen Sie die Drehbewegungen achtsam durch, spüren Sie die sanfte Dehnung im Rücken und schauen Sie gegen Ende der Bewegung über die jeweilige Schulter.

- Kommen Sie wieder in die Mitte und senken Sie ausatmend die Arme ab. Dann spüren Sie den Empfindungen in der Wirbelsäule nach.

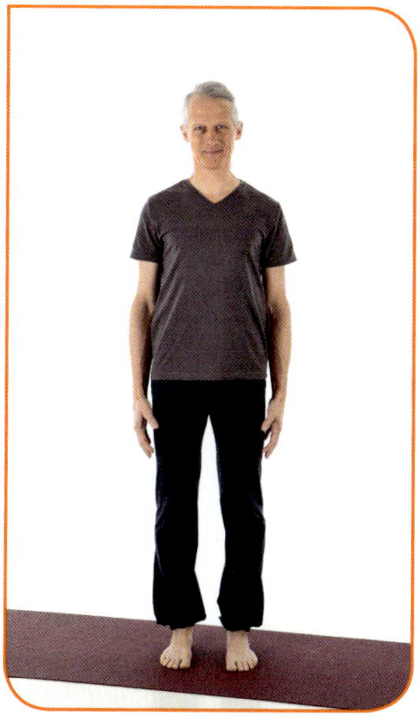

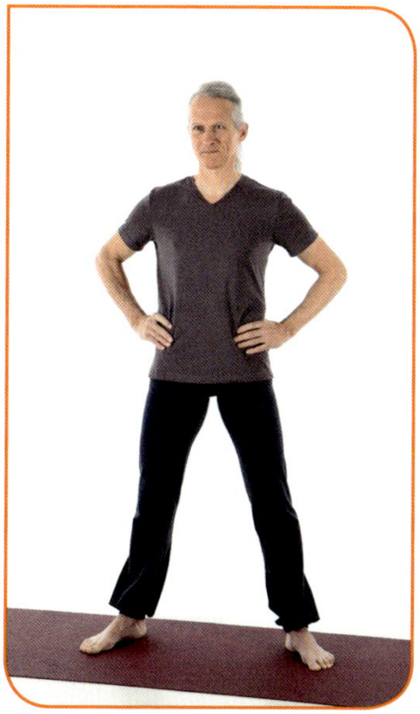

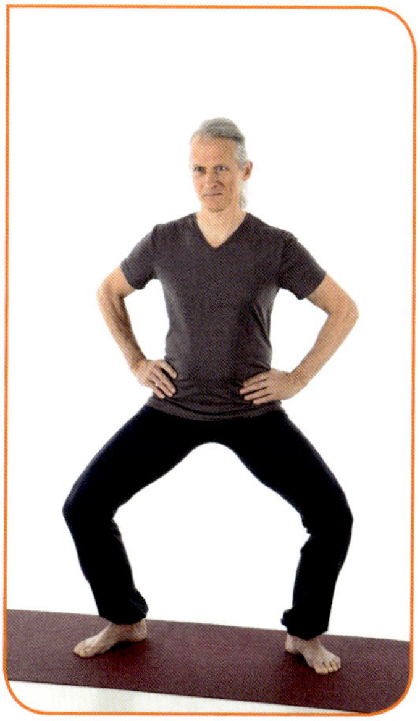

Entspannt stehen, dann die Beine öffnen, Hände in die Hüften und ausatmend in die Hocke. Einatmend die Beine strecken und wieder nach oben kommen.

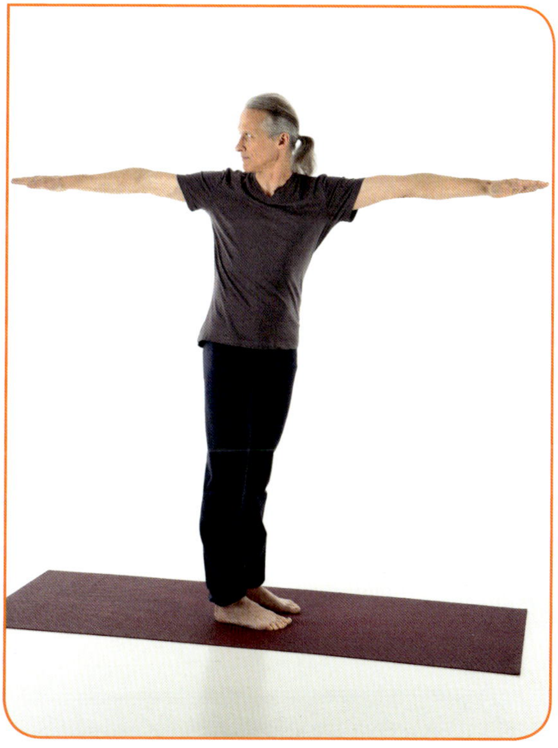

Ausatmend zu einer Seite drehen, einatmend zurück in die Mitte.

Dreieck | Trikonasana |

■ Für das Dreieck stellen Sie sich ans hintere Ende Ihrer Matte. Konzentrieren Sie sich auf den Atem und spüren Sie in Ihre Füße hinein. Drehen Sie dann die Zehen des rechten Fußes nach außen bis maximal zu einem 90-Grad-Winkel. Machen Sie mit dem linken Bein einen weiten Schritt nach vorne. Der Oberkörper zeigt seitlich zum Mattenrand.

■ Achten Sie auf einen stabilen Stand und spannen Sie die Oberschenkelmuskulatur an. Breiten Sie beide Arme bis auf Schulterhöhe aus, bis der linke Arm über das linke Bein nach vorne zeigt. Schieben Sie nun einatmend den linken Arm parallel zum Boden weit nach vorne über das Bein. Der Oberkörper folgt der Bewegung und wird lang. Beugen Sie dann ausatmend den Rumpf behutsam zur Seite über das linke Bein. Die linke Hand geht nach unten zum Unterschenkel, oder je nach Beweglichkeit bis zum Fuß oder Boden. Der rechte Arm geht senkrecht nach oben, sodass sich der Brustkorb zur Seite öffnet. Beide Beine sind während der gesamten Bewegungsausführung gestreckt. Der Kopf ist in Verlängerung der Wirbelsäule ausgerichtet. Bleiben Sie mehrere Atemzüge in der Haltung.

Körperliche Wirkungen

Die Haltung dehnt und kräftigt gleichzeitig Beine, Flanken, seitliche Zwischenrippenmuskulatur, Rücken und Arme. Sie öffnet insbesondere den seitlichen Brustkorb. Die Atmung vertieft sich. Durch die Stimulation der Organe des unteren Bauchs können Verdauungsbeschwerden gelindert werden.

Psychische Wirkungen

Das längere Halten von Trikonasana stimuliert den Kreislauf. So können Sie sich im Anschluss an die Haltung wacher fühlen. Andererseits erdet sie die Haltung durch den stabilen Kontakt der aktivierten Beine zum Boden – und entspannt Sie auf diese Weise.

■ Achten Sie darauf, dass die Wirbelsäule langgestreckt ist. Wenn Ihnen das Drehen des Kopfes leichtfällt, drehen Sie ihn nach oben in Richtung des ausgestreckten Arms.

■ Gehen Sie einatmend aus der Haltung heraus, indem Sie den Oberkörper mit weiterhin gestreckten Armen aufrichten. Ausatmend senken Sie die Arme ab und lösen den Schritt auf. Kommen Sie wieder zurück in die Ausgangsposition ans hintere Ende der Matte zurück.

■ Spüren Sie einige Momente nach, dann wiederholen Sie die Abfolge auf der anderen Seite.

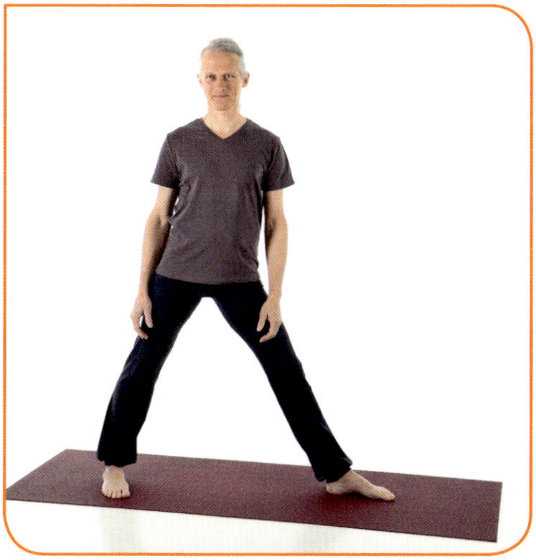

Einen Schritt nach vorne machen und das Becken zur langen Mattenseite ausrichten.

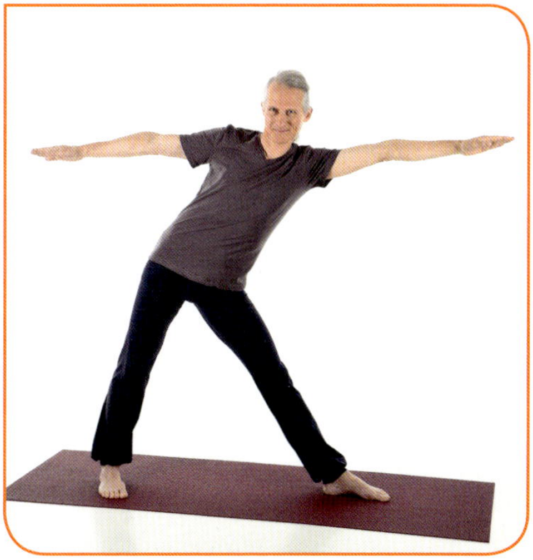

Die Arme ausbreiten und den langgestreckten Oberkörper nach vorne schieben.

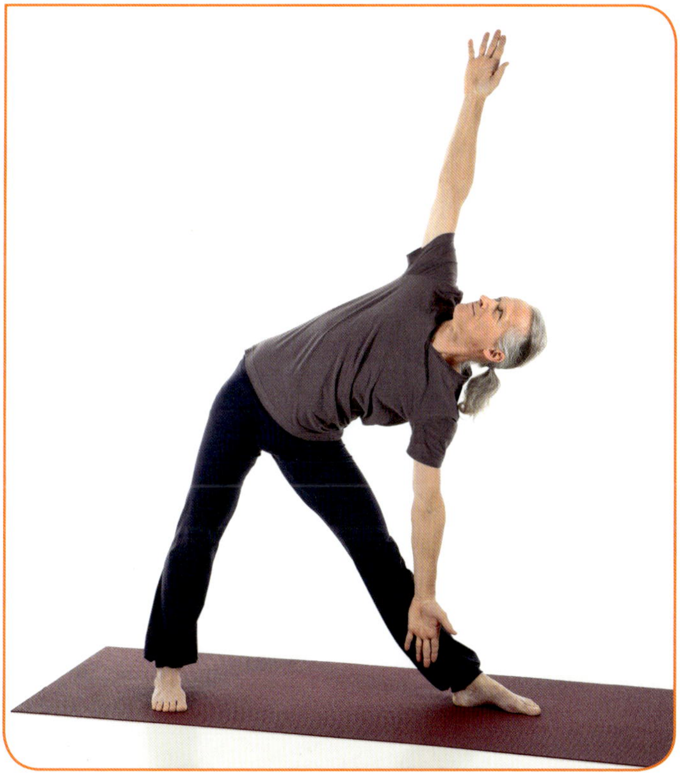

Becken zur langen Mattenseite ausrichten und über das vordere Bein mit langgestrecktem Rücken beugen. Mehrere Atemzüge halten.

Oberkörper hängen lassen | Arme und Kopf lockern |

■ Zur Lockerung des Schulterbereichs und als Ausgleich für die Hüfte lassen Sie den Oberkörper nach dem Dreieck ganz entspannt nach vorne überhängen. Kommen Sie dazu mit langgestrecktem Rücken nach unten. Sie können bei verspannten Beinrückseiten jederzeit die Knie beugen. Bleiben Sie für mehrere Atemzüge vornüber hängen, lassen Sie den Kopf hängen und die Schultern los.

■ Überprüfen Sie, ob Ihr Nacken und Hals entspannt sind, indem Sie den Kopf sanft ein wenig nach links und rechts drehen.

■ Wenn Sie wollen, schließen Sie die Augen und stellen Sie sich vor, dass Ihre Gedanken alle gehen und Sie im Kopf zur Ruhe kommen.

■ Wenn sich Ihre Muskulatur spürbar entspannt hat und sie ruhiger geworden sind, kommen Sie langsam wieder mit geradem Oberkörper nach oben. Sie können auch über mehrere Atemzüge nach oben kommen, und sich in der Zwischenposition auf die Knie oder Oberschenkel abstützen. Versuchen Sie aber auch hierbei, den Oberkörper zu strecken.

■ Spüren Sie im Stehen kurz nach.

Kopfkreisen | Nacken und Hals entspannen |

■ Neigen Sie den Kopf so zur Seite, dass sich das rechte Ohr der rechten Schulter annähert.

■ Tief ausatmend senken Sie das Kinn in Richtung Brustkorb ab und drehen den Kopf einatmend in einer langsamen und kreisenden Bewegung zur linken Seite. Ausatmend senken Sie den Kopf wieder ab, bis sich das Kinn mittig über der Brust befindet, dann einatmend den Kopf zur rechten Seite drehen. Wiederholen Sie die Übung mehrmals.

■ Machen Sie fließende Bewegungen und achten Sie gut auf die Halswirbelsäule, die sehr fragil ist. Gehen Sie nicht so weit in die Bewegung, wie Sie maximal könnten.

■ Achten Sie auch darauf, dass das Kiefergelenk entspannt ist und das Kinn sanft über die Brust rollt.

■ Schließen Sie die Übung ab, indem Sie ein letztes Mal nach rechts kreisen und den Blick wieder geradeaus richten.

■ Spüren Sie in Hals, Nacken und Schultern hinein.

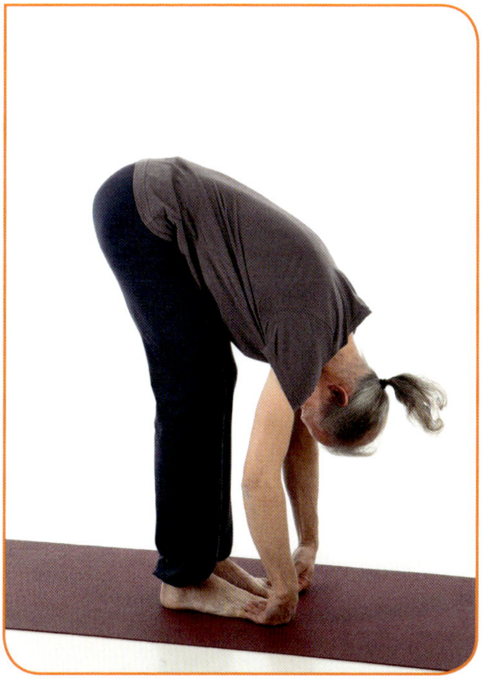

Beine beugen und Oberkörper, Schultern und Kopf entspannt hängen lassen.

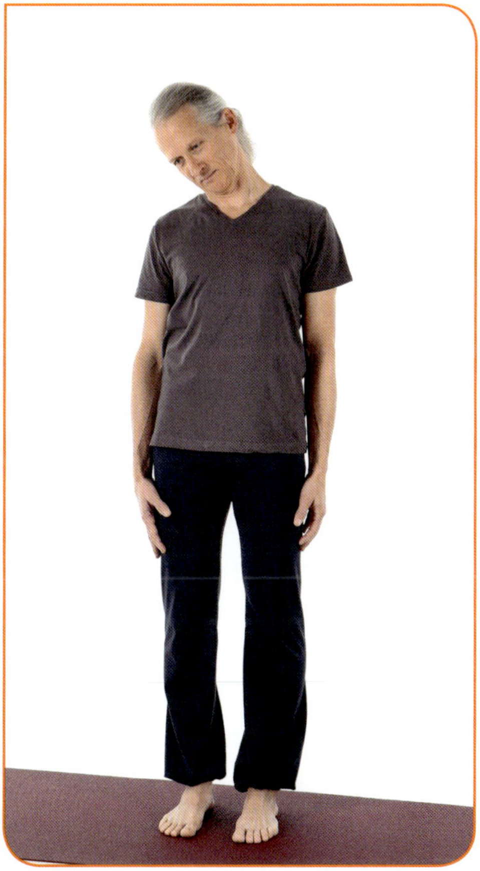

Ausatmend das Kinn senken, einatmend den Kopf kreisend zu einer Seite bewegen.

Gestreckte Flankendehnung |Utthita Parsvakonasana|

■ Kommen Sie erneut ans hintere Ende der Matte und spüren Sie in sich hinein. Sie sind entspannt und der Atem fließt. Drehen Sie wieder den rechten Fuß mit den Zehen nach außen, wiederum etwa 90 Grad. Mit dem linken Bein machen Sie einen Schritt nach vorne in eine weite Schrittstellung. Der Oberkörper ist zur langen Mattenseite ausgerichtet.

■ Mit dem Einatmen strecken Sie Ihre Arme seitlich auf Schulterhöhe aus. Mit dem Ausatmen beugen Sie Ihr linkes Bein, lehnen sich zur Seite und stützen sich mit dem linken Unterarm auf dem gebeugten Oberschenkel auf. Die Hand zeigt mit der Innenfläche nach oben zur langen Mattenseite, das Knie steht über dem Fußgelenk. Der rechte Arm zeigt zunächst zur Decke.

Körperliche Wirkungen

Die Drehbewegung des Rumpfes ist wohltuend für die Gelenke der Wirbelsäule, die Bandscheiben, die betroffenen Bänder und Muskeln. Dadurch öffnet sich außerdem der seitliche Brustkorb und sorgt für eine vertiefte Atmung. Die Haltung dehnt, kräftigt und stabilisiert zudem die Beinmuskulatur, Knie und Knöchel. Durch Stimulation der Organe des unteren Bauchs und Beckens kann zudem die Verdauung verbessert werden.

Psychische Wirkungen

Die Haltung fordert eine Extraportion Stabilität und Durchhaltevermögen. Eine gute Raumwahrnehmung wird geübt, und es entsteht eine Sensibilität für die Kraftlinien, die den Körper durchziehen.

■ Wenn Sie stabil stehen, bewegen Sie Ihren rechten Arm weiter nach vorne über den Kopf, bis er in einer Linie mit dem gestreckten hinteren Bein und Ihrer rechten Flanke ist. Der rechte Oberarm nähert sich dem rechten Ohr – so weit, wie es angenehm ist.

■ Nehmen Sie einige tiefe Atemzüge in der Flankendehnung. Achten Sie darauf, dass der Rücken lang bleibt.

■ Kommen Sie wieder nach oben: Drücken Sie einatmend das gebeugte Bein kräftig durch und richten Sie den Oberkörper auf. Die Arme sind jetzt wieder parallel zum Boden. Mit dem Ausatmen senken Sie sie ab und lösen die Schrittstellung auf.

■ Kommen Sie wieder ans hintere Ende der Matte und wiederholen Sie die Übung jetzt zur anderen Seite.

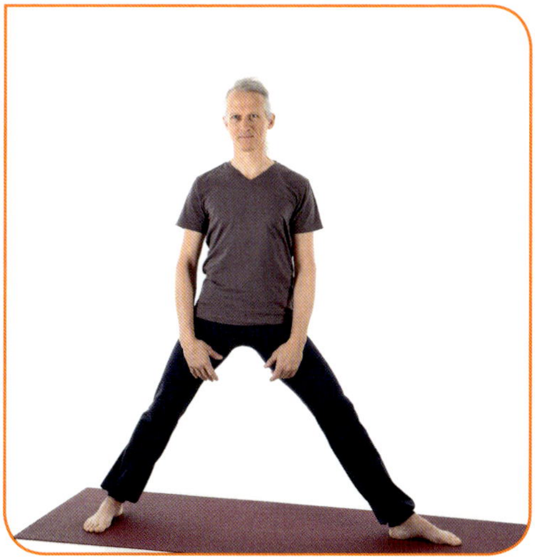

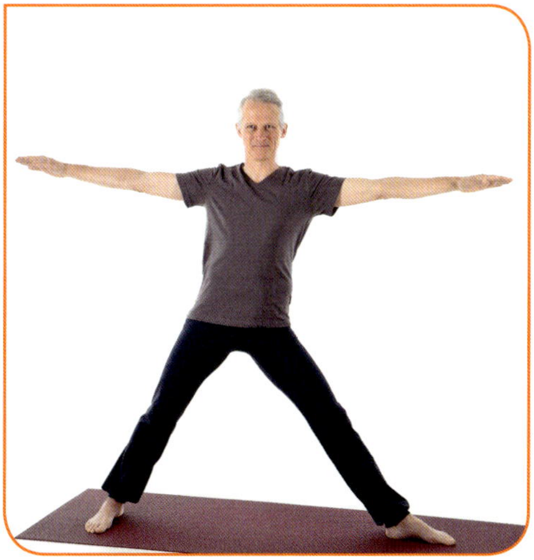

Einen großen Schritt nach vorne machen und das Becken zur langen Mattenseite ausrichten, dann die Arme ausbreiten.

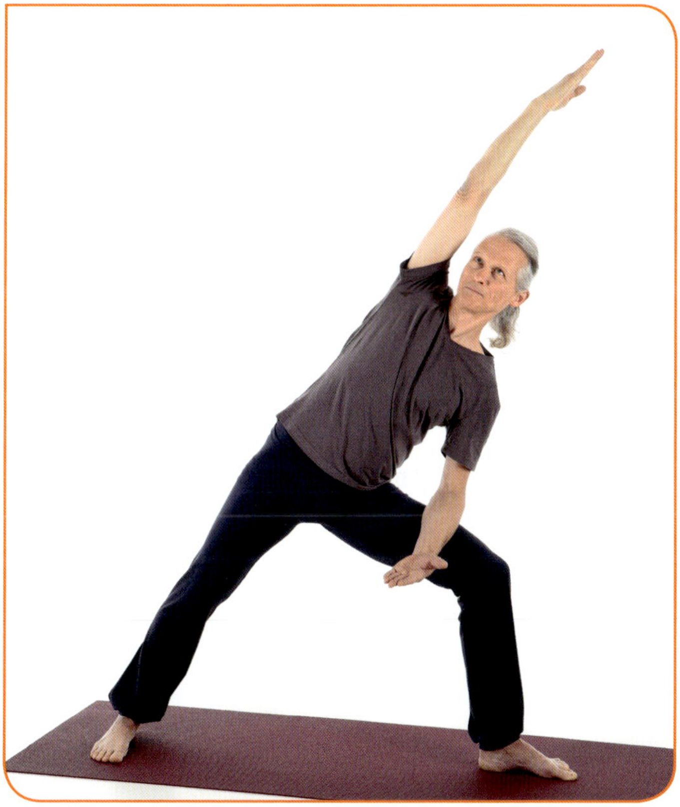

Knie beugen und den Körper vom Fuß bis in die Fingerspitzen in die Länge strecken.

Schultern lockern | dynamisch zum Ausgleich |

- Stehen Sie locker und lassen Sie den Atem bewusst fließen.

- Bringen Sie nun Ihre rechte Hand mit nach oben gedrehter Handfläche auf Hüfthöhe vor Ihren Körper. Der Ellbogen ist angewinkelt. Schauen Sie in Ihre Handfläche und fixieren Sie Ihren Blick dort.

- Heben Sie mit der Einatmung den rechten Arm nach rechts-oben an, so dass sich auch der Rumpf dreht. Führen Sie ihn so weit nach hinten-oben, bis Sie eine sanfte Dehnung im Schulterbereich spüren können.

- Mit der Ausatmung senken Sie den Arm wieder langsam ab. Ihr Blick folgt die ganze Zeit der Handfläche.

- Wiederholen Sie diese Bewegungsfolge einige Male in Ihrem eigenen Atemrhythmus.

- Wiederholen Sie den kompletten Ablauf danach mit links.

- Lenken Sie die Konzentration bewusst auf den Schulterbereich, und nehmen Sie Unterschiede wahr zwischen links und rechts.

Aufrechter Stand | Samasthiti |

- Zum Ausklang des Programms kommen Sie wieder zurück zum Ausgangspunkt und stehen einfach nur still da. Die Füße zeigen nach vorne und sind leicht geöffnet.

- Schließen Sie die Augen. Spüren Sie in Ihren Körper hinein. Das Gewicht ist gleichmäßig auf beide Füße und über die Fußsohlen verteilt, so dass Sie gut geerdet sind. Ihre Beine sind gerade, aber nicht überstreckt. Die Schultern hängen entspannt.

- Nehmen Sie den ganzen Körper als eine Einheit wahr: von den Zehenspitzen bis zum Scheitelpunkt des Kopfes.

- Nun konzentrieren Sie sich auf Ihren Atem. Lassen Sie ihn frei und gleichmäßig ein- und ausströmen wie eine Welle.

- Atmen Sie abschließend tiefer ein. Öffnen Sie langsam Ihre Augen und tun Sie, was Ihnen jetzt gut tut: dehnen, strecken und recken, gähnen und stöhnen. Kommen Sie wieder in Ihren Alltag zurück.

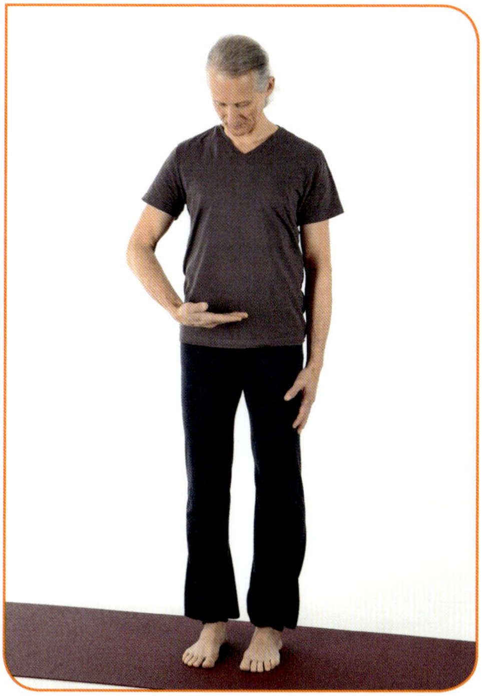

Blick in die Handfläche, einatmend heben, ausatmend senken.

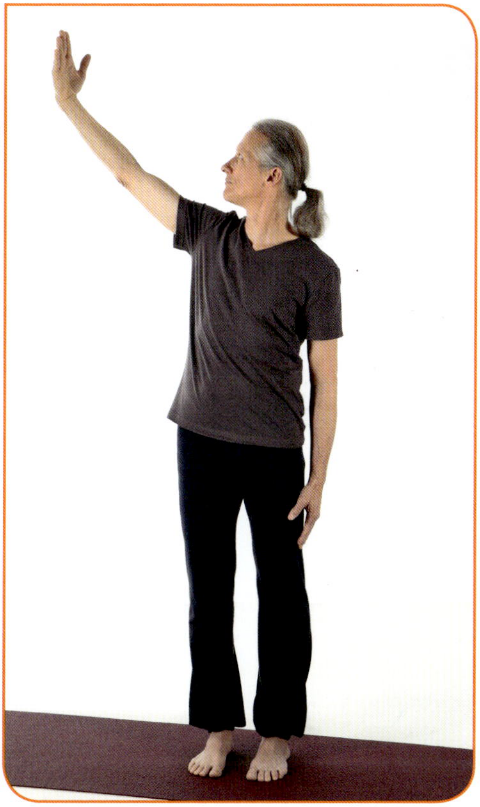

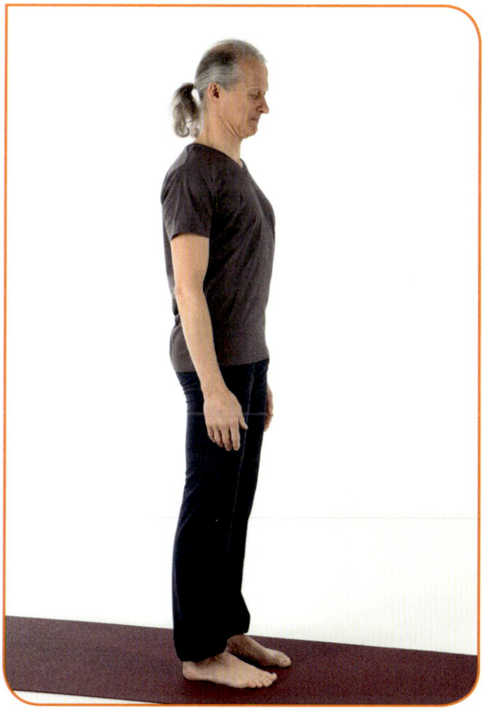

Ruhig stehen und in sich hineinspüren.

Flexibilität im Becken

Ein vitaler und schwungvoller Gang strahlt Gesundheit und Anmut aus. Ein bewegliches Becken ist dafür Grundvoraussetzung.

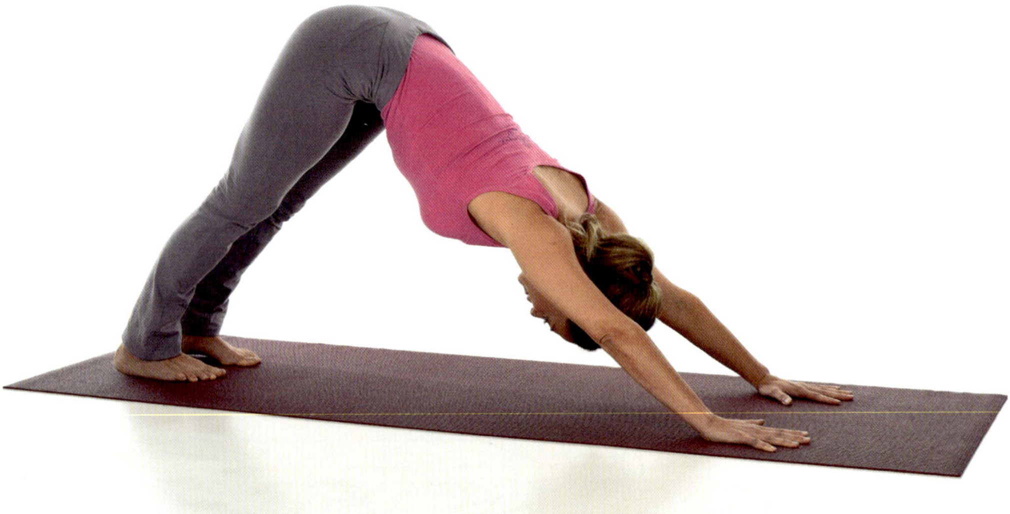

Die Beckenbeweglichkeit ist zentral für unser Wohlbefinden insgesamt. Im Becken treffen sich unterer und oberer Teil des menschlichen Körpers. Impulse aus den Beinen werden im Becken verarbeitet und in die oberen Extremitäten weitergeleitet, wie auch umgekehrt die Aktivitäten des Torsos im Becken ihre Resonanz nach unten weitergeben. Wenn im Becken Unbeweglichkeit herrscht, wird sich das früher oder später auch in allen anderen Körperbereichen niederschlagen. Deshalb sind Drehung, Hüftöffnung und die intensive Dehnung der gesamten Körperrückseite wichtige Bestandteile unseres Workouts, das die Beckenflexibilität zum Ziel hat.

Zum Programm

Die Haltung *Herabschauender Hund* hat nicht nur die Dehnung des Rückens und der Beinrückseiten zum Ziel. Auch die Ausatmung wird erleichtert, weil das Zwerchfell in seiner Atembewegung durch die Schwerkraft unterstützt wird. Das komplexe Zusammenspiel von Hüftöffnung, Dehnung, Drehung und einer Betonung der Ausatmung vereint sich in der *Einbeinigen Vorwärtsbeuge*, dem zweiten zentralen Asana dieses Programms.

Ziele des Programms

- Beckenbeweglichkeit
- Öffnung der Hüfte
- Dehnung des Rückens
- Dehnung der Beinrückseiten
- Dehnung der Oberschenkelinnenseiten
- Ausatmung erleichtern
- In sich gehen und relaxen

Erleichterte Ausatmung

Um diese Haltungen gut vorbereitet auszuführen, beginnt das Programm mit der entspannten und schonenden – weil liegenden – Variante des *Schustersitzes* in der Rückenlage. Die sich anschließende *Gedrehte Katze* bereitet Schultern, Nacken und Wirbelsäule auf die beiden Haupt-Asanas vor. Der *Herabschauende Hund* dehnt die komplette Körperrückseite und die *Einbeinige Vorwärtsbeuge* macht das Becken flexibler. Sie wird durch die Übung *Entspannt zur Seite drehen* zur Lockerung im Becken nachbereitet, und das Programm schließt in der kontemplativen *Kauerhaltung* ab. Sie lädt zum Loslassen, entspannen und In-Sich-Kehren ein.

Flexibilität im Becken	Dauer
1. Liegender Schustersitz [Supta Baddha Konasana]	bis 1 ½ Min.
2. Gedrehte Katze [Marjarasana]	bis 3 Min.
3. Herabschauender Hund [Adho Mukha Shvanasana]	bis 1 ½ Min.
4. Einbeinige Vorwärtsbeuge [Janu Sirsasana]	bis 4 Min.
5. Entspannt zur Seite drehen	bis 1 ½ Min.
6. Kauerhaltung	bis 1 ½ Min.

Liegender Schustersitz | Supta Baddha Konasana |

■ Machen Sie es sich in der Rückenlage gemütlich. Die Arme liegen locker seitlich neben dem Körper. Spüren Sie Ihr Gewicht auf der Unterlage und lassen Sie sich von der Erde tragen.

■ Stellen Sie nun die Beine locker auf und öffnen Sie sie – so dass die Knie langsam Richtung Boden sinken. Die Fußsohlen berühren sich. Die Fersen ziehen Sie so weit zu sich heran, wie es noch angenehm ist.

■ Üben Sie keine Kraft aus, um die Knie näher zum Boden zu bringen und wippen Sie auch nicht. Stattdessen spüren Sie, wie sich die Spannung in den Oberschenkelinnenseiten und den Leisten langsam löst.

■ Bleiben Sie für mehrere gleichmäßige Atemzüge in der Haltung liegen. Nehmen Sie Ihren Atemfluss und die Entspannungswirkung bewusst wahr.

■ Um aus der Haltung herauszukommen, bringen Sie Ihre Knie wieder zusammen und spüren Sie kurz nach.

Gedrehte Katze | Marjarasana |

■ Kommen Sie aus der Rückenlage zum Sitzen – entweder über die Seitenlage, oder indem Sie sich ein Knie greifen und sich nach oben ziehen. Kommen Sie weiter auf Hände und Knie in den Vierfüßlerstand.

■ Die Knie sind leicht geöffnet unter den Hüften, die Hände unter den Schultern und die Fußrücken auf der Matte. Machen Sie Ihren Rücken lang, ohne ins Hohlkreuz oder den Rundrücken zu gehen.

■ Mit dem Ausatmen strecken Sie den rechten Arm unter dem linken durch, dabei beugen Sie den linken Ellbogen bis eine Dehnung in Ihrer rechten Schulter zu spüren ist. Die Handfläche zeigt nach oben. Mit dem Einatmen kommen Sie wieder zurück in den Vierfüßlerstand. Dann ausatmend zur anderen Seite nach unten kommen: der linke Arm geht nach unten, bis Sie die Dehnung im linken Schulterbereich spüren. Einatmend wieder nach oben, ausatmend zur anderen Seite. Wiederholen Sie die Abfolge mehrere Male.

■ Sie können mit dem Kopf jeweils seitlich den Boden berühren, das müssen Sie aber nicht. Spüren Sie die Dehnung im Schulterbereich und in den Flanken.

■ Nun bleiben Sie für einige Atemzüge auf einer Seite unten. Dann führen Sie die Gedrehte Katze etwa genauso lange auf der anderen Seite durch. Vertiefen Sie sich ausatmend in die Dehnung. Kommen Sie erneut nach oben in die neutrale Position und kreisen Sie einige Male mit dem Becken. Dann schütteln Sie Ihre Hände aus.

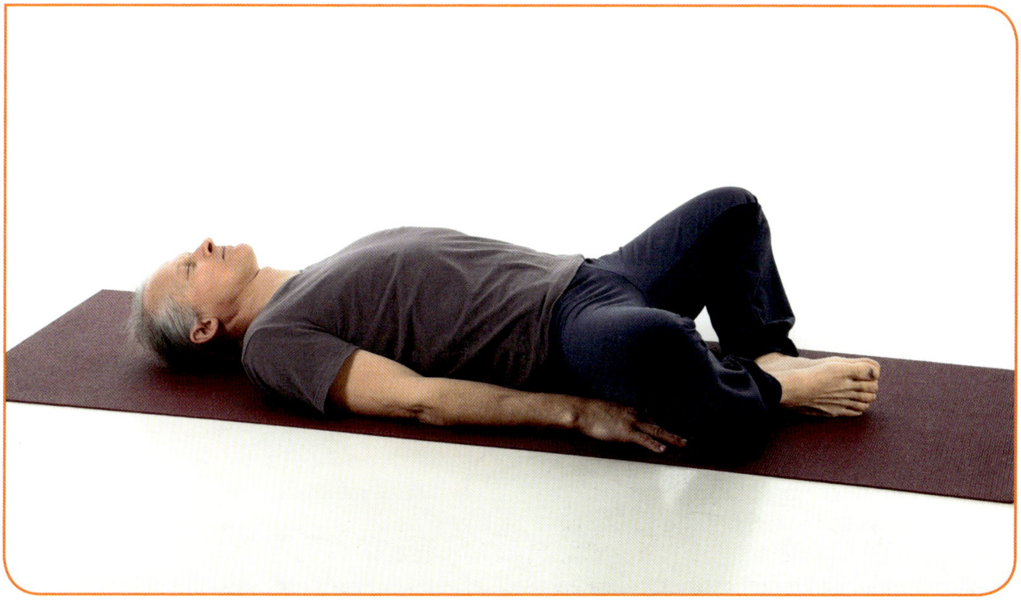

Spannungen bewusst loslassen.

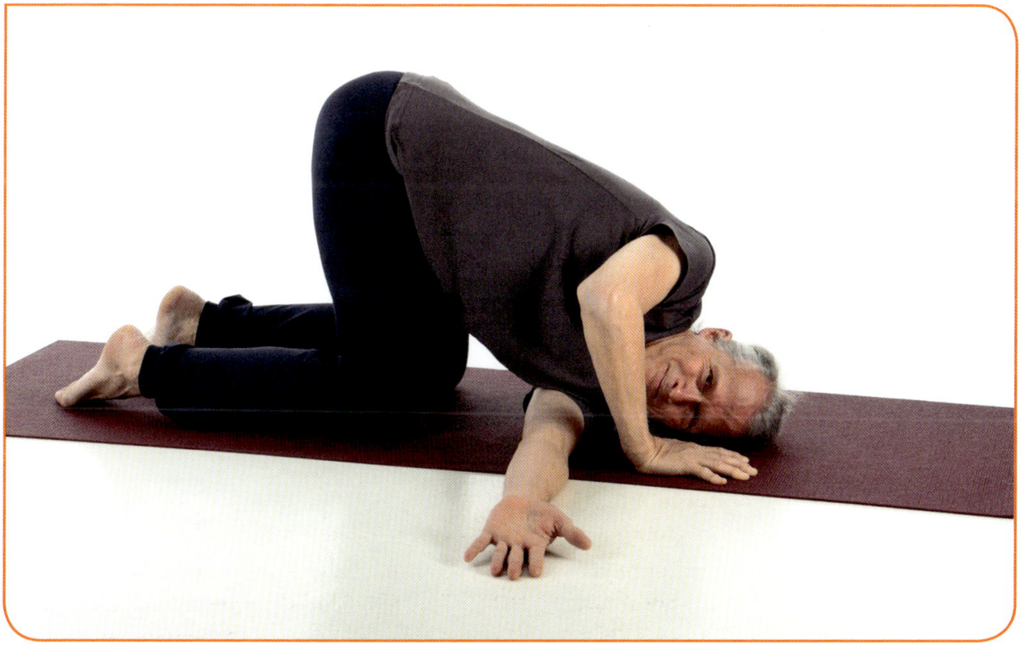

Ausatmend nach unten kommen und drehen.

Herabschauender Hund | Adho Mukha Shvanasana |

■ Für diese Haltung bleiben Sie im Vierfüßlerstand und versetzen die Knie ein paar Zentimeter nach hinten. Stellen Sie Ihre Zehen auf. Spreizen Sie die Finger leicht und drücken Sie Ihre Hände kraftvoll in die Matte.

■ Mit dem Ausatmen drücken Sie sich nach oben und weit nach hinten in den Herabschauenden Hund. Behalten Sie einen langen Rücken bei, während Ihr Steißbein nach hinten-oben strebt und Sie die Beine lang machen. Ihre Fersen bewegen sich in Richtung Boden. Lassen Sie die Knie aber ruhig gebeugt – Priorität hat der gerade Rücken, denn die Beinrückseiten sind oft verkürzt und es kann lange dauern, bis sie hier flexibler werden. Die Dehnung auf der Rückseite der Beine sollte für Sie deutlich spürbar sein, aber angenehm bleiben.

Körperliche Wirkungen

Als Armbalance-Haltung und partielle Umkehrhaltung bedient dieses Asana ein breites Wirkungsspektrum. Es wirkt für kurze Zeit eher entspannend, bei längerem Halten aber fordernd und kräftigend. Die gesamte Körperrückseite inklusive Beinrückseiten wird gedehnt. Arme und Schultern werden gekräftigt, und die Ausatmung wird erleichtert.

Psychische Wirkungen

Die Haltung entspannt und vitalisiert zugleich. Insbesondere die Dehnwirkung in Verbindung mit der sanften Kreislaufanregung lässt im Nachgang eine tiefe Relaxation zu.

■ Halten Sie die Position für mehrere gleichmäßig fließende Atemzüge. Stellen Sie sich vor, Sie schieben die Matte mit den Händen von sich weg. Machen Sie Ihren Brustkorb weich und lassen Sie Ihr Brustbein ein wenig zwischen die Schultern in Richtung Boden sinken. Bewegen Sie die Schultern weg von den Ohren in Richtung Becken. Heben Sie Ihr Gesäß weiter an.

■ Setzen Sie einatmend Ihre Knie wieder auf die Matte ab und spüren Sie im Vierfüßlerstand nach. Schütteln Sie Hände und Handgelenke aus.

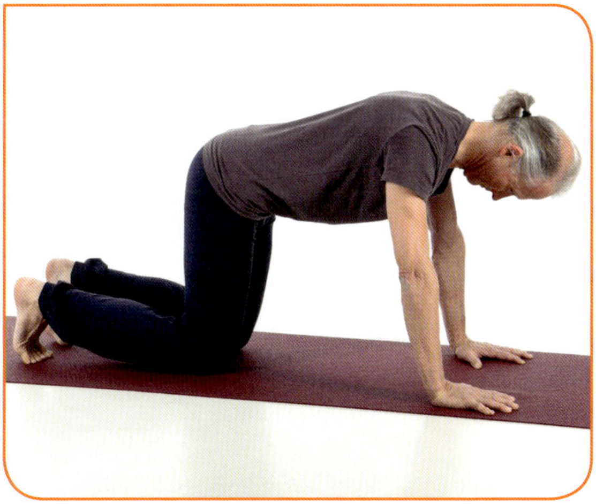

Hände im Vierfüßlerstand aktiv in den Boden drücken, Rücken lang machen und das Becken weit nach oben hinten schieben.

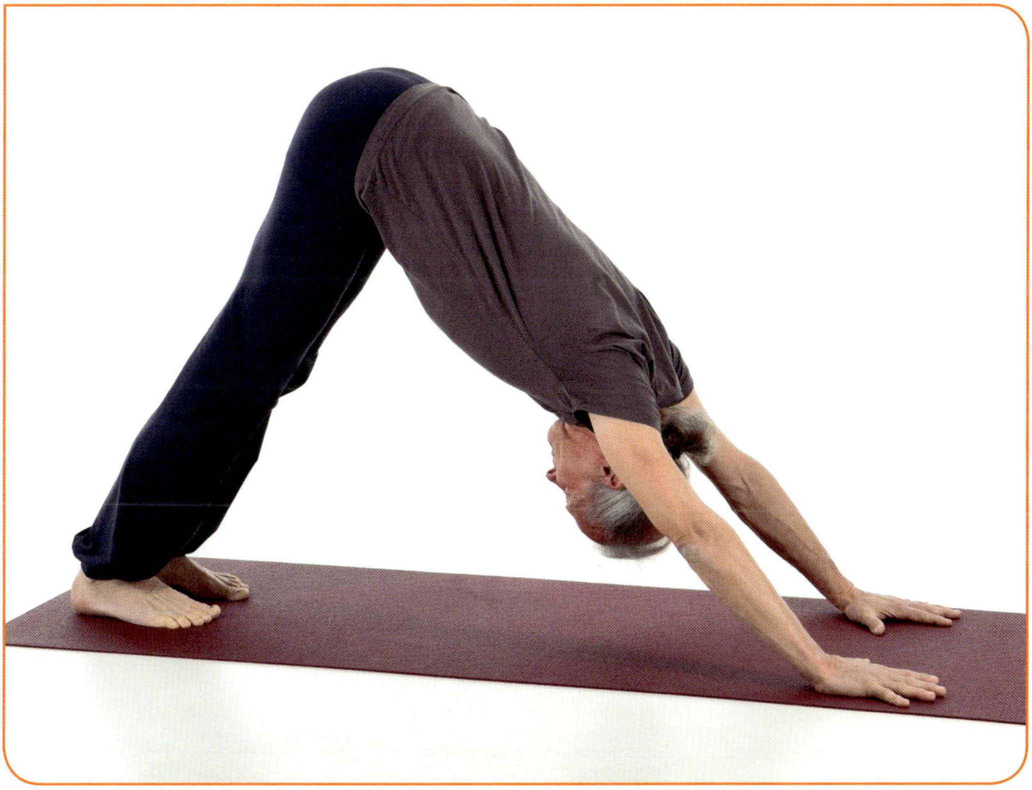

Einbeinige Vorwärtsbeuge | Janu Sirsasana |

■ Setzen Sie sich auf die Matte und strecken Sie die Beine nach vorne aus. Achten Sie darauf, dass Sie mit Ihren Sitzbeinhöckern einen guten Kontakt zum Boden haben. Sie können sich auch auf eine mehrfach gefaltete Decke setzen, um die Haltung etwas zu erleichtern.

■ Winkeln Sie das rechte Bein an und lassen Sie das Knie in Richtung Boden sinken. Die Fußsohle berührt die Innenseite des linken Oberschenkels. Das linke Bein ist nach vorne ausgestreckt. Sollte die Dehnung in der Beinrückseite zu stark für Sie sein, können Sie es beugen.

■ Heben Sie einatmend Ihre Arme über vorne nach oben und strecken Sie den Rücken dabei in die Länge. Lassen Sie mit der Ausatmung Ihren Oberköper aus Ihren Hüftgelenken heraus über das linke Bein zuerst ein wenig nach unten sinken. Lassen Sie Ihren Rücken dabei so lange wie möglich gerade. Mit dem Einatmen heben Sie die Arme wieder über den Kopf und richten dabei Ihren Rücken auf.

■ Ausatmend gehen Sie erneut in die Haltung, jetzt etwas weiter nach unten. Kommen Sie insgesamt drei Mal nach unten und oben und gehen Sie erst beim vierten Mal ganz nach unten. Setzen Sie Ihre Hände dort auf, wo Sie nach unten kommen. Bleiben Sie für mehrere Atemzüge in der Haltung.

■ Vertiefen Sie sich mit jeder Ausatmung mehr in die Haltung und versuchen Sie gegebenenfalls, das Knie des linken Beins mehr zu strecken. Achten Sie auf Ihre Grenzen, und gehen Sie nicht in den Schmerz hinein.

■ Wenn Sie sehr beweglich sind, können Sie die Zehen des linken Beines greifen und diese etwas zu sich heranziehen. Das Aufsetzen am Knöchel oder Schienbein ist aber auch in Ordnung.

■ Einatmend kommen Sie mit geradem Rücken nach oben und senken ausatmend die Arme. Strecken Sie Ihr angewinkeltes Bein nach vorne aus und lockern Sie sich. Wiederholen Sie die Abfolge nun auf der anderen Seite.

■ Lösen Sie schließlich die Haltung auf und entspannen Sie sich im Sitzen. Lockern Sie Ihre Beine durch leichtes Massieren der Oberschenkel.

Psychische Wirkungen

Die Haltung wird traditionell wegen ihrer beruhigenden und entschlackenden Wirkung eingesetzt. Sie führt zu einer Verlangsamung der Atmung und Ängste und Niedergeschlagenheit sollen Linderung erfahren.

Körperliche Wirkungen

Sie dehnen Ihre komplette Körperrückseite, insbesondere den unteren Rücken und die Beinrückseiten. Die Durchblutung der Bauchorgane – insbesondere Nieren und Leber – wird angeregt. Dadurch wird die Verdauung verbessert.

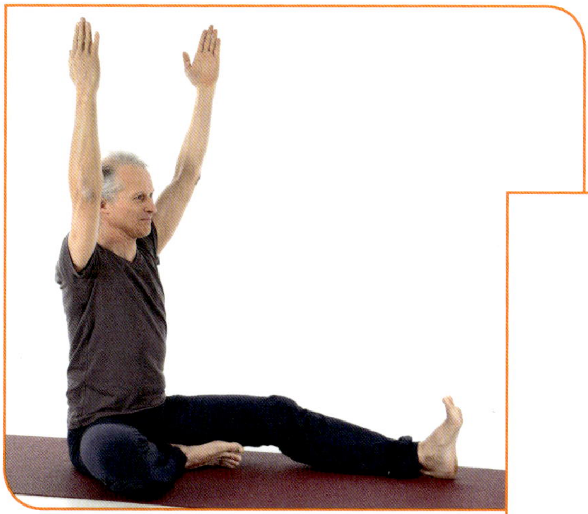

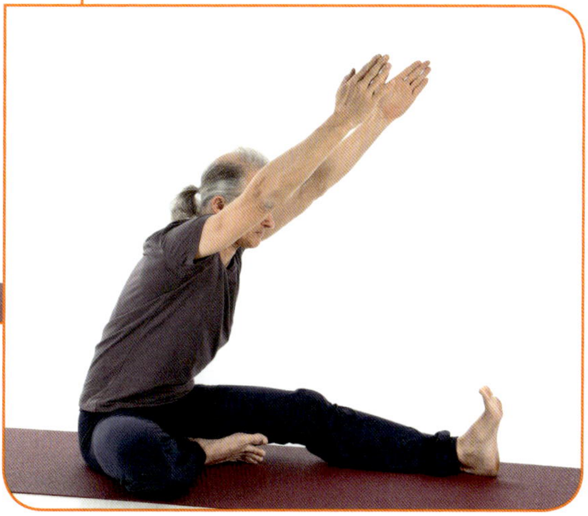

Arme einatmend heben, den Rücken lang machen, dann mit geradem Rücken ausatmend mit jeder Wiederholung weiter nach unten. Je nach Beweglichkeit zum Schluss Schienbein, Knöchel oder Zehen fassen.

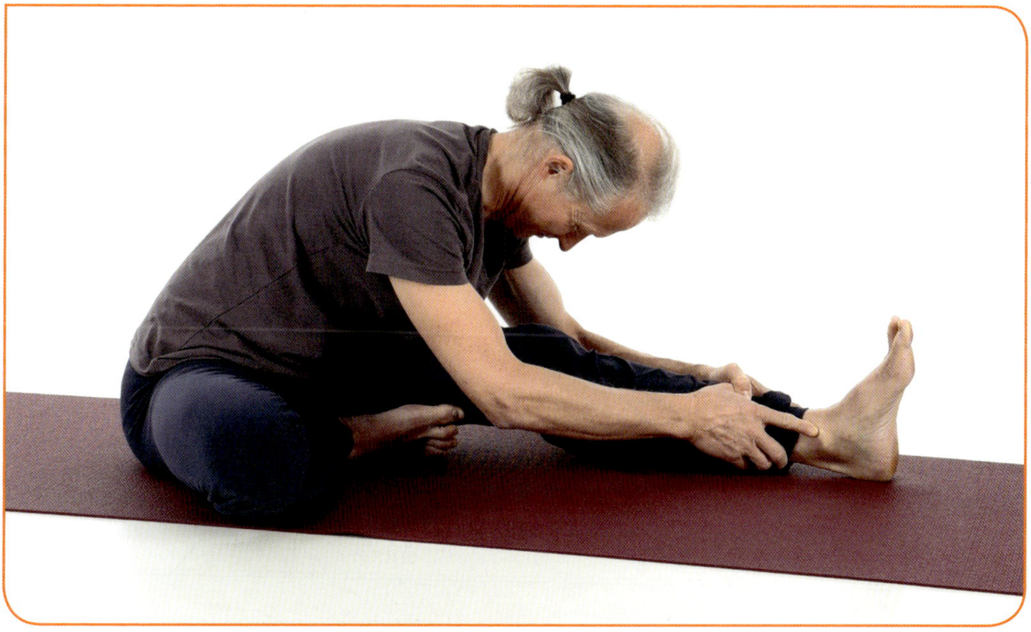

Entspannt zur Seite drehen | mit langem Rücken drehen |

■ Stützen Sie sich nach der Einbeinigen Vorwärtsbeuge mit den Händen hinter dem Becken auf. Ihre Hände setzen Sie wahlweise am Boden nach vorne oder nach hinten gedreht auf. Ihr Oberkörper ist dabei leicht nach hinten gelehnt, aber Sie lassen ihn dennoch gerade.

■ Stellen Sie beide Beine locker auf. Ausatmend lassen Sie jetzt die Knie zu einer Seite Richtung Boden sinken. Einatmend kommen Sie wieder in die Mitte zurück, dann mit der nächsten Ausatmung zur anderen Seite. Wiederholen Sie diese Lockerungsübung mehrmals in Ihrem eigenen Atemtempo.

■ Wenn Sie die Drehung für die Wirbelsäule intensivieren möchten, können Sie den Oberkörper und den Blick leicht gegendrehen, wenn Sie mit den Beinen nach unten gehen. Das Brustbein tendenziell nach vorne-oben bewegen und den unteren Rücken lang machen.

Kauerhaltung | sich einrollen wie ein Kind |

■ Lassen Sie die Beine aufgestellt und beugen Sie sich entspannt vornüber. Sie können dabei entweder Ihre Beine umarmen oder die Arme auf die Knie abstützen und die Stirn auf die Unterarme ablegen. Arrangieren Sie Ihre Kauerhaltung ganz individuell: Führen Sie sie so aus, wie es Ihnen gerade am stimmigsten erscheint. Schließen Sie die Augen.

■ Lassen Sie in der Position bewusst los und spüren Sie in den Körper hinein: Nehmen Sie vor allem die Rundung des Rückens wahr und spüren Sie, wie der Atem Ihren Rücken von innen berührt und dehnt. Mit jeder Einatmung breitet sich der Atem in den Rücken hinein aus und lässt ihn mehr Raum einnehmen. Mit jeder Ausatmung lassen Sie los und die Spannung in der beanspruchten Muskulatur löst sich spürbar.

■ Schalten Sie Ihre Gedanken mehr und mehr ab und werden Sie eins mit Ihrem Atem.

■ Öffnen Sie zum Abschluss des Programms langsam wieder Ihre Augen und kommen Sie bewusst in den Alltag zurück.

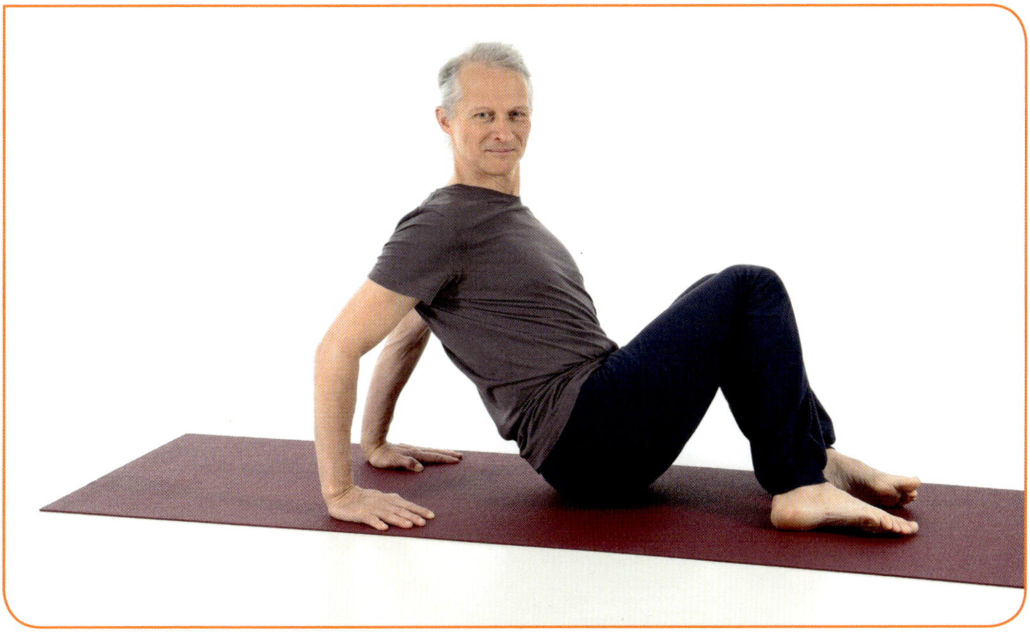

Ausatmend Beine zu einer Seite absenken, einatmend wieder nach oben.

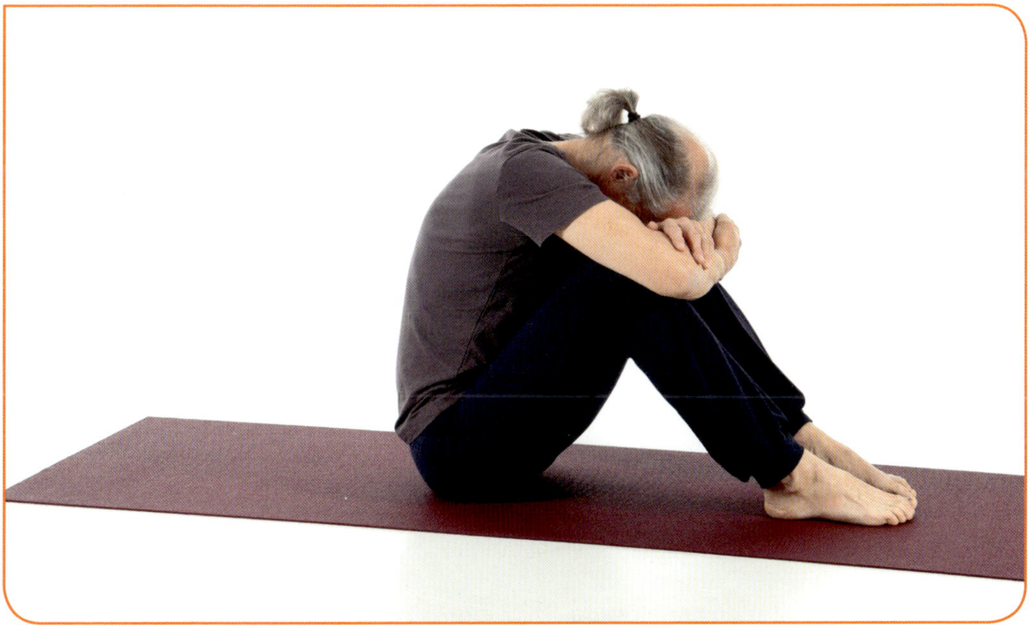

Schultern entspannen und in sich hineinspüren.

Offen und frei

Dehnung, Weitung und Öffnung im Brustraum wirken der verbreiteten Rückenrundung entgegen. Auf emotionaler Ebene geht es um die Öffnung des Herzens.

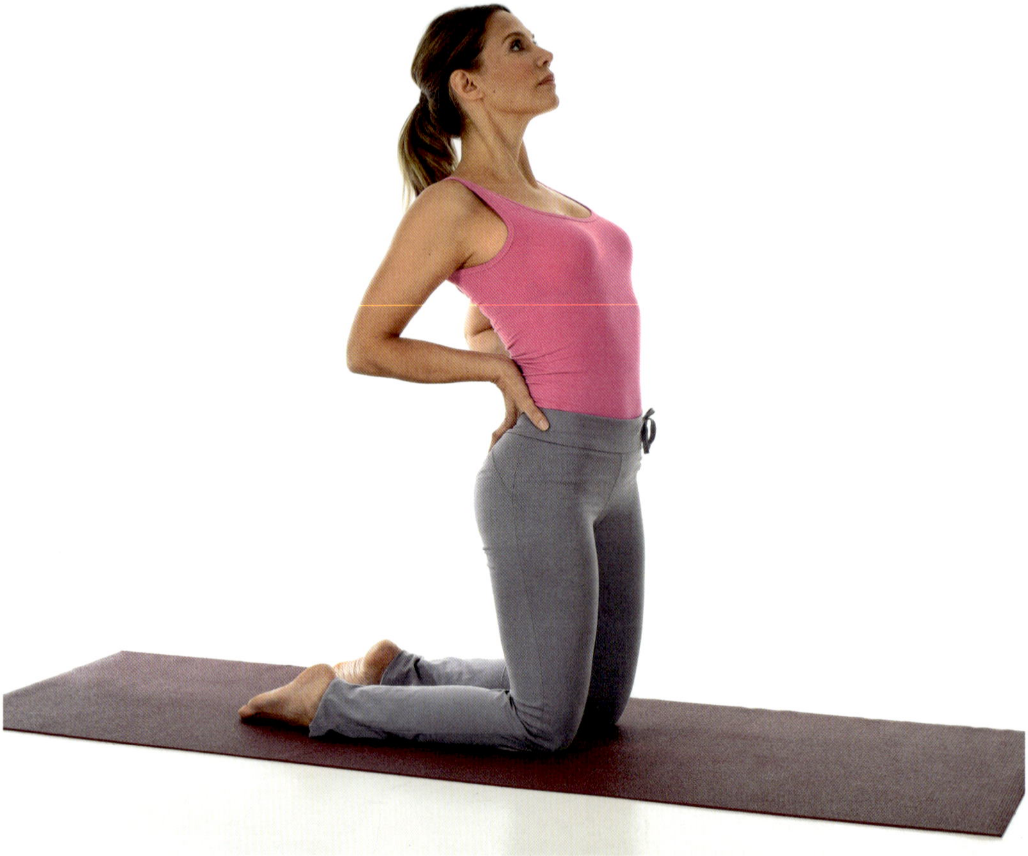

Mit der Öffnung des Brustraums machen Sie im wörtlichen Sinn den Weg frei für eine befreite Atmung. Dies geht einher mit einer entgegenkommenden und offenen Haltung, und Sie wirken Gewohnheitsmustern aus dem Arbeitsalltag und psychischer Enge entgegen. Im Yoga steht der Brustraum als Sitz des Herzens für umfassende Liebe, die nicht an bestimmte Personen gebunden ist. Insofern laden alle den Brustraum öffnenden Asanas dazu ein, sich mit einem inneren Wohlgefühl zu verbinden und der Welt immer aufs Neue aufgeschlossen zu begegnen.

Zum Programm

Im Zentrum dieses Programms steht das *Kamel* in seiner gesundheitspräventiv entschärften Form. Die Haltung kann zu Anfang ungewohnt sein, weil Sie der Stabilität im Bein- und Beckenbereich trauen und den Kopf ein stückweit in den Nacken sinken lassen müssen.

Ziele des Programms

- Weitung des Brustkorbs
- Mobilisierung des Schultergürtels
- Anregung der Atmung
- Stabilität im Becken
- Anregung der Stimmung
- Zulassen von Offenheit und Mitgefühl

Weitung im Oberkörper

Wir tasten uns langsam an diese Herausforderung heran, indem wir die Öffnung im Brustraum in der Rückenlage vorbereiten. Die *Schulterbrücke* ist dafür optimal geeignet. Sie weist Ähnlichkeiten mit dem *Kamel* auf, da auch hier die Öffnung des Brustraums fokussiert wird. Um die Weitung im Oberkörper noch mehr zu betonen, nehmen wir zusätzlich die Arme nach oben – das bereitet auch auf die für das *Kamel* erforderliche Beweglichkeit in den Schultern vor. Im *Stocksitz* wird gezielt an der Streckung der Wirbelsäule gearbeitet. Außerdem entwickeln Sie die nötige Sensibilität für die richtige Stellung der Schulterblätter. Darüber hinaus dient er als körperliche und mentale Einstimmung auf die herausfordernde Brustöffnung im *Kamel*. Das Asana wird rückenschonend ausgeführt, indem die Hände den unteren Rücken stabilisieren. Es wird nachbereitet durch die dynamische Ausgleichshaltung *Katze und Kind*. Darin lockern Sie nicht nur den Hüft- und Beckenbereich, sondern schaffen auch im Brustbereich durch Rundung einen wohltuenden Ausgleich. Die *Totenhaltung* ist perfekt zum Nachspüren und Genießen geeignet.

Offen und frei	Dauer
1. Schulterbrücke [Setu Bandha Sarvangasana]	bis 2 Min.
2. Stocksitz [Dandasana]	bis 1 ½ Min.
3. Kamel [Ardha Ushtrasana]	bis 3 ½ Min.
4. Katze und Kind	bis 1 Min.
5. Totenhaltung [Shavasana]	bis 2 Min.

Schulterbrücke | Setu Bandha Sarvangasana |

■ Kommen Sie in die Rückenlage und stellen Sie die Beine locker auf. Die Füße sind leicht geöffnet. Ihre Arme liegen entspannt neben dem Oberkörper. Schließen Sie die Augen und spüren Sie die Schwere Ihres Körpers. Lassen Sie mit jeder Ausatmung ein bisschen mehr los. Konzentrieren Sie sich auf Ihren Atemfluss. Atmen Sie mehrmals genüsslich ein und aus.

■ Heben Sie einatmend das Becken vom Boden ab. Gleichzeitig nehmen Sie die Arme bogenförmig bis über den Kopf. Legen Sie sie dort kurz ab. Kommen Sie ausatmend wieder in die Ausgangslage zurück, nehmen Sie dabei Ihre Arme langsam wieder nach unten. Wiederholen Sie den Ablauf einige Male.

■ Mit jeder Einatmung strebt das Brustbein nach oben und in Richtung Kinn. Der Kopf bleibt dabei locker auf der Unterlage liegen. Üben Sie gleichmäßig Druck auf beide Füße aus und genießen Sie, wie Atem und Bewegung zusammenspielen. Ihr Atemtempo ist immer das Richtige.

■ Sie können mit jedem Einatmen ein bisschen weiter nach oben kommen. Achten Sie darauf, dass sich Ihr Nacken und Ihre Lendenwirbelsäule nicht zu sehr dehnen. Gehen Sie nur so weit nach oben, wie es sich gut anfühlt. Spüren Sie, wie sich Brust- und Bauchraum heben – und wieder senken.

■ Kommen Sie ein letztes Mal nach unten, strecken Sie die Beine aus und spüren Sie für einige Momente nach.

■ Rollen Sie sich dann auf eine Körperseite und warten Sie, bis Ihr Kreislauf so weit ist, dass Sie sich aufrichten können.

Stocksitz | Dandasana |

■ Kommen sie aus der liegenden Position zum Sitzen. Die Beine sind nach vorne ausgestreckt. Das Gewicht ist gleichmäßig auf beide Gesäßhälften verteilt. Nehmen Sie sich bei Unbeweglichkeit im Becken oder verkürzten Beinrückseiten eine gefaltete Decke als Sitzunterlage. Die leicht erhöhte Sitzposition erleichtert die Aufrichtung im Stocksitz.

■ Richten Sie Ihren Rücken auf, indem Sie Ihr Becken ein wenig nach vorne kippen. Die Knie können gebeugt sein. Zentral ist ein langgestreckter Oberkörper, nicht maximal ausgestreckte Beine. Setzen Sie jetzt Ihre Hände neben Ihrem Becken auf und drücken Sie sanft in die Matte. Ihr Brustbein strebt nach vorne-oben, während die Schulterblätter nach hinten-unten gehen. Der Blick geht nach vorne und der Nacken wird lang. Bleiben Sie für einige fließende Atemzüge in der Position.

■ Aktivieren Sie Ihre Beine, die Zehenspitzen zeigen nach oben.

■ Lösen Sie ausatmend den Stocksitz auf und schütteln Sie bei Bedarf Ihre Beine und Handgelenke locker aus.

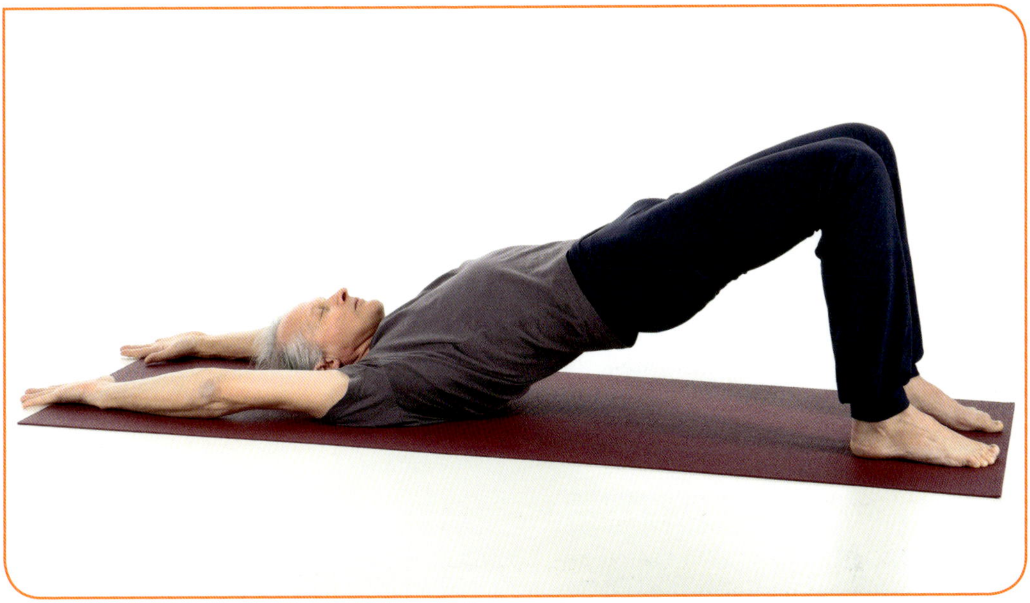

Einatmend das Becken anheben und die Arme über den Kopf, ausatmend das Becken senken und mit den Armen wieder zurück.

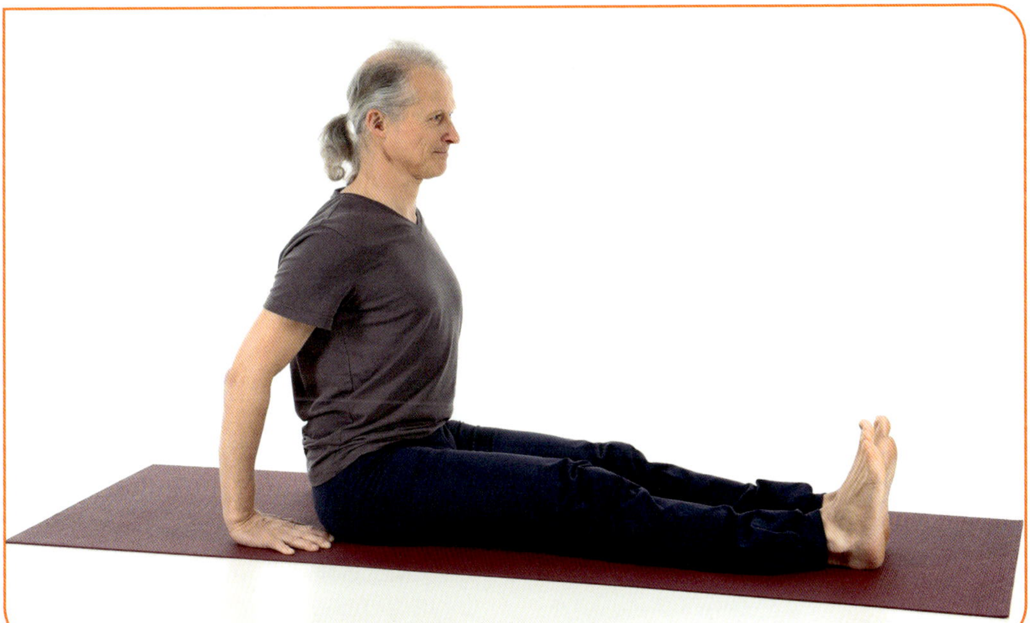

Rücken lang machen, Beine aktivieren und Schultern senken.

Kamel | Ardha Ushtrasana |

■ Kommen Sie in den Kniestand. Um die Knie zu schützen, können Sie eine Decke unterlegen oder die Matte falten. Die Knie sind leicht geöffnet. Der Oberkörper ist aufrecht, das Becken direkt über den Knien. Die Arme hängen locker bei den Seiten.

■ Bevor Sie in die eigentliche Haltung kommen, kreisen Sie mit den Armen, um die Öffnung des Brustraums optimal vorzubereiten.

■ Zuerst mit rechts: Einatmend den rechten Arm über vorne bis über den Kopf anheben und ausatmend nach hinten absinken lassen. Wiederholen Sie dieses Armkreisen mehrmals mit rechts. Spüren Sie in die Schultermobilisation hinein und nehmen Sie achtsam die Dehnung wahr.

■ Jetzt mit der anderen Seite: Einatmend den linken Arm über vorne nach oben nehmen und ausatmend nach hinten senken. Wiederholen Sie auch diese Bewegung mehrmals.

■ Kreisen Sie nun noch einmal mit dem rechten Arm und setzen Sie Ihre Handfläche auf dem unteren Rücken ab. Die Finger zeigen nach unten. Dann kreisen Sie mit dem linken Arm und setzen auch hier die Handfläche auf dem unteren Rücken ab.

■ Bringen Sie die Ellbogen hinter Ihrem Rücken etwas näher zusammen, während die Schultern Richtung Becken sinken.

■ Aktivieren Sie jetzt Oberschenkel-, Beckenboden-, Gesäß- und Bauchmuskulatur. Mit dem Einatmen öffnen Sie Ihren Brustkorb nach vorne-oben und beugen sich aus dem oberen Rücken behutsam nach hinten. Achten Sie darauf, dass Sie nicht aus dem unteren Rücken nach hinten knicken. Der Blick geht nach vorne-oben.

■ Wenn Sie sich in der Haltung wohlfühlen, bleiben Sie einige Atemzüge. Spüren Sie die Öffnung des Brustkorbs mit jeder Einatmung. Aktivieren Sie auch die Halsmuskulatur, damit Ihr Kopf nicht zu weit in den Nacken sinkt.

■ Kommen Sie ausatmend aus der Haltung heraus, indem den Oberkörper wieder in die neutrale aufrechte Position bringen und geradeaus nach vorne blicken.

Körperliche Wirkungen

Brustkorb und Vorderseite des Körpers werden gedehnt und die Beckenboden-, Bauch- und Rückenmuskulatur gestärkt. Die Haltung fördert die Wirbelsäulenbeweglichkeit. Außerdem werden die Schultern mobilisiert und gedehnt.

Psychische Wirkungen

Durch die anfangs gefühlt instabile Haltung kann ein Gefühl der Unsicherheit entstehen. Wenn man lernt, zu vertrauen und sich weiter in die Haltung sinken zu lassen, lässt sich in der Regel eine stimmungsaufhellende Wirkung beobachten.

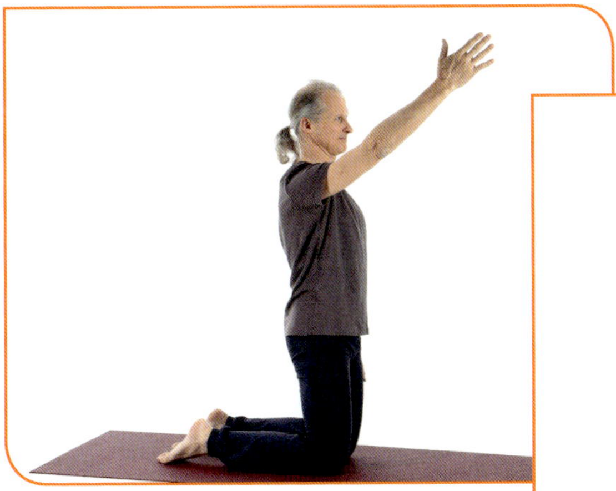

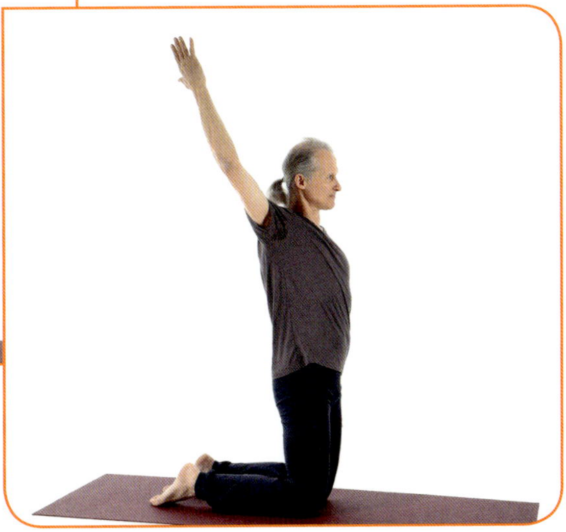

Zuerst die Arme kreisen, dann vorsichtig in die leichte Rückbeuge gehen.

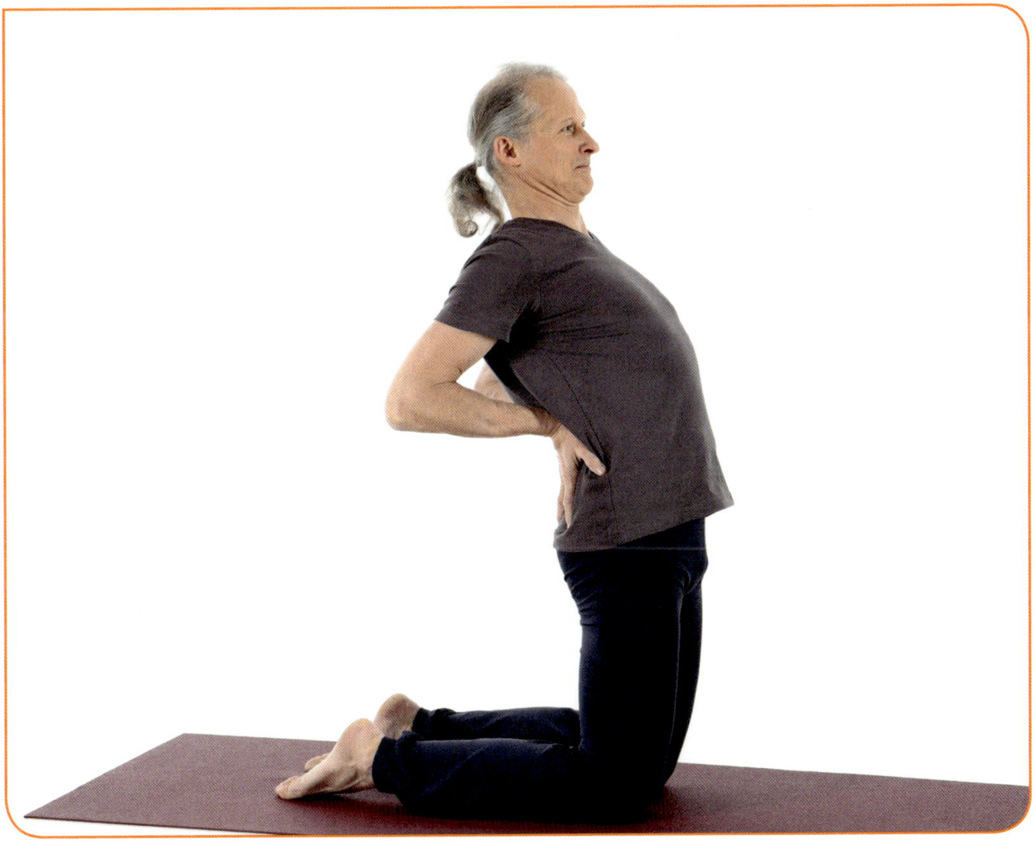

Katze und Kind | hoch und runter im Fluss |

■ Kommen Sie nach dem Kamel in den Vierfüßlerstand. Die Knie sind leicht geöffnet, die Hände unter den Schultergelenken oder etwas weiter vorne aufgesetzt. Strecken Sie die Füße aus. Machen Sie Ihren Rücken lang.

■ Mit dem Ausatmen runden Sie leicht den Rücken und kommen gleichzeitig nach unten in die Stellung des Kindes. Dafür einfach das Gesäß nach hinten-unten sinken lassen. Einatmend kommen Sie wieder zurück nach oben in den Vierfüßlerstand und biegen die Wirbelsäule dabei leicht nach unten durch. Wiederholen Sie den Ablauf im Wechsel in Ihrem eigenen Atemtempo mehrmals.

■ Sie können sich ganz auf Ihre Fersen absetzen, das muss aber keineswegs sein. Wenn Sie weniger beweglich sind, gehen Sie einfach nur ein kleines Stück weit in Richtung Fersen.

■ Lassen sie jede Bewegung vom Atem führen: Sie beginnen einzuatmen und setzen sich erst dann in Bewegung. Sie beginnen auszuatmen und setzen sich erst dann in Bewegung.

■ Spüren Sie die Lockerung der Gelenke und setzen Sie sich schließlich nach dem letzten Mal im Vierfüßlerstand auf die Matte ab.

Totenhaltung | Shavasana |

■ Kommen Sie in die Rückenlage. Finden Sie eine bequeme Position auf Ihrer Unterlage. Breiten Sie die Arme genüsslich aus, so dass zwischen Armen und Rumpf ein Abstand ist. Die Handflächen zeigen nach oben. Hauptsache ist, dass Sie sich persönlich entspannt fühlen und den Körper lockern können. Wenn es Ihnen angenehm ist, können Sie die Füße etwas öffnen. Die Zehen fallen natürlich nach außen.

■ Spüren Sie genussvoll die Schwere Ihres Körpers auf dem Boden. Auch Ihre Arme und Beine sind ganz schwer. Kommen Sie vollständig zur Ruhe. Atmen Sie ganz aus, und lassen Sie Spannungen in der Muskulatur los – und auch Ihre Gedanken. Mit jeder Einatmung spüren Sie, wie Sie mit frischer Energie versorgt werden, mit jeder Ausatmung entspannen Sie.

■ Sie können in dieser Haltung auch länger verweilen. Beenden Sie die Tiefenentspannung, indem Sie ein paar Mal tiefer ein- und ausatmen. Dann regen Sie sich. Bewegen Sie zuerst die Finger und Hände und die Füße, dann strecken Sie den ganzen Körper durch und recken sich. Kommen Sie dann mit frischer Kraft nach oben zum Sitzen und kehren Sie wieder in den Alltag zurück.

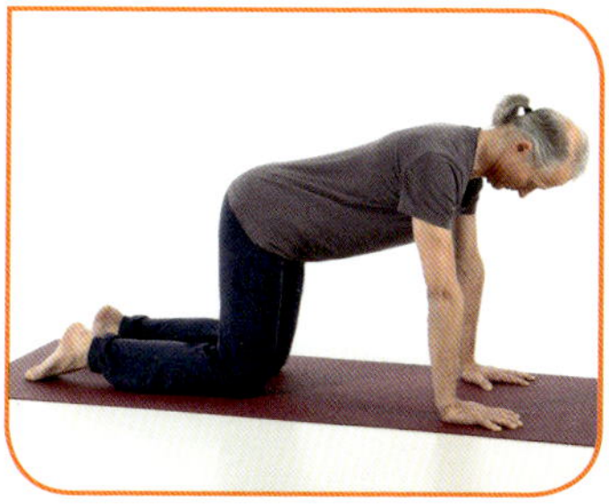
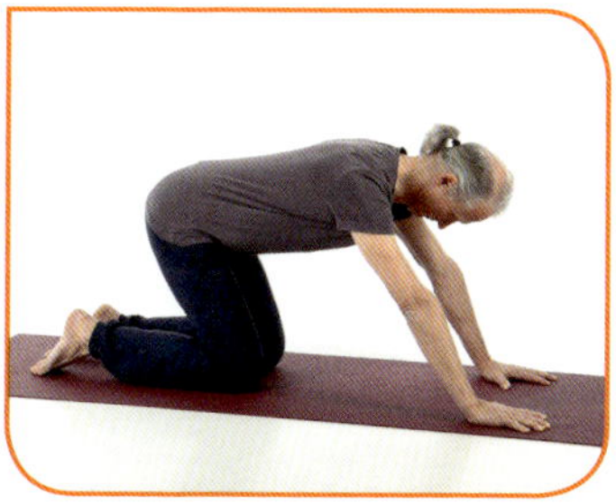
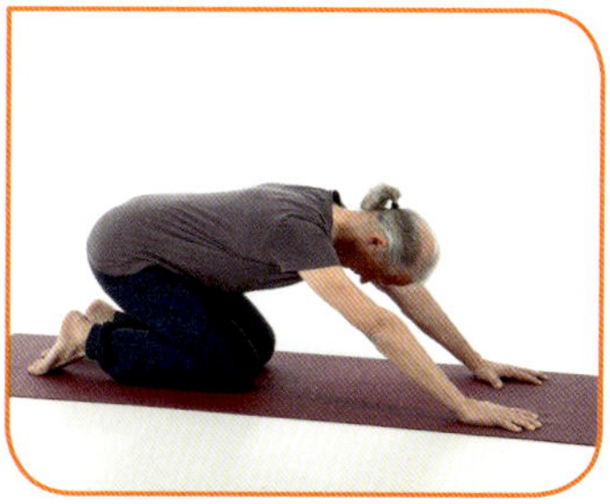

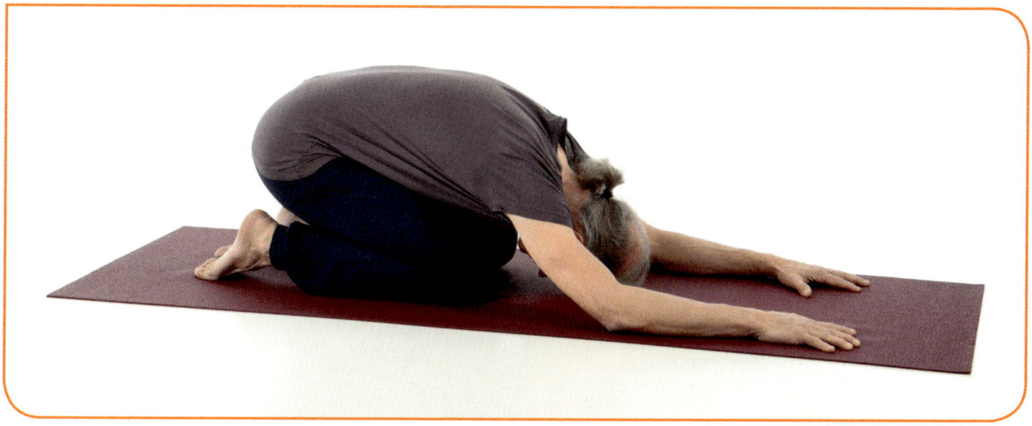

Ausatmend das Gesäß Richtung Ferse sinken lassen und einatmend wieder hochkommen in den Vierfüßlerstand. Mehrmals wiederholen.

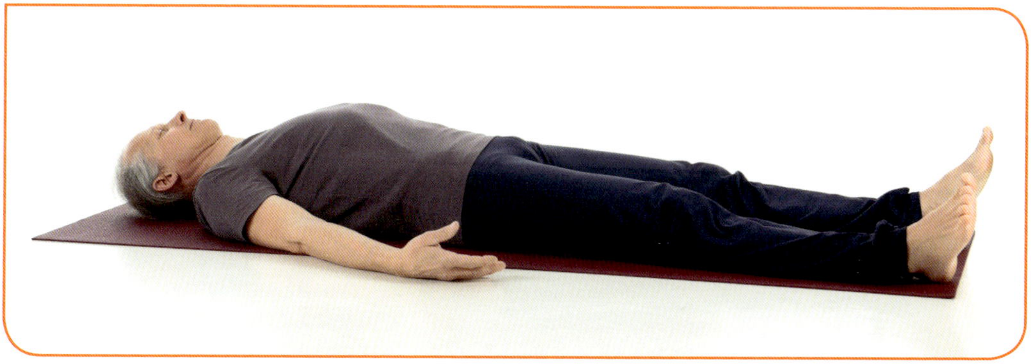

Den Körper ganz ablegen und entspannen.

Beweglichkeit für Hüfte und unteren Rücken

Die Hüfte ist der Dreh- und Angelpunkt des menschlichen Körpers. Fördern und bewahren Sie deren Stabilität und Flexibilität durch eine ausgewogene Yogapraxis.

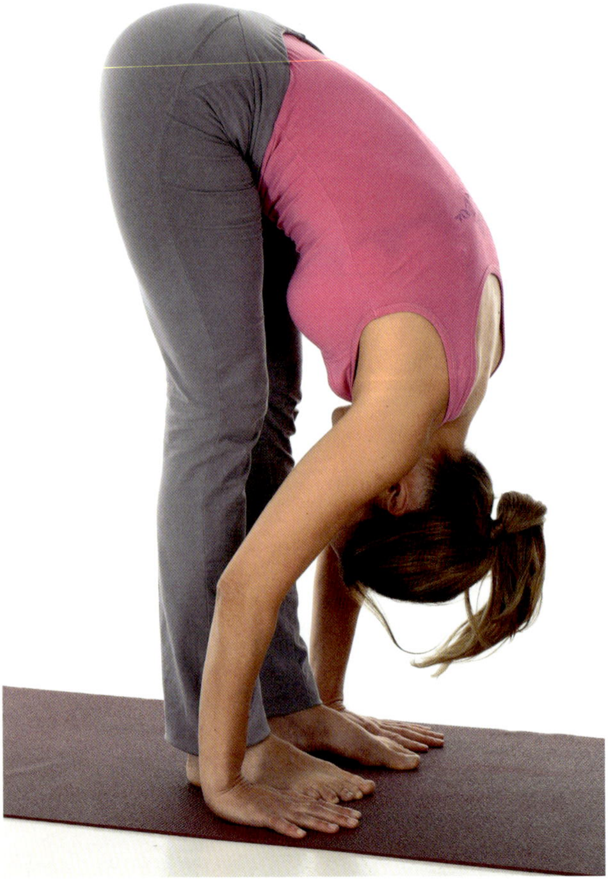

Flexibilität der Hüftgelenke und deren Stabilisierung stehen an vorderster Stelle unserer Übungsauswahl. Wenn Sie das Programm regelmäßig üben – es eignet sich perfekt für Zwischendurch –, tun Sie nicht nur etwas für ihre Körpermitte. Die wohltuenden Wirkungen strahlen über die Rücken- und Beinmuskulatur aus – und komplexe Entspannungswirkungen können sich im ganzen Körper entfalten. Nicht zuletzt wird sich die Übungsfolge auch positiv in einem bewussteren und aufrechteren Gang bemerkbar machen.

Zum Programm

Das Programm dreht sich um die *Stehende Vorwärtsbeuge*, in Sanskrit Uttanasana genannt. Sie zählt zu den Haltungen, die ganz am Anfang der Yogapraxis erlernt werden. Sie ist etwa im Sonnengruß von elementarer Bedeutung. In Uttanasana wird eine gesundheitsgerechte Hüftbeugung aus dem Stand heraus erlernt. Hier steht die Dehnung nicht nur der Beinrückseiten, sondern der kompletten Rücken- und Gesäßmuskulatur im Mittelpunkt.

Ziele des Programms

- Hüftbeweglichkeit
- Dehnung der Beinrückseiten
- Entlastung des unteren Rückens
- Mobilisation des Schultergürtels
- Verbesserte Atmung
- Stressreduktion und Entspannung

Intensive Dehnung

Auf der psychischen Ebene fördern Sie in Verbindung mit einer vertieften und intensiven Atmung gezielt Entspannungsreaktionen. Neben der Hüftbeweglichkeit liegt der Fokus dieser Sequenz auf der Ausatmung. Sie befördern verbrauchte Restluft nach außen und lassen jegliche Anspannung los. Damit schaffen Sie nicht zuletzt die Voraussetzung für eine vollständige und rundum erneuernde Einatmung. Sie werden sehen, diese kleine Yoga-Sequenz wirkt reinigend und verjüngend – bis in jede Zelle hinein. Die *Stehende Vorwärtsbeuge* wird durch den *Beinschwung* und *Ausfallschritt* sanft vorbereitet. Das dient in erster Linie der Mobilisierung der Hüftgelenke. Um das Haupt-Asana auszugleichen, klingt das Programm zunächst mit *Schulterkreisen* aus, was eine Schulteröffnung bewirkt, die der Rückenrundung in der Vorwärtsbeuge entgegenwirkt. Abschließend dann zur Lockerung der Hüfte und zum Nachspüren ein entspannendes *Hüftkreisen*.

Beweglichkeit für Hüfte und unteren Rücken	Dauer
1. Beinschwung	bis 2 Min.
2. Ausfallschritt	bis 2 Min.
3. Stehende Vorwärtsbeuge [Uttanasana]	bis 2 Min.
4. Schulterkreisen	bis 2 Min.
5. Hüftkreisen	bis 1 Min.

Beinschwung | sich frei schwingen |

■ Stellen Sie sich aufrecht hin und stützen Sie sich nach Bedarf mit einer Hand an einer Wand, einem Tisch oder einer Stuhllehne ab, um das Gleichgewicht zu halten.

■ Verlagern Sie das Gewicht auf das der Wand oder dem Tisch oder Stuhl zugewandte Bein und lösen Sie das andere Bein leicht vom Boden. Pendeln Sie nun mit dem angehobenen Bein zunächst langsam vor und zurück, und werden Sie nach und nach schneller.

■ Spüren Sie dabei in Ihr Hüftgelenk hinein: Fühlt es sich geschmeidig und wie „geölt" an? Je geübter Sie sind, desto größer wird die Bewegungsamplitude.

■ Schütteln Sie anschließend das Bein mehrmals hintereinander kräftig aus. Lassen Sie dabei Hüft-, Knie- und Fußgelenke so locker wie möglich.

■ Stützen Sie sich nun mit der anderen Hand ab und pendeln Sie mehrmals mit dem anderen Bein. Danach schütteln Sie auch dieses Bein wieder aus.

Ausfallschritt | die Hüfte vorbereiten |

■ Beginnen Sie im aufrechten Stand. Machen Sie mit einem Bein einen Schritt nach vorne. Dabei lösen Sie die hintere Ferse des anderen Beines vom Boden und schieben die Hüfte kontrolliert noch etwas weiter nach vorne und gleichzeitig behutsam nach unten.

■ Der Oberkörper sollte weiterhin in aufrechter Position bleiben, der Rücken ist gerade.

■ Stellen Sie sich vor, dass Ihre Hüfte ganz entspannt und schwer wird und in Richtung Boden sinkt. Halten Sie diese Position für mehrere Atemzüge und nehmen Sie ganz bewusst die Dehnungen im Hüftbereich wahr.

■ Lösen Sie die Position auf, indem Sie das Gewicht auf das vordere Bein verlagern und mit dem hinteren Bein nach vorne kommen.

■ Schütteln Sie anschließend die Beine kurz aus und spüren Sie nach, bevor Sie die Übung auf der anderen Seite wiederholen. Dafür kommen Sie zuerst wieder ans hintere Mattenende, bevor Sie mit der anderen Seite einen Schritt nach vorne machen.

■ Schütteln Sie zum Abschluss der Übung die Beine aus und kommen Sie im aufrechten Stand zur Ruhe.

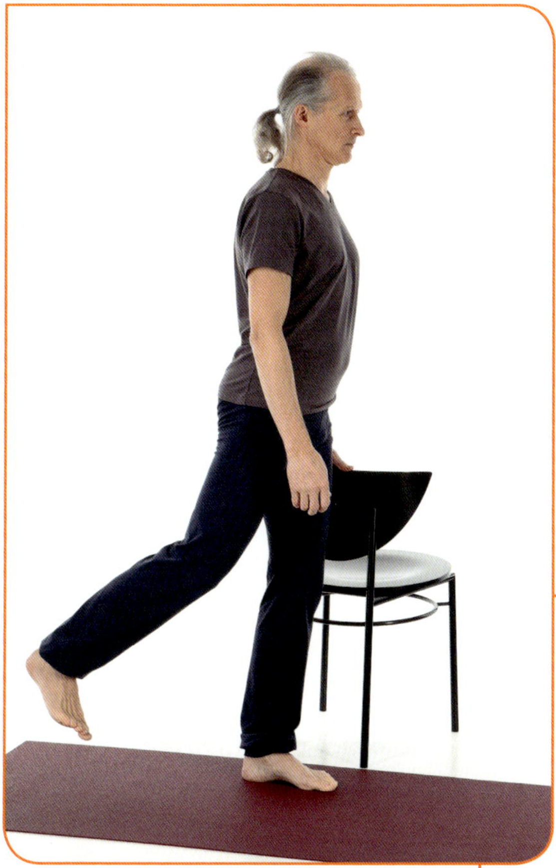

Das Bein locker hin und herschwingen.

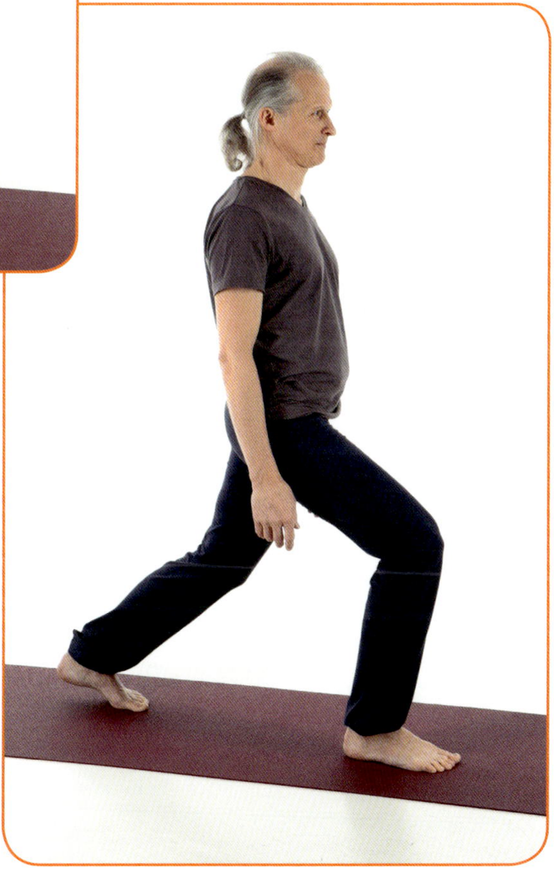

Die Hüfte achtsam sinken lassen.

Stehende Vorwärtsbeuge | Uttanasana |

- Atmen Sie im aufrechten Stand vollständig ein und beugen Sie sich ausatmend aus der Hüfte heraus mit langgestrecktem Rücken behutsam nach vorne. Mit den Händen gleiten Sie in sanfter Berührung die Beine entlang nach unten. Beugen Sie im Lauf der Bewegung die Knie, sobald Sie die Spannung auf der Rückseite der Beine zu spüren beginnen. Kommen Sie einatmend wieder mit langgestrecktem Rücken nach oben.

- Wiederholen Sie die Bewegungsfolge mehrere Male. Dabei ist es nicht entscheidend, wie weit Sie nach unten kommen – bis zu den Knien, Unterschenkeln oder bis zum Boden. Die richtige Intensität erreichen Sie, wenn Sie die Dehnung deutlich spüren, sich in der Haltung aber immer noch wohl fühlen.

- Bleiben Sie beim letzten Mal unten in der Haltung und atmen Sie mehrmals ein und aus. Mit jedem Einatemzug füllen Sie Ihre Lungen mit Sauerstoff – dabei streckt sich der Oberkörper, und Sie kommen wieder ein kleines bisschen nach oben. Auch Ihren Kopf heben Sie bei jeder Einatembewegung sanft ein wenig an. Jedes Mal, wenn Sie ausatmen, beugen Sie sich weiter nach vorne und gehen tiefer in die Haltung.

- Sie können den Boden mit den Fingerspitzen oder den flachen Händen berühren. Genauso gut können Sie die Hände über dem Boden hängen lassen oder die Ellbogen sanft auf die Knie aufstützen. Erzwingen Sie nichts!

- Kommen Sie einatmend aus der Haltung heraus, indem Sie bewusst den Rücken strecken und langsam nach oben kommen. Sollten Sie Probleme mit dem Kreislauf haben, können Sie auch über mehrere Atemzüge nach oben kommen. Legen Sie dafür eine Zwischenentspannung ein, indem Sie sich auf den Knien abstützen.

Körperliche Wirkungen

Mit der Haltung dehnen Sie die gesamte Körperrückseite. Sie mobilisieren die Hüftgelenke und verbessern deren Beweglichkeit. Durch die tiefe Bewegung des unteren Bauchraums regen Sie die Verdauung an, und die Atmung wird vollständiger. Das Asana fördert muskuläre Entspannung und reinigende Prozesse.

Psychische Wirkungen

Sie üben tiefes Loslassen ein. Das beruhigt, reduziert Stress und kann in der Folge Kopfschmerzen, Schlafschwierigkeiten oder Symptome von Angst lindern. Indem Sie sich verneigen, üben Sie zudem Hingabe und Dankbarkeit vor sich selbst und Ihren Mitmenschen.

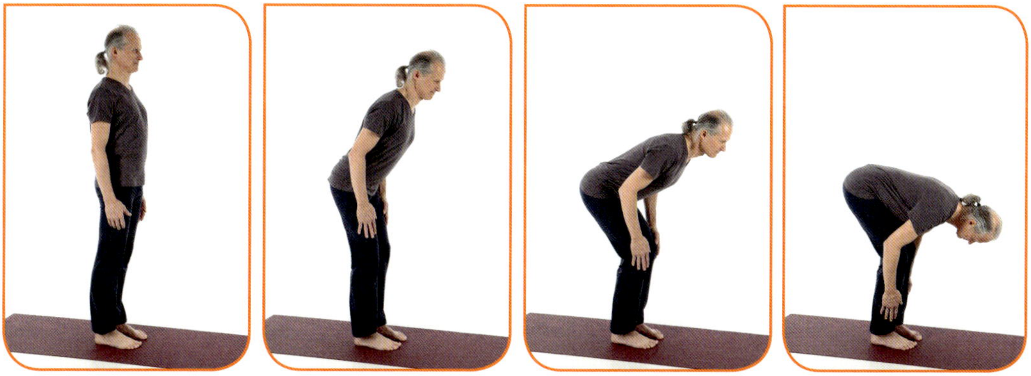

Ausatmend mit geradem Rücken nach unten und einatmend wieder nach oben kommen.

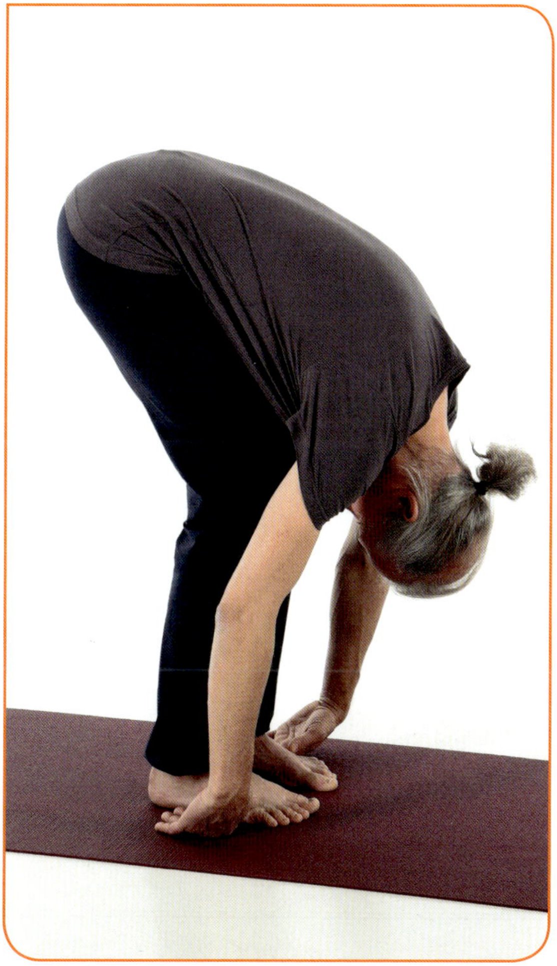

Dann in der Haltung bleiben: Das Gewicht nach vorne verlagern und die Dehnung in Rücken und Beinrückseiten genießen.

Schulterkreisen | den Schultergürtel lockern |

■ Zur Lockerung der Muskulatur beginnen Sie im aufrechten Stand, die Schultern mit kleineren Kreisbewegungen mehrmals rückwärts zu kreisen. Machen Sie die Bewegung langsam und ganz bewusst aus der Schulter heraus: Die Arme folgen zwar der Kreisbewegung und gehen mit nach oben und unten, sie bleiben dabei aber ganz locker hängen.

■ Lassen Sie die Kreise dann größer werden und nutzen Sie nach einer Weile den gesamten Bewegungsspielraum mit möglichst großen Kreisen aus. Ihr Blick ist dabei nach vorne gerichtet.

■ Wechseln Sie jetzt die Bewegungsrichtung und kreisen Sie die Schultern auf gleiche Weise vorwärts. Zuerst wieder kleine, dann größere Kreise.

■ Beenden Sie die Übung mit einem weiteren Rückwärtskreisen, um dem alltäglichen Nach-vorne-Hängen der Schultern entgegenzuwirken.

Hüftkreisen | geschmeidig und frei |

■ Stehen Sie locker und entspannt. Spüren Sie Ihren Körper und die Atmung. Stützen Sie die Hände locker in die Hüften. Beginnen Sie, langsam mit der Hüfte kleine Kreise nach vorne, nach links zur Seite, nach hinten und nach rechts zu beschreiben. Nach einigen Wiederholungen vergrößern Sie den Radius etwas.

■ Wechseln Sie nach mehreren Atemzügen die Richtung und kreisen Sie etwa genauso lange zur anderen Seite. Zuerst kleine Kreise, dann etwas größer werden. So lockern Sie Ihre Hüften und schmieren die Gelenke. Außerdem kommen Sie mit der Aufmerksamkeit aus dem Kopf heraus und immer mehr in den Körper hinein.

■ Wenn Sie in beide Richtungen etwa gleich lange die Hüften gekreist haben, kommen Sie wieder in den aufrechten Stand zurück, lösen die Hände von den Hüften und kommen wieder im Hier und Jetzt an.

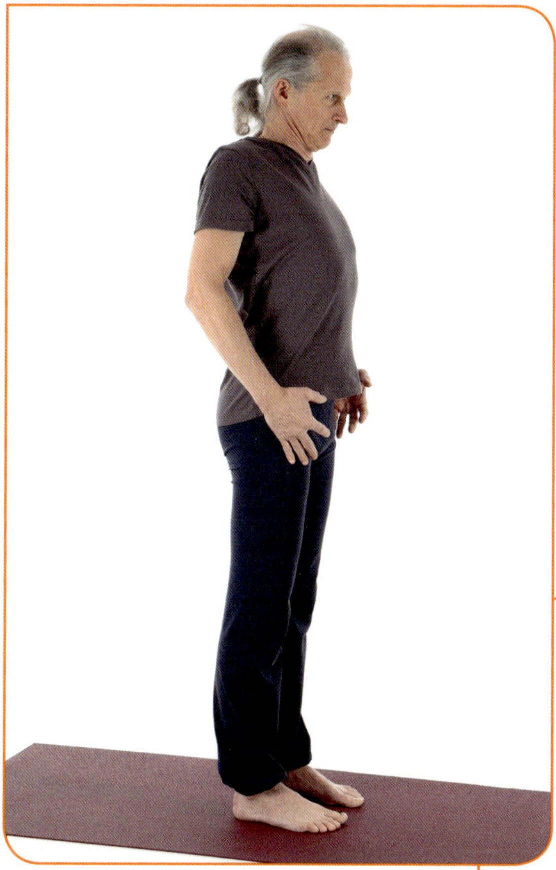

In beide Richtungen die Schultern kreisen.

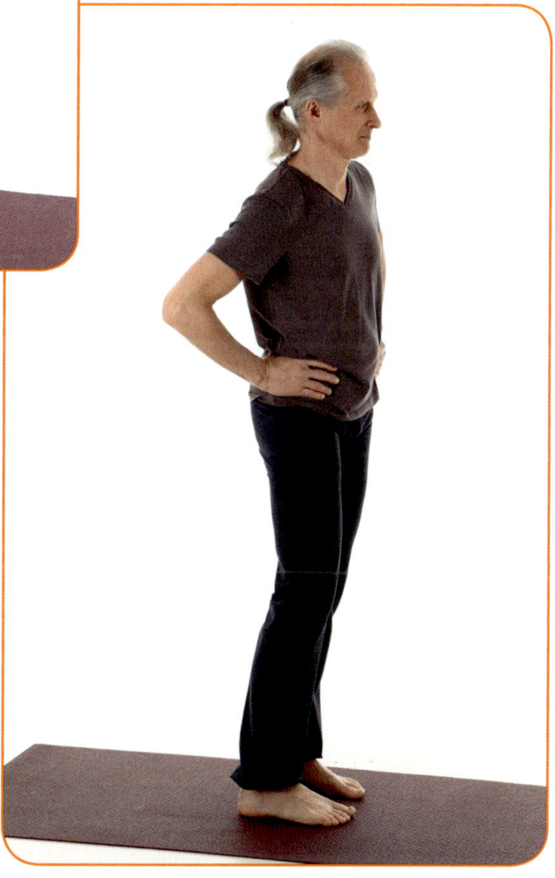

Zum Abschluss die Hüften kreisen.

Der stabile Sitz

Wer aufrecht und zugleich entspannt sitzen kann, tut nicht nur etwas für seine Gesundheit – er ist der Meditation als höchster Disziplin im Yoga einen großen Schritt näher gekommen.

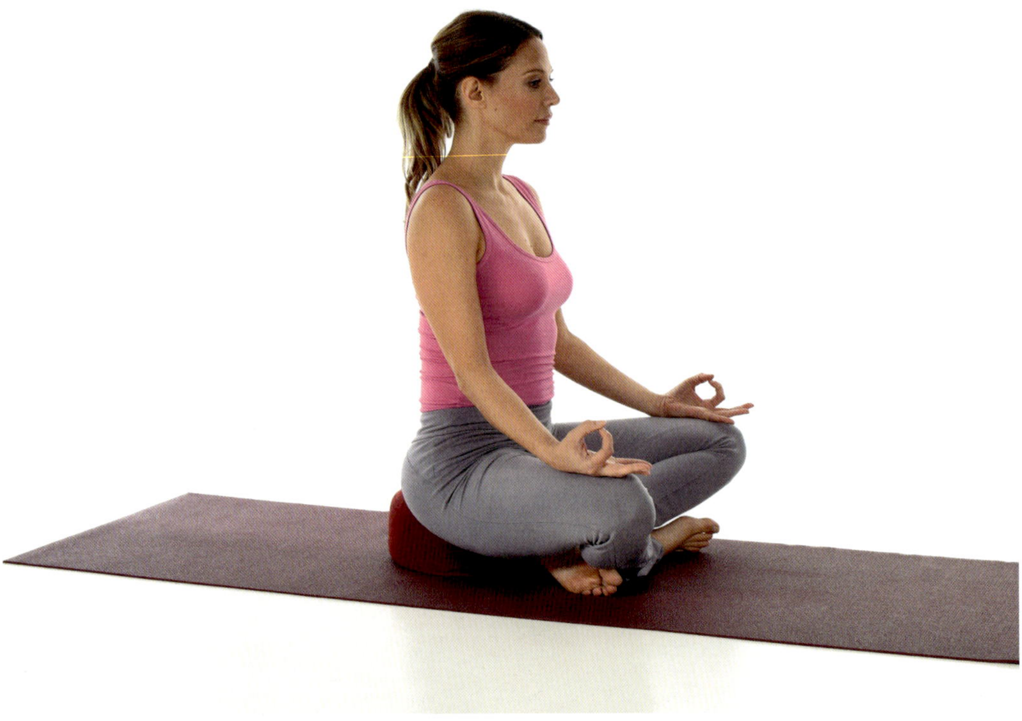

Der aufrechte Sitz ist der Archetypus der Yogahaltungen schlechthin. Denn ursprünglich wurde der Sanskrit-Begriff Asana nicht für eine Vielzahl unterschiedlicher Körperübungen verwendet, sondern für den entspannten, aber aufgerichteten Sitz. Er ist deshalb so bedeutsam, weil er die bevorzugte Meditationshaltung darstellt. Während man im Liegen einzuschlafen droht und im Stehen der Körper normalerweise zu unruhig ist, bildet der Schneidersitz die optimale Verbindung aus Wachheit und körperlicher Ruhe. So gelingt die geistige Versenkung leichter.

Zum Programm

Der stabile Sitz – hier der *Schneidersitz* – erscheint auf den ersten Blick unspektakulär und alltäglich. Diese nur scheinbar simple Haltung ist für viele von uns allerdings gar nicht so leicht zu erreichen, weil zahlreiche Verspannungen und Fehlhaltungen ihn erschweren. Das Programm zielt mit seinen beiden Hauptasanas, dem *Halben Drehsitz* und der *Sitzenden Vorwärtsbeuge,* darauf ab, spezifische Beweglichkeit aufzubauen, die für eine gut geerdete, aufrechte und entspannte Sitzhaltung Voraussetzung ist.

Ziele des Programms

- Aufrichtung der Wirbelsäule durch drehen und beugen
- Dehnung der Körperrückseite mit den Beinrückseiten
- Intensivierung der Ausatmung
- Tiefes Loslassen
- Vorbereitung auf die Meditation

Drehen, aufrichten, beugen

Ein wichtiger Teilaspekt des Programms ist das Drehen um die eigene Achse, das im *Krokodil* zu Beginn in entspannter Rückenlage vorbereitet wird und im *Halben Drehsitz* zum Tragen kommt. Die entscheidende Hüftbeweglichkeit wird durch die *Hand-zum-Fuß-Haltung* und den *Fersensitz* eingeübt und in der *Sitzenden Vorwärtsbeuge* intensiviert. Die *Trizepsdehnung* zielt auf die Offenheit und Beweglichkeit für die Aufrichtung des oberen Rückens. Das *Beckenkreisen im Sitz* ist ein lockernder Ausgleich für die vorausgegangenen Haltungen und die letzte Vorbereitung auf den *Schneidersitz*, der zum Abschluss des Programms das meditative Sitzen einübt.

Der stabile Sitz	Dauer
1. Krokodil [Makarasana]	bis 2 ½ Min.
2. Hand-zum-Fuß-Haltung [Supta Padangusthasana]	bis 2 ½ Min.
3. Halber Drehsitz [Ardha Matsyendrasana]	bis 3 Min.
4. Fersensitz [Vajrasana]	bis 3 Min.
5. Trizepsdehnung	bis 2 Min.
6. Sitzende Vorwärtsbeuge [Paschimottanasana]	bis 2 ½ Min.
7. Beckenkreisen im Sitz	bis 1 ½ Min.
8. Schneidersitz [Sukhasana]	bis 2 ½ Min.

Krokodil | Makarasana |

■ Legen Sie sich für diese Haltung in die Rückenlage und breiten Sie Ihre Arme links und rechts auf Schulterhöhe aus. Die Handflächen zeigen nach oben und die Schultern sind entspannt. Stellen Sie die Beine locker und leicht geöffnet auf und spüren Sie, wie ihr Gewicht von der Erde getragen wird. Atmen Sie fließend ein und aus.

■ Ausatmend senken Sie jetzt Ihre Knie langsam nach links zum Boden. Einatmend stellen Sie die Beine wieder auf in die Ausgangsposition. Dann senken Sie die Beine zur rechten Seite ab. Wiederholen Sie diese Übungsfolge mehrmals.

■ Die Oberschenkel können, müssen den Boden aber nicht berühren. Wenn Sie die Drehung der Wirbelsäule intensivieren möchten, drehen Sie jeweils ausatmend vorsichtig den Kopf in die entgegengesetzte Richtung. Wenn die Beine nach links absinken, dreht der Kopf nach rechts und umgekehrt. Einatmend jedes Mal den Kopf wieder in die Mitte drehen.

■ Wiederholen Sie diese Bewegungsfolge noch einige Male in Ihrem eigenen Atemtempo.

■ Üben Sie jede Seite gleich oft und kommen Sie zum Schluss wieder in die Ausgangsposition zurück. Legen Sie die Arme seitlich am Körper ab. Spüren Sie den Dehnungen in den Flanken nach.

Hand-zum-Fuß-Haltung | Supta Padangusthasana |

■ Legen Sie für diese Haltung die rechte Hand locker auf das rechte Knie und führen Sie es ausatmend zu sich heran. Strecken Sie das Bein einatmend senkrecht nach oben Richtung Decke. Die Hand bleibt dabei ohne Druck auf dem Knie liegen. Ausatmend beugen Sie wieder sanft das Knie und führen es zu sich heran. Einatmend erneut strecken.

■ Wiederholen Sie die Abfolge mehrere Male. Ziehen Sie mit jeder Beinstreckung die Zehen achtsam zu sich heran. Strecken Sie das angehobene Bein nur so weit durch, wie es die Muskulatur Ihrer Beinrückseite zulässt. Lassen Sie es wenn nötig gebeugt, um das rechte Maß in der Dehnung der Beinrückseite zu finden.

■ Ein letztes Mal ausatmen und das Bein wieder aufstellen. Spüren Sie die Unterschiede zwischen rechter und linker Körperhälfte.

■ Jetzt wiederholen Sie die Bewegungsfolge mit dem linken Bein: Greifen Sie das linke Knie mit der linken Hand und führen Sie es zu sich heran. Mit dem Einatmen strecken Sie das Bein senkrecht nach oben, ausatmend wieder anziehen. Wiederholen Sie mehrmals.

■ Abschließend stellen Sie das linke Bein ab und spüren nach.

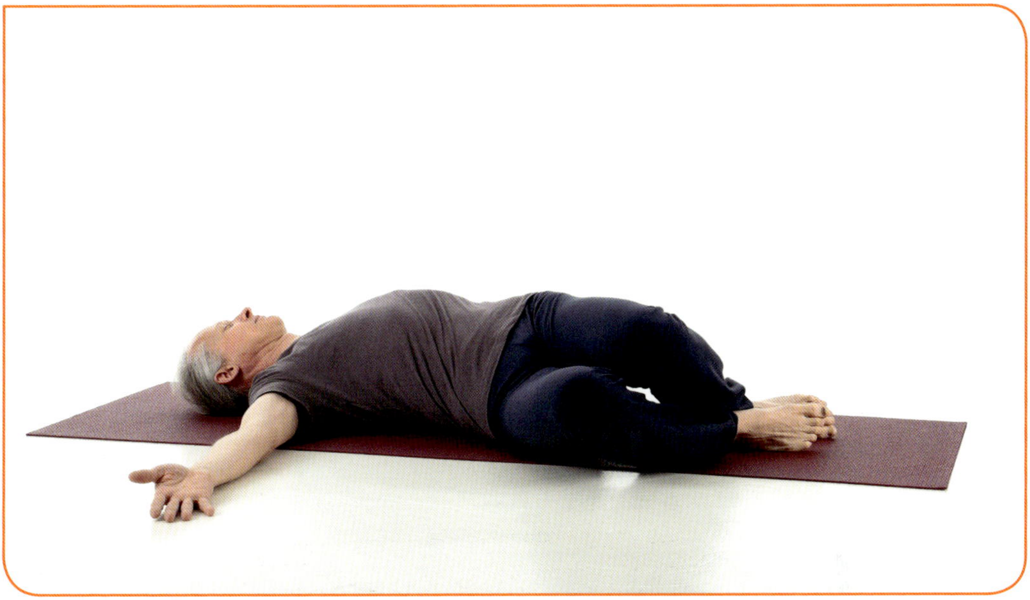

Ausatmend die Beine jeweils zu einer Seite sinken lassen.

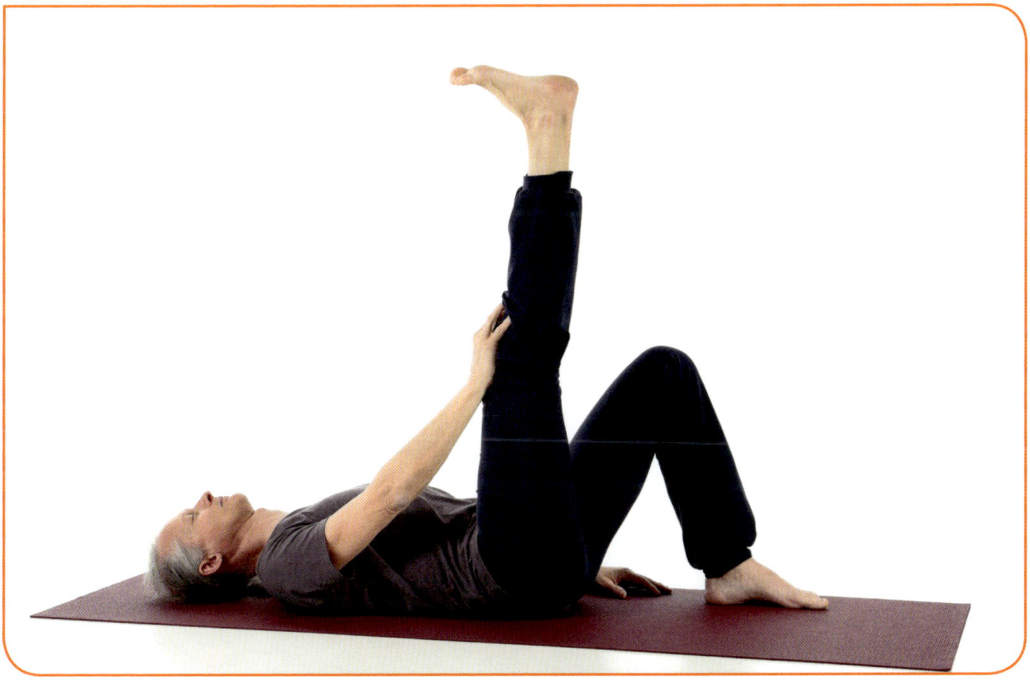

Das Bein beugen und strecken im Wechsel.

Halber Drehsitz | Ardha Matsyendrasana |

■ Kommen Sie zum Sitzen und strecken Sie die Beine aus. Vergewissern Sie sich, dass Sie mit beiden Gesäßhälften guten Kontakt zur Unterlage haben. Winkeln Sie für den Halben Drehsitz jetzt das rechte Bein an und ziehen Sie mit beiden Händen das rechte Knie zu sich heran. Richten Sie Ihren Oberkörper bewusst auf, indem Sie einatmend den rechten Arm über den Kopf in die Länge strecken. Die linke Hand bleibt am rechten Knie. Ausatmend drehen Sie den Oberkörper nach rechts und senken dabei den rechten Arm ab. Die rechte Hand stellen Sie sanft hinter Ihrem Körper auf dem Boden ab. Umschließen Sie Ihr rechtes Knie mit dem Ellbogen, wenn das für Sie angenehm ist.

■ Mit jeder Einatmung richten Sie sich etwas mehr auf und strecken sich in die Länge. Mit jeder Ausatmung gehen Sie stärker in die Drehung, ohne Ihre eigene Grenze zu überschreiten. Der Blick geht mehr und mehr über die rechte Schulter.

Körperliche Wirkungen

Die Wirbelgelenke werden mobilisiert, der Rücken aufgerichtet und die gesamte seitliche Rumpfmuskulatur gedehnt. Das verbessert die Körperhaltung. Verkrampfungen in Rücken, Nacken und Schultern können sich lösen. Das Asana regt außerdem die Organe des Bauchraums an, und der Blutkreislauf kann stimuliert, das Verdauungsfeuer angeregt werden.

Psychische Wirkungen

Die Haltung vermittelt einerseits Stabilität und Ruhe, weil sie im Sitzen mit fester Verbindung zur Unterlage und statisch ausgeführt wird. Die Drehung bietet buchstäblich und im übertragenen Sinn eine neue Perspektive und Klarheit, insofern Sie den Raum um sich herum in dieser Position bewusst wahrnehmen.

■ Aktivieren Sie Ihr gestrecktes Bein und ziehen Sie die Zehenspitzen zu sich heran. Die rechte Hand trägt nicht das Gewicht des Oberkörpers – sie unterstützt Sie nur dabei, den Rücken aufzurichten.

■ Um die Haltung aufzulösen, drehen Sie nun einatmend den Oberkörper wieder langsam nach vorne.

■ Führen Sie die Haltung jetzt zur anderen Seite aus. Winkeln Sie dazu das linke Bein an und umfassen Sie das linke Knie. Bringen Sie Bauch und Oberschenkel näher zueinander und richten Sie Ihren Oberkörper wieder auf, indem Sie jetzt den linken Arm nach oben strecken. Ausatmend nach links drehen, den Arm absenken und die Hand auf den Boden bringen. Vertiefen Sie die Drehung wieder für mehrere Atemzüge.

■ Drehen Sie mit dem nächsten Einatmen den Oberkörper wieder nach vorne und lösen Sie die Haltung auf.

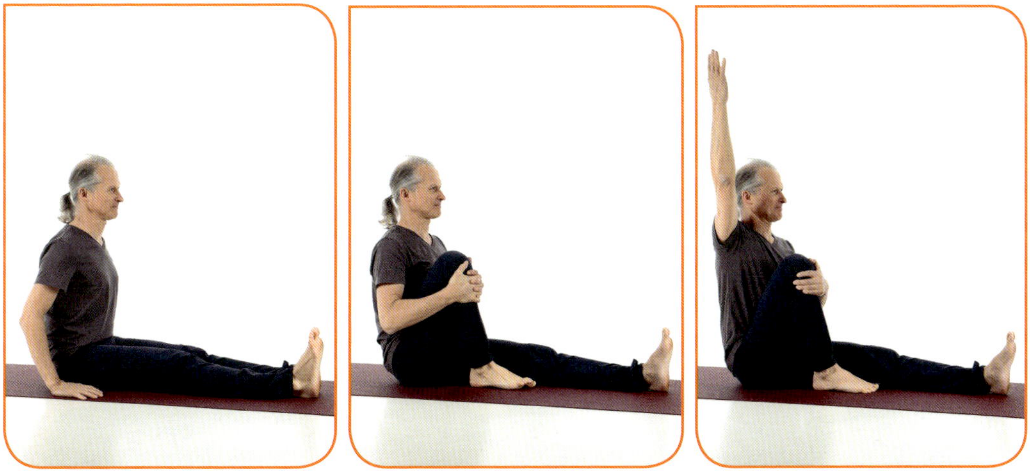

Im Sitz gut erden, das Knie anziehen, einatmend den Arm strecken und die Wirbelsäule lang machen, dann ausatmend drehen und dabei den Rücken aufgerichtet lassen.

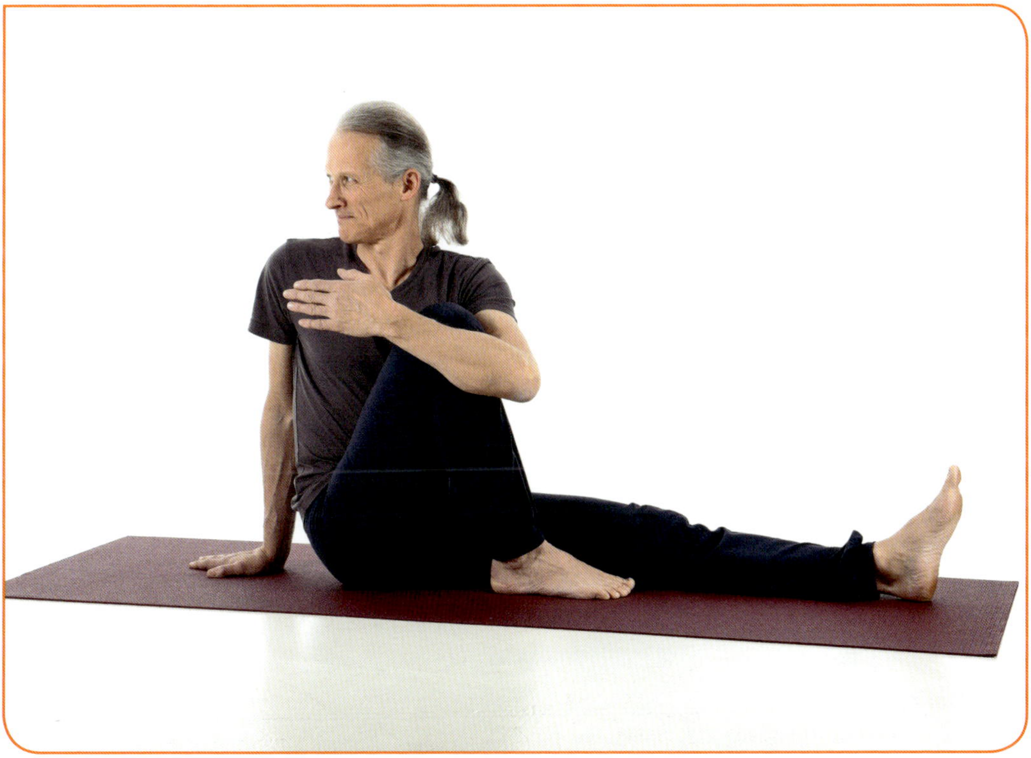

Fersensitz | Vajrasana |

- Kommen Sie in den Fersensitz. Sie können eine Decke zwischen Ferse und Gesäß legen, sollten Sie Schwierigkeiten in der Haltung haben. Zusätzlich können Sie sich eine gerollte Decke unter die Fußgelenke schieben, wenn Ihnen die Dehnung zu stark wird.

- Nehmen Sie zum Ausgleich für den Halben Drehsitz einatmend die Arme mehrmals langsam seitlich nach oben über den Kopf und mit dem Ausatmen wieder nach unten.

- Dann kreisen Sie die Schultern einige Male behutsam rückwärts und lassen Sie sie schließlich entspannt hängen. Legen Sie Ihre Hände mit den Handflächen nach unten auf den Oberschenkeln ab.

- Schließen Sie Ihre Augen und nehmen Sie mehrere tiefe Atemzüge. Richten Sie den Oberkörper mit jeder Einatmung bewusst auf. Spüren Sie, wie die einströmende Atemluft den Brustraum füllt, das Brustbein hebt und den Rücken länger macht. Ausatmend behalten Sie die Aufrichtung bei. Der Atem fließt ruhig und gleichmäßig. Entspannen Sie Gesicht und Nacken.

- Nutzen Sie den Fersensitz, um in sich hineinzuspüren. Wenn Sie Verspannungen im Körper wahrnehmen, lassen Sie ausatmend einfach los.

- Öffnen Sie jetzt wieder die Augen und kommen Sie mit Ihrer Aufmerksamkeit in den Raum zurück.

Trizepsdehnung | vertiefend dehnen |

- Heben Sie für die Trizepsdehnung beim nächsten Einatmen den rechten Arm über den Kopf. Lassen Sie Ihre Handfläche ausatmend zwischen Ihre Schulterblätter absinken. Der rechte Ellbogen strebt Richtung Decke.

- Greifen Sie mit dem linken Arm den Ellbogen und ziehen Sie ihn ganz sanft etwas nach hinten, so dass sich die Dehnung im Trizeps verstärkt. Lassen Sie die Dehnung für mehrere tiefe Atemzüge wirken. Gehen Sie nicht über Ihre Komfort-Grenze. Der Kopf bleibt möglichst gerade, Gesicht und Kiefer sind entspannt.

- Lösen Sie die Position langsam wieder auf und lockern Sie Ihre Schultern. Dann wiederholen Sie die Trizepsdehnung auf der anderen Seite.

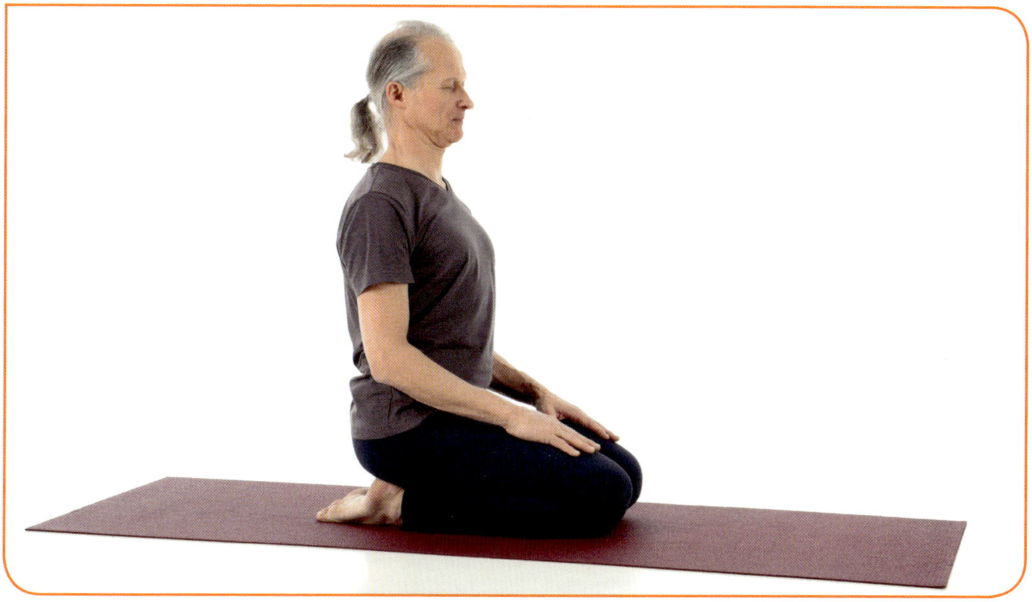

Schultern im Fersensitz entspannen und den Atem fließen lassen.

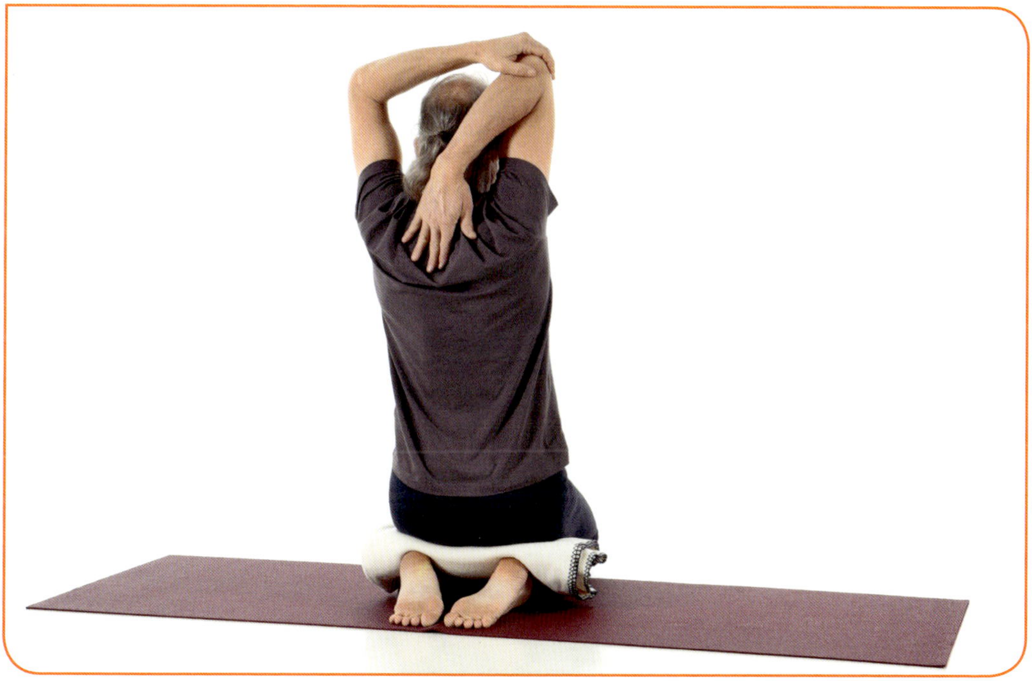

Der Ellbogen strebt für mehrere Atemzüge Richtung Decke.

Sitzende Vorwärtsbeuge |Paschimottanasana|

■ Strecken Sie die Beine nach vorne aus. Setzen Sie sich leicht erhöht auf eine oder auch zwei gefaltete Decken, wenn Ihnen die Übung schwer fällt. Achten Sie darauf, dass Ihr Rücken gerade ist und Sie gut geerdet sitzen – mit dem Gewicht links und rechts gleichmäßig verteilt. Um den Rücken zu entlasten, können Sie die Beine leicht anwinkeln. Ihre Schultern und Arme sind locker.

■ Atmen Sie vollständig aus. Heben Sie einatmend beide Arme über vorne nach oben und strecken Sie dabei den Oberkörper noch mehr in die Länge. Ausatmend beugen Sie Ihren Oberkörper aus dem Hüftgelenk heraus nach vorne. Die Hände fassen, je nach Ihren Möglichkeiten, Schienbeine, Fußfesseln oder Füße. Einatmend kommen Sie wieder mit geradem Rücken nach oben; dabei bringen Sie auch wieder die Arme über den Kopf. Wiederholen Sie die Abfolge einige Male. Lassen Sie beim Beugen Ihren Rücken so lange wie möglich gerade und runden Sie ihn erst zum Schluss der Bewegung.

Körperliche Wirkungen

Die Haltung dehnt intensiv Ihre komplette Körperrückseite. Vor allem der untere Rücken und die Beinrückseiten werden angesprochen. Sie verbessert die Beweglichkeit der Hüfte. Die inneren Organe werden in Verbindung mit den Atembewegungen stimuliert und die Verdauung kann verbessert werden.

Psychische Wirkungen

Die Haltung hat positive Auswirkungen bei Stress und Erregungszuständen. Außerdem können Ängste abgemildert werden.

■ Jetzt bleiben Sie für mehrere Atemzüge in der Sitzenden Vorwärtsbeuge. Mit jedem Ausatmen spüren Sie sich tiefer in die Dehnung ein.

■ Kommen Sie ein letztes Mal mit der Einatmung mit gestreckten Armen aus der Haltung heraus. Lockern Sie Ihre Beine durch Ausstreichen oder Massieren der Beinrückseiten.

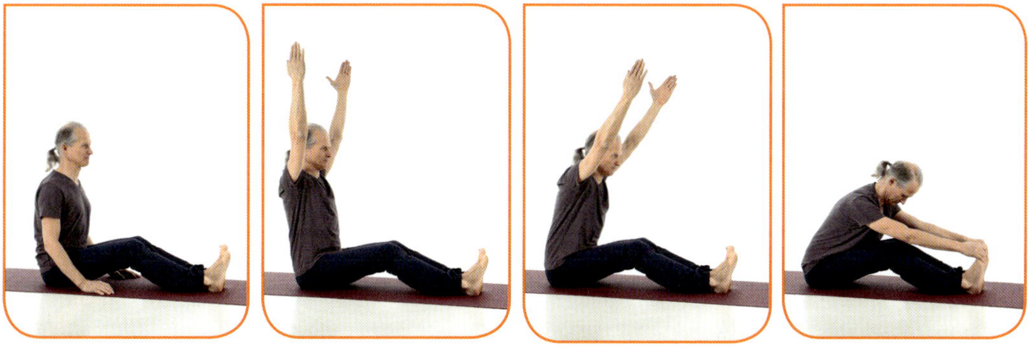

Einatmend die Arme heben und ausatmend mit langgestrecktem Rücken in die Sitzende Vorwärtsbeuge kommen. Mit jeder Ausatmung in die Haltung vertiefen.

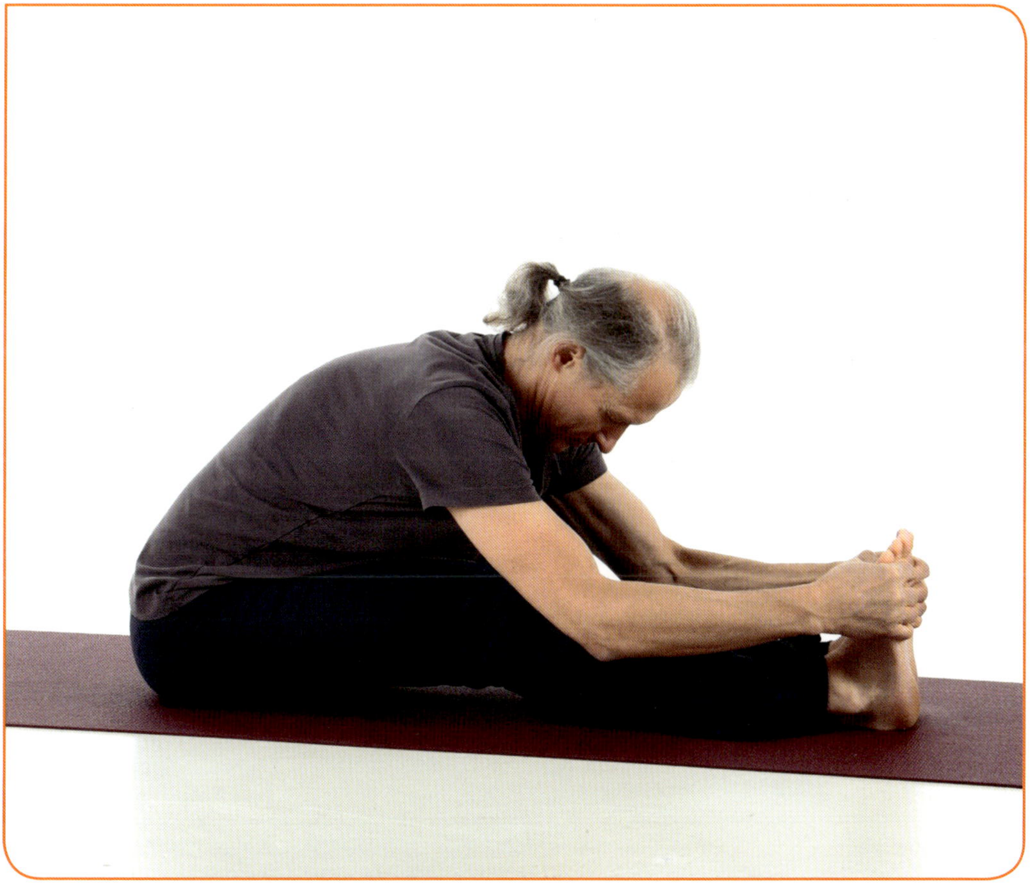

Beckenkreisen im Sitz | kreisend entspannen |

■ Kommen Sie nach der Sitzenden Vorwärtsbeuge erneut in den Fersensitz und sitzen Sie entspannt. Gerne können Sie sich eine Decke unterlegen. Alternativ können Sie die Übung auf einem Stuhl sitzend durchführen. Spüren Sie Ihren Körper und die Atmung. Stützen Sie die Hände locker in die Hüften. Beginnen Sie damit, das Becken zu kreisen. Zuerst langsam kleine Kreise in eine Richtung, dann in die andere.

■ Nach einigen Wiederholungen vergrößern Sie den Radius etwas und wechseln mehrmals die Richtung. Genießen Sie die kreisenden Bewegungen und lassen Sie dabei auch bewusst den Atem fließen.

■ Machen Sie sich bewusst, dass Sie durch die Bewegung die Muskeln, Sehnen und Spannungen in den Organen lockern, die während der vorausgegangenen statischen Haltungen aufgetreten sein können. Auch Ihre Hüftgelenke werden „geschmiert" und dadurch besser durchblutet.

■ Wenn Sie in beide Richtungen etwa gleich lange das Becken gekreist haben, spüren Sie nach.

Schneidersitz | Sukhasana |

■ Für den Schneidersitz können Sie ein stabiles Sitzkissen oder eine gefaltete Decke zur Hilfe nehmen. Kreuzen Sie die Beine, sodass sich die Füße in etwa unter den Knien befinden. Wenn Sie Schwierigkeiten mit der Hüfte oder den Knien haben, erleichtern Sie sich die Haltung, indem Sie Kissen unter die Knie legen. Kippen sie dann das Becken nach vorne, um den Rücken aufzurichten.

■ Ziehen Sie einatmend die Schultern etwas nach oben und hinten, ausatmend lassen Sie sie wieder sanft sinken. Wiederholen Sie diese Lockerung einige Male.

■ Lassen Sie nun Ihre Hände locker auf den Oberschenkeln oder Knien ruhen. Die Handflächen zeigen entweder nach unten oder nach oben – wie es sich für Sie gerade stimmig anfühlt. Sie können auch Daumen und Zeigefinger zusammenbringen – zur so genannten Jnana Mudra.

■ Schließen Sie die Augen. Nehmen Sie Ihren Körper und Ihre Haltung bewusst wahr. Entspannen Sie Füße und Beine. Spüren Sie ins Becken hinein und lassen Sie überflüssige Anspannung los. Der Rücken ist aufgerichtet, die Schultern sind gelöst, das Kinn leicht gesenkt. Beobachten Sie den Atem und werden Sie immer regungsloser. Spüren Sie nach innen und fühlen Sie sich wohl.

■ Atmen Sie mehrmals ruhig ein und aus, dann öffnen Sie langsam die Augen und fangen an, sich wieder zu bewegen. Strecken und recken Sie sich genussvoll.

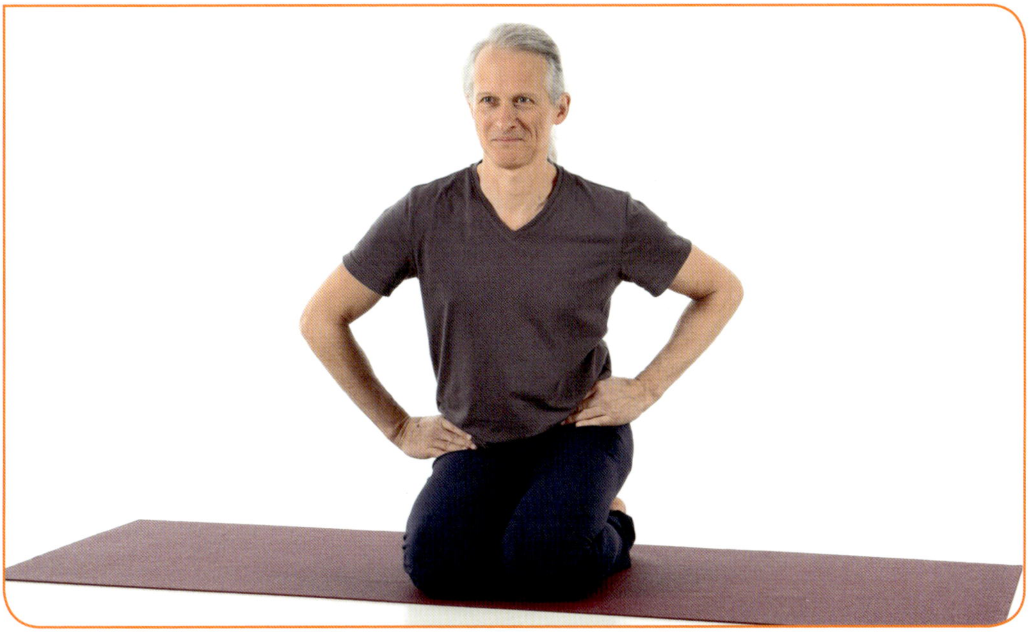

Das Becken zur Lockerung kreisen.

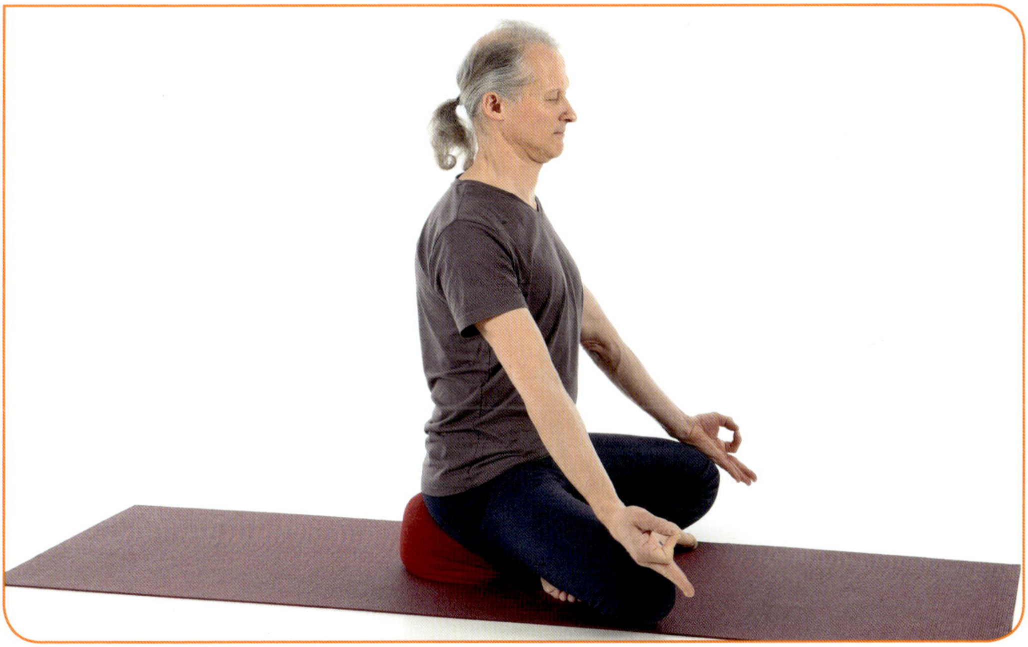

Mühelos aufgerichtet im Schneidersitz zur Ruhe kommen.

Öffnung zum Himmel

Dehnen Sie Ihre komplette Körpervorderseite dem Himmel entgegen. Der befreiende Effekt setzt technisches Können und Beweglichkeit in Schultern und Armen voraus.

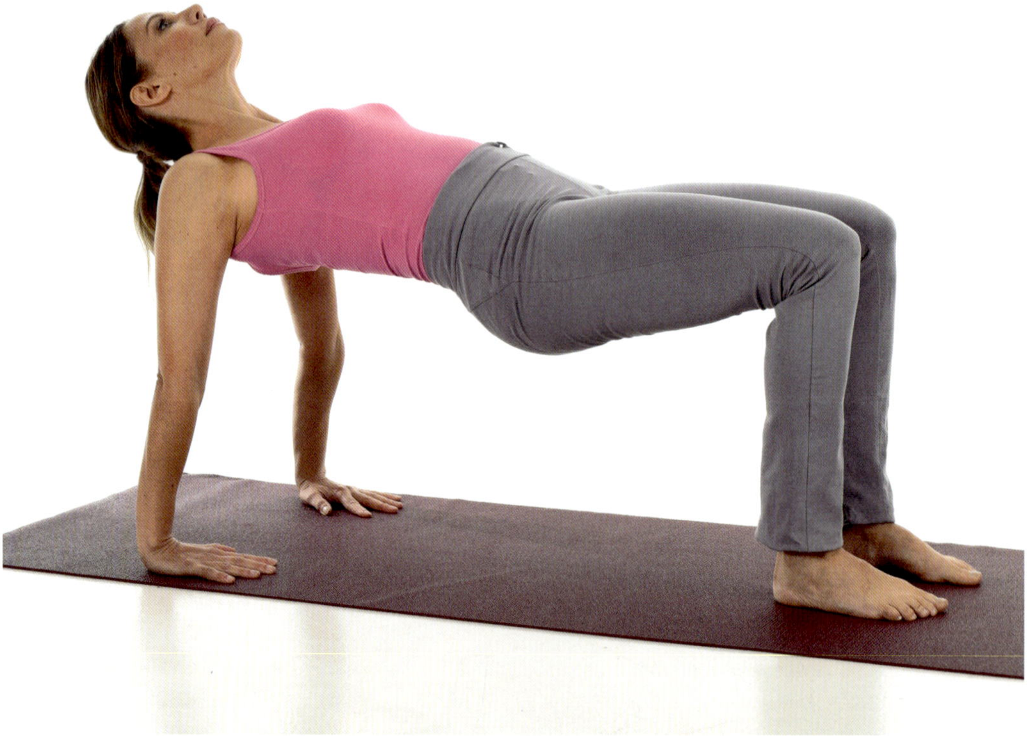

Je tiefer Sie in den Yoga einsteigen, desto mehr eröffnen sich Ihnen die feinen Unterschiede der einzelnen Asanas. Rückbeugen haben zwar ihre Gemeinsamkeiten, doch Sie werden merken, wie groß die Unterschiede sind – je nachdem, ob Sie aus dem Stand heraus agieren oder aus einer anderen Körperlage.

Zum Programm

Das Programm bewegt sich auf eine Haltung zu, die es der Öffnung des Brustkorbs gar nicht so leicht macht. Weil Sie aus dem Sitz heraus in das *Umgekehrte Brett* gehen und sich dabei auf die Hände abstützen, ist der Bewegungsspielraum Ihres Schultergürtels stark eingeschränkt. Für manche ist die Haltung anfänglich sicherlich sehr anspruchsvoll, dann müssen Sie unter Umständen darauf verzichten, bis Sie sich mehr Flexibilität erarbeitet haben.

Ziele des Programms

- Dehnung der Körpervorderseite
- Kraftaufbau für Beine, Rumpf und Arme
- Hüftöffnung
- Kräftigung und Dehnung der Fußgelenke
- Offenheit und Weite kultivieren
- Balance wahren

Ausgiebig vordehnen

Die vorbereitende Haltung *Katze* und die Übung *Schulterdehnung im Fersensitz* zielen auf Mobilisierung der Wirbelsäule und das Aufwärmen und Vordehnen des Schulter- und Brustbereichs. Außerdem wird die erforderliche Dehnfähigkeit der Unterarme und der Handgelenke durch diese Aufwärmübungen angesprochen. Damit sind Sie optimal vorbereitet und können sich an das *Umgekehrte Brett* heranwagen, das in der einfacheren Variation mit angewinkelten Beinen auch als Tisch bezeichnet wird. Fangen Sie mit dieser leichteren Version an. Um die Öffnung und die Anstrengung auszubalancieren, folgt mit *Arme heben und senken* eine verdiente Entspannungsübung in der Rückenlage, die die beanspruchte Schulterregion lockert und zugleich Hüften, Füße und Beine entlastet. Auch für Hände und Handgelenke ist dies wohltuend. Wirklich entspannen können Sie abschließend in der Rückenlage in der *Knie-zur-Brust-Haltung*.

Öffnung zum Himmel	Dauer
1. Katze [Marjarasana]	bis 2 Min.
2. Schulterdehnung im Fersensitz	bis 2 Min.
3. Umgekehrtes Brett [Purvottanasana]	bis 2 Min.
4. Arme heben und senken	bis 2 Min.
5. Knie-zur-Brust-Haltung [Apanasana]	bis 2 Min.

Katze | Marjarasana |

- Kommen Sie in den Vierfüßlerstand. Die Knie sind leicht geöffnet unter den Hüftgelenken, die Hände unter den Schultergelenken. Die Fußrücken berühren die Unterlage. Machen Sie Ihren Rücken lang.

- Atmen Sie ein und gehen Sie ins Hohlkreuz. Dabei heben Sie auch leicht den Kopf. Mit dem Ausatmen runden Sie Ihre Wirbelsäule und ziehen dabei den Bauch ein. Der Kopf senkt sich. Wiederholen Sie diese Bewegungsfolge mehrmals genüsslich in Ihrem eigenen Atemtempo.

- Denken Sie beim Einatmen an eine Katze, die ihren Bauch entspannt nach unten durchdehnt, und beim Ausatmen an einen Katzenbuckel. Verteilen Sie das Gewicht auf die gesamten Hände – und nicht nur auf die Handballen. Spüren Sie auch in die sanfte Dehnung in den Unterarmen hinein.

- Nehmen Sie Ihre Beweglichkeit in den einzelnen Abschnitten der Wirbelsäule wahr – wo sind Sie beweglicher, wo weniger beweglich?

- Atmen Sie ein letztes Mal aus, runden Sie den Rücken und kommen Sie dann wieder in die neutrale Ausgangshaltung zurück.

Schulterdehnung im Fersensitz | genüsslich dehnen |

- Setzen Sie sich zurück auf Ihre Fersen. Wenn Ihnen der Fersensitz unangenehm ist, legen Sie sich eine Decke unter oder wählen Sie eine andere Sitzhaltung. Kreisen Sie zuerst einige Male rückwärts mit den Schultern und richten Sie dabei den Oberkörper immer mehr auf.

- Jetzt verschränken Sie die Hände hinter dem Rücken auf Höhe des Kreuzbeins. Einatmend strecken Sie die Arme nach hinten-unten weg und wölben Ihre Brust dabei nach vor-oben.

- Ausatmend die Spannung lösen, dabei aber die Hände weiter verschränkt lassen. Mit dem nächsten Einatmen wieder in die Dehnung gehen, ausatmend in die Normalposition zurück. Wiederholen Sie einige Male.

- Beobachten Sie, wie die Schulterblätter sich annähern und lassen Sie die Schultern in Richtung Becken sinken.

- Um die Übung zu intensivieren, können Sie die Hände noch ein bisschen weiter nach hinten wegbewegen oder auch mehrere Atemzüge in der Dehnung bleiben.

- Zum Schluss die Hände wieder lösen und ausschütteln.

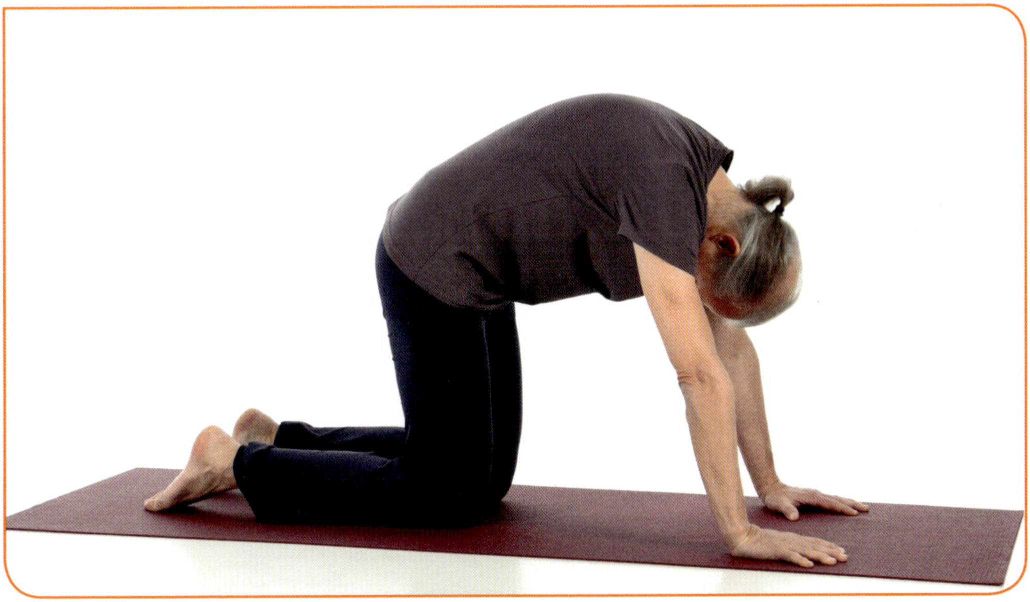

Einatmend die Körpervorderseite dehnen, ausatmend den Rücken runden.

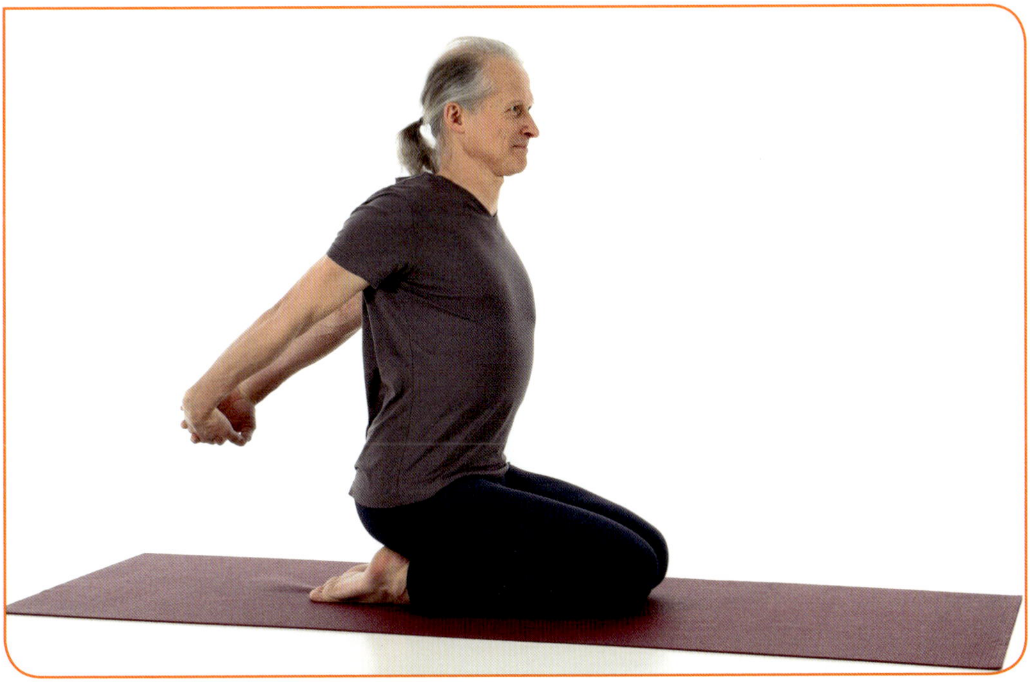

Den Brustkorb genüsslich dehnen.

Umgekehrtes Brett |Purvottanasana|

■ Für das Umgekehrte Brett strecken Sie die Beine nach vorne aus und stellen sie angewinkelt auf. Stützen Sie sich mit den Handflächen hinter dem Becken auf dem Boden ab. Die Hände zeigen in der Regel nach vorne. Wenn Sie damit Probleme haben, können Sie die Finger auch nach außen oder hinten zeigen lassen.

■ Die Füße sind leicht auseinander, etwa hüftbreit. Konzentrieren Sie sich auf Ihren Atem.

■ Drücken Sie die Hände jetzt bewusst in den Boden und heben Sie dabei Ihren Brustkorb nach vorne-oben an.

■ Mit dem nächsten Einatmen drücken Sie die Füße in den Boden und heben Sie das Becken vom Boden ab. Lassen Sie Ihren Kopf dabei nicht nach hinten in den Nacken fallen, sondern stabilisieren Sie ihn. Der Blick geht nach oben. Ausatmend kommen Sie wieder mit dem Gesäß nach unten. Wiederholen Sie die Bewegung mehrmals.

Körperliche Wirkungen

Die Haltung streckt und dehnt Ihren Brustraum und die Körpervorderseite. Besonders stark ist die Beanspruchung von Handgelenken, Armen und Schultergürtel – dieser Bereich wird wunderbar gedehnt und gestärkt.

Psychische Wirkungen

Die Haltung vertieft die Atmung und hat vor allem anregende Effekte auf das endokrine System und die Psyche. Sie wirkt Müdigkeit und Stimmungstiefs entgegen und trainiert außerdem innere Leichtigkeit.

■ Oberschenkel, Becken und Rumpf sind maximal parallel zum Boden. Wenn Sie nicht so weit nach oben kommen, ist das genauso gut. Achten Sie darauf, dass die Spannung im Schulter-Arm-Bereich nicht zu groß wird. Wenn Sie können, halten Sie die Position für mehrere Atemzüge.

■ Wenn Sie möchten, verstärken Sie die Öffnung im Oberkörper noch mehr, indem Sie die Schulterblätter im Rücken zusammenziehen und mit dem Einatmen den Brustkorb weiter öffnen.

■ Kommen Sie ausatmend aus der Haltung heraus, indem Sie das Becken absetzen. Lockern Sie Ihre Handgelenke durch leichtes Schütteln.

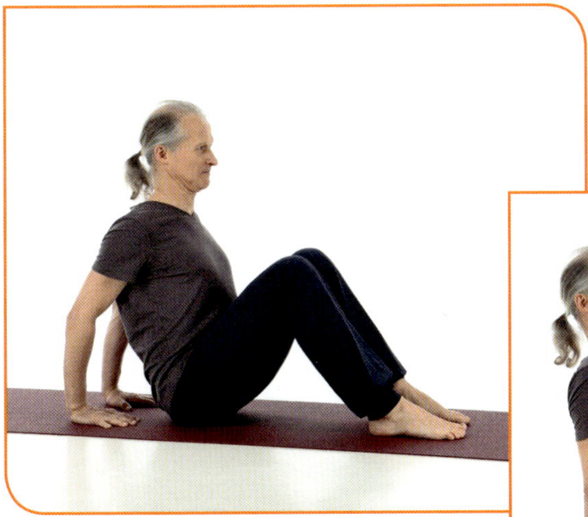

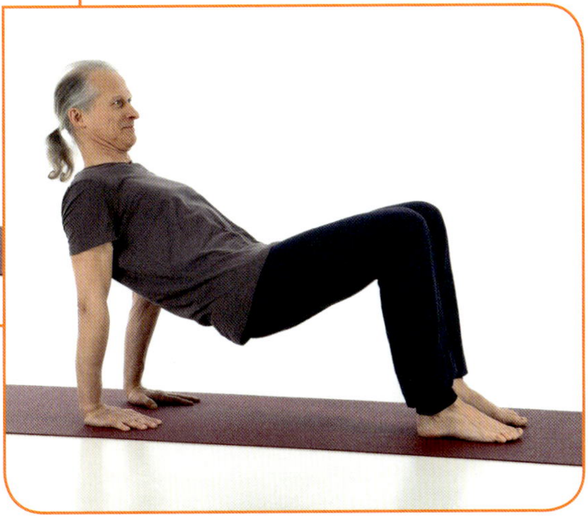

Das Becken mit langgestrecktem Rücken anheben und das Brustbein Richtung Himmel öffnen.

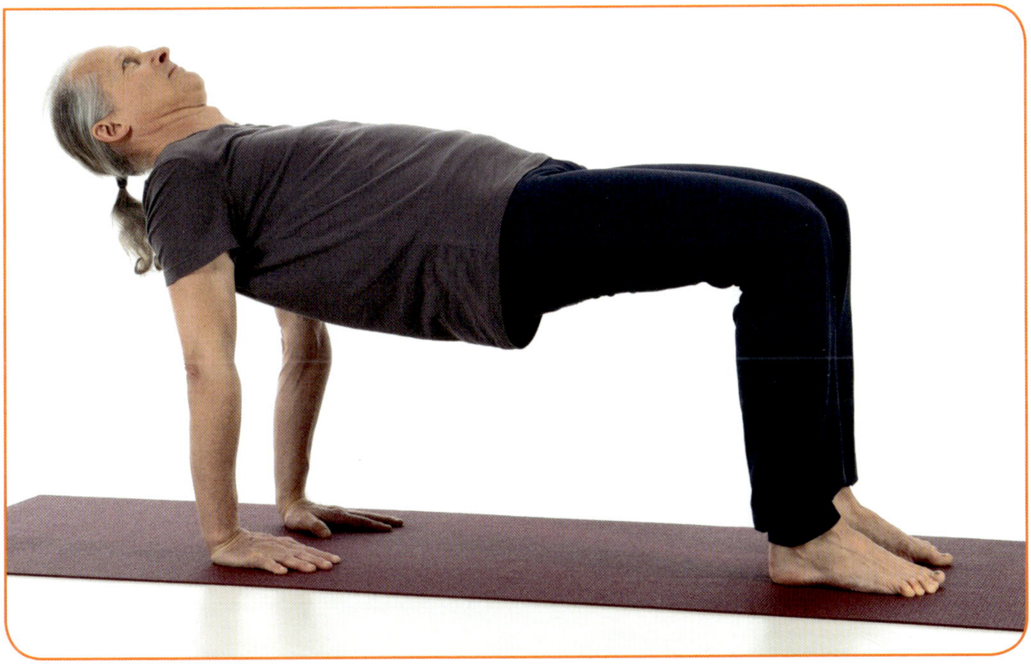

Arme heben und senken | Gelenke lockern |

■ Kommen Sie in die Rückenlage und stellen Sie die Beine auf. Fühlen Sie, wie sich die Muskulatur nach und nach entspannt. Nehmen Sie vor allem die Muskulatur im Lendenwirbelbereich und in den Schultern wahr.

■ Konzentrieren Sie sich bewusst auf den Atem und heben Sie mit dem nächsten Einatmen die Arme bogenförmig bis über den Kopf an und legen Sie sie für einen kurzen Moment hinter sich ab. Ausatmend bewegen Sie die Arme wieder zurück und legen sie neben die Hüften ab. Einatmend über den Kopf, ausatmend zurück. Wiederholen Sie die Bewegungsfolge mehrmals in Ihrem eigenen Atemtempo.

■ Denken Sie daran: Es geht um Lockerung der Schultern, nicht um Streckung der Arme. Legen Sie Ihre Arme also locker hinter sich ab. Die Ellbogen dürfen angewinkelt sein. Finden Sie eine für sich stimmige und entspannende Ausführung.

■ Senken Sie die Arme ein letztes Mal und spüren Sie nach.

Knie-zur-Brust-Haltung | Apanasana |

■ Für die Haltung legen Sie jetzt die Hände locker auf die Knie – die Füße lösen sich dabei vom Boden. Lassen Sie Ihre Unterschenkel locker hängen. Die Arme sind zunächst ausgestreckt. Die Bauchmuskulatur bleibt ganz entspannt. Ausatmend führen Sie die Knie langsam in Richtung Oberkörper, die Arme werden gebeugt. Die Oberschenkel nähern sich dem Bauch an. Einatmend die Arme wieder strecken – die Knie bewegen sich wieder weg. Wiederholen Sie die Bewegungsfolge einige Male.

■ Der Atem leitet jedes Mal die Bewegung ein. Ausatmend die Knie heranziehen, einatmend wieder zurück. Der Oberkörper bleibt am Boden liegen.

■ Führen Sie die Knie ohne Kraftaufwand zu sich heran. Spüren Sie, wie sich Ihr unterer Rücken dehnt und lockert. Genießen Sie die sanfte Bewegung und die Massage in den Organen des Bauchraums.

■ Bleiben Sie abschließend mit herangezogenen Knien für mehrere Atemzüge in der Haltung. Schaukeln Sie nach Belieben nach rechts und links und massieren Sie so Ihren Rücken. Dann stellen Sie Ihre Beine wieder auf und spüren Sie nach.

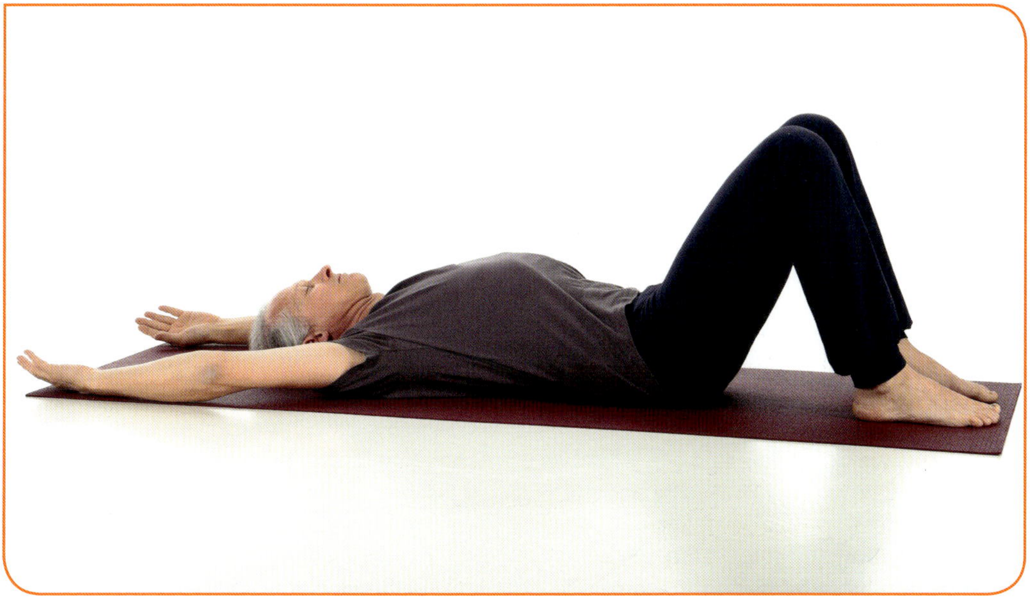

Einatmend die Arme über den Kopf bringen, ausatmend wieder neben dem Körper ablegen.

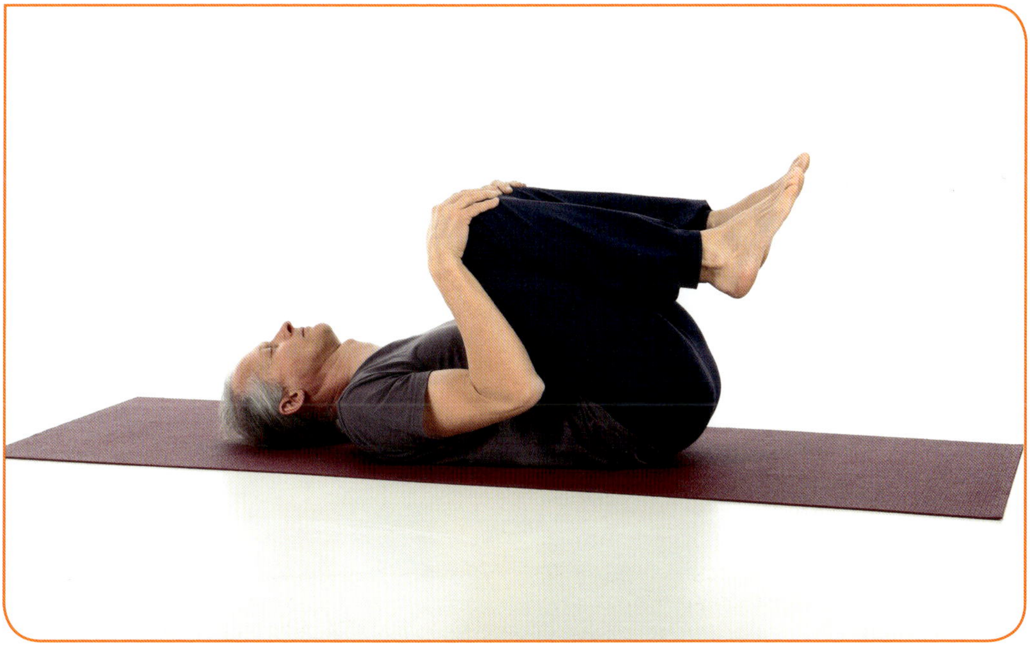

Ausatmend sanft die Knie anziehen, einatmend vom Körper wegbewegen.

Den Körper kräftigen

Als aktives Element des Bewegungsapparates ist die Muskulatur zur Leistungserhaltung wie auch Leistungssteigerung essentiell. Jede noch so kleine Bewegung, ob Zähneputzen oder Schuhebinden, gelingt nur mit muskulärer Kraft. Ein ausgewogenes Krafttraining wie Yoga sorgt optimal vor.

Noch in den 1980er Jahren wurde im Gesundheitssport der Fokus fast ausschließlich auf kardiovaskulär orientiertes Bewegungshandeln – also auf Formen des Ausdauertrainings – gelegt. Ein gezieltes Krafttraining war hingegen nachrangig. Dies hat sich nachhaltig verändert. Heute ist auch die Bedeutung der Skelettmuskulatur für die Gesundheit und mit ihr die allgemeine physiologische Leistungsfähigkeit des Menschen anerkannt und in einer präventivmedizinisch geprägten Denkweise verankert. Zentral für die veränderte Sichtweise ist die Würdigung des gesundheitlichen Werts des Bewegungsorgans Muskulatur und die Erkenntnis, dass viele Erkrankungen nicht nur durch Ausdauertraining, sondern auch durch gezieltes Krafttraining kompensiert werden können (vgl. Zimmermann, 2000, S. 11ff.; Berg & König, 2006, S. 73; Boeckh-Behrens & Buskies, 2000, S. 255).

In unserer modernen Gesellschaft wird der Alltag überwiegend sitzend verbracht. Deshalb leidet die Muskulatur an Unterforderung und neigt zur Abschwächung. Selbst für eine aufrechte Körperhaltung wird mehr muskuläre Kraft benötigt, als sie heute bei vielen Menschen abrufbar ist. Haltungsschwächen und danach Haltungsschäden sind die Folge. Begünstigt werden Beschwerden wie Rückenschmerzen, die sich mit der Zeit verstärken und sich auch chronifizieren können. Hinzu kommt, dass nicht nur eine zu viel sitzende, sondern auch kollektiv älter werdende Gesellschaft mit einhergehendem gesundheitsgefährdendem Verlust an muskulärer Leistung und Funktionstüchtigkeit das Gesundheitssystem zunehmend vor Probleme stellt. Gezieltes und sanftes Körpertraining kann hier Abhilfe schaffen.

Und es sind nicht mehr nur die Effekte muskulärer Kräftigung auf die Körperhaltung und die Bewegung des Menschen im Fokus. Denn die Muskulatur sorgt auch für einen verbesserten venösen Rückstrom des Blutes, was wiederum zur Entlastung des Herz-Kreislauf-Systems führt. Weiterhin ist durch den durch regelmäßiges Training erhöhten Muskelanteil im Körper ein auch in Ruhe gesteigerter Energieverbrauch nachweisbar.

Ein präventives Training, das in funktioneller Perspektive kräftigend aufgebaut ist, sollte eine große Wirkungsbandbreite besitzen. Für den Alltag ist es beispielsweise nicht wichtig, im Fitnessstudio Kilo um Kilo in die Höhe zu wuchten oder sich mit diversen Geräten zu beschäftigen, um einzelne Muskeln zu kontrahieren und bestmöglich zu kräftigen. Vielmehr kommt es darauf an, dass unterschiedliche Muskelgruppen und Muskelketten fein dosiert zusammenarbeiten, um natürliche Bewegungsabläufe zu stärken und zu optimieren. Dazu gehören motorische Grundfertigkeiten wie Gehen, Laufen oder Springen, aber auch Alltagsbewegungen wie etwa Gegenstände heben, tragen oder absetzen – angefangen von der Sprudelkiste bis hin zur Tasche oder dem Koffer.

Voraussetzung für den Kraftaufbau ist ein reibungslos funktionierender Stoffwechsel. Gerade im Zusammenhang mit Gewichtszunahme ist immer wieder die Rede von der Stoffwechselrate. Dabei gibt der Grundumsatz an, wieviel Energie der Körper benötigt, um alle überlebenswichtigen Funktionen aufrecht zu erhalten. Dieser ist genetisch disponiert. Der Leistungsumsatz dagegen umfasst den Energieverbrauch, der über den Grundumsatz hinaus für eine körperliche Aktivität gebraucht wird. Dieser ist je nach Umfang und Intensität der Aktivität entsprechend steigerbar.

Mit Yoga die Kraft fördern, erhalten – und den Stoffwechsel anregen

Ein stärkender Yoga mit ausgesuchten Asanas und hinführenden Übungen kann effizient zur Kräftigung und präventiv zur Verlangsamung des altersbedingten Kraftverlustes in der Lebensspanne beitragen. Deshalb ist in unserem Yoga sowohl ein allgemeines wie auch spezielles Krafttraining integriert.

Yoga als ganzheitliche Übungsweise ist prädestiniert für ein allgemeines muskelstärkendes Training, bei dem durch die Beanspruchung zahlreicher Muskelgruppen trainingswirksame Reize gesetzt werden und in Folge eine allgemeine Kraftsteigerung stattfinden kann. Es findet aber auch ein spezielles Krafttraining statt, wenn in einzelnen Asanas spezifische Muskelgruppen angesprochen werden. Das gilt beispielsweise für die Haltung *Boot*. In diesem Asana wird vor allem die Bauchmuskulatur trainiert, ebenso werden der Hüftbeuger Iliopsoas, der gerade Bauchmuskel Rectus abdominis und der gerade Oberschenkelmuskel Rectus femoris angesprochen.

Ganzheitliches Körpertraining mit östlichen Wurzeln kann auch ganz anders: Kräftigen Sie sich mit Yoga von Kopf bis Fuß und steigern Sie Ihre Achtsamkeit.

Yoga fördert ein sanftes Krafttraining. Der Unterschied zum herkömmlichen Krafttraining liegt in der Belastungssteuerung. Während normalerweise mit einer Intensität von mindestens 35 Prozent der Maximalkraft trainiert wird, wählt man beim sanften Krafttraining die Intensität nach dem momentanen, subjektiven Belastungsempfinden. Wichtig ist nur, dass die Trainingsreize über der Alltagsbelastung liegen. Ein weiterer Unterschied liegt in der Wiederholungszahl der Übungen wie auch der Haltedauer bei verschiedenen Asanas: Eine muskuläre Erschöpfung wird vermieden. Auch hier ist das subjektive Belastungsempfinden maßgebend. Wenn der Muskel nicht bis zur vollständigen Ermüdung gereizt wird, hat der Übende eine bessere Kontrolle über die Bewegungsausführung, was beim Yoga besonders bedeutsam ist, um strukturelle Schädigungen am Bewegungsapparat zu vermeiden.

Bewirkt werden soll eine Verbesserung der Maximalkraft und Kraftausdauer, einhergehend mit einer Verringerung des Körperfettanteils. Doch jenseits der üblichen Rechenspiele in Kilokalorien gehen unsere Yogaprogramme wesentlich weiter, als es funktionale Trainingsprogramme vermögen. Die Übungen wirken mit der richtigen Konzentration und Hinwendung auf den Moment und können dazu beitragen, Bewusstheit für den eigenen Körper über die Yogapraxis hinaus in den Alltag mitzunehmen. Somit sind es nicht allein der Muskelaufbau und die Energieverbrennung, die für die positiven Auswirkungen unserer Yoga-Kraft-Programme verantwortlich sind, sondern vor allem eine gesteigerte Achtsamkeit in allen Lebensbereichen. Selbst bei fordernden kräftigenden Übungen gilt: Erst die Aufmerksamkeit auf den Atem und die sensorische, differenzierte Wahrnehmung der Bewegungen während des Krafteinsatzes machen die Übungen wirklich zu Yoga.

Unsere Asanas für mehr Kraft

- Boot [Navasana]
- Brett [Chaturanga Dandasana]
- Held I [Virabhadrasana I]
- Held II [Virabhadrasana II]
- Heuschrecke [Shalabhasana]
- Kobra [Bhujangasana]
- Kraftvolle Haltung [Ardha Utkatasana]
- Kraftvolle Katze [Marjarasana]

Kraft und Leichtigkeit im Sinne der Ganzheitlichkeit des Yoga

Die Kräftigung des Körpers spielt schon in der klassischen Yogaphilosophie eine entscheidende Rolle. Vor etwa 1600 Jahren spricht Patanjali (2006) in der Quellschrift des Yoga von „sthira sukham asanam“ (Yoga-Sutra II.46). Im Sinne der Ganzheitlichkeit und der Einheit von Gegensätzen wird die Yoga-Haltung hier als zugleich fest, stabil, kraftvoll sowie leicht und genussvoll definiert. Für die Qualität der Festigkeit und Stabilität ist die Kraft auf körperlicher Ebene die Voraussetzung, aber eben nur die eine Seite der Medaille. Ginge es nur um Kraft, könnte man schnell an Facetten der Kraft, etwa Maximalkraft, Schnellkraft oder Kraftausdauer, und dabei an sportliche Rekordleistungen denken. Eine Yoga-Haltung ist es allerdings erst dann, wenn auch die Leichtigkeit und Entspanntheit hinzukommt (sukha). Fest und leicht, kraftvoll, stabil und zugleich genüsslich – in dieser fein austarierten Harmonie besteht das Geheimnis, die Kunst und die Herausforderung beim Yogaüben.

Erst wenn die Anstrengungen des Übens langsam nicht mehr so große Widerstände auslösen, sondern unangestrengter von der Hand gehen, verschmilzt der Übende in der Präsenz der Haltung und sprengt gewissermaßen die Grenzen von Raum und Zeit. So zumindest beschreibt es der Autor des Yoga-Sutra im darauffolgenden Lehrsatz, wo er vom Verschmelzen mit der Grenzenlosigkeit spricht (ananta samapattibhyam, Yoga-Sutra II.47). Auf diese Weise wird die benötigte Kraft, um entweder im aufrechten Sitz oder in einem anderen Asana zu verweilen, zu einer selbstverständlichen Voraussetzung eines körperlich-geistigen Erlebens. Kraft ist hier nicht der Zweck der Übung, sondern Mittel zum Zweck eines meditativen Erlebens.

Die Widerstandsfähigkeit wecken

Wenn die beiden Aspekte im ausgewogenen Verhältnis zueinander existieren und der Übende so im Sinne des Yoga Körperbeherrschung praktiziert, resultiert daraus eine besondere Widerstandsfähigkeit. Patanjali sprich demgemäß im nächsten Lehrsatz von der Überwindung der Gegensätze der Welt (Yoga-Sutra II.48). Gemeint sind zunächst einmal körperliche Extreme wie Hitze und Kälte, die einem Yogi, der einen hohen Übungsgrad erreicht hat, nichts anhaben können. Gemeint sind aber auch die Widrigkeiten und Widersprüchlichkeiten des Lebens, die ‚ups and downs', denen man durch die Beherrschung des Yoga nicht mehr so ausgeliefert ist, wie das zuvor vielleicht der Fall war. Glück und Unglück, Erfolg und Misserfolg, Hochgefühle und emotionale Täler – all das kann gleichmütiger und in der Meisterschaft mit geradezu stoischem Gleichmut ertragen werden. So führt der Kraftaspekt auf körperlicher Ebene zu einer umfassenden Stabilität der gesamten Persönlichkeit und in der Konsequenz auch zu einem friedlicheren Dasein.

Die Zielsetzungen und Methoden unserer Yoga-Kurzprogramme zur Kräftigung können wie folgt zusammengefasst werden:

- Um den Körper zu kräftigen, reicht die Arbeit mit dem eigenen Körpergewicht vollkommen aus. Benötigt wird ein bisschen Zeit, ein bisschen Platz, fordernde Yogahaltungen und entsprechend vorbereitende und nachbereitende Übungen, die in unseren Programmen versammelt sind.

- Sind die Kräftigungsübungen wie in unserem Yoga sanft ausgelegt, dienen sie dazu, den verschiedensten Überlastungsbeschwerden und Verletzungen auch im Alltag vorzubeugen. Sie schützen nicht nur vor Rückenbeschwerden, auch die Gelenke werden durch ein gestärktes Muskelkorsett besser geschützt.

- Einzelne Workouts fördern durch kraftvolle Asanas den Muskelaufbau. Sie setzen auf die Zusammenarbeit großer Muskelgruppen und führen nicht nur gezielt zur Stärkung der stabilisierenden Rumpfmuskulatur, sondern regen auch muskuläre Stoffwechselprozesse an.

- Die positiven Auswirkungen unserer Übungsfolgen verleihen spürbar neuen Schwung im Leben und machen belastbarer. Man sollte hier allerdings geduldig sein. Denn wer noch ungeübt ist, benötigt eine Weile, bis die Yogahaltungen ein wenig länger gehalten werden können. Bitte die Übungslänge immer der aktuellen persönlichen Fitness anpassen. Ziel ist es, auch bei großer Anstrengung ruhig und gelassen zu bleiben. Nach und nach kann trotz des fordernden Charakters eine innere Leichtigkeit bei der Ausführung der Praxis entstehen. Deshalb immer den Grundsatz beachten: sich fordern, aber nicht überfordern!

- Zusammengenommen führen kräftigende Übungen auf der körperlichen Ebene zu einer muskulären Stabilität, die den Körper sichtbar straffer und fitter werden lässt.

Literatur

Berg, A. & König, D. (2006). Körperliche Belastung und Adaption. In K. Bös & W. Brehm (Hrsg.), *Handbuch Gesundheitssport* (2., vollständig neu bearb. Aufl., S. 69-81). Schorndorf: Hofmann.

Boeckh-Behrens, W.-U. & Buskies, W. (2000). *Fitness-Krafttraining: Die besten Übungen und Methoden für Sport und Gesundheit* (15. Aufl.). Reinbek bei Hamburg: Rowohlt.

Patanjali (2006). *Das Yogasutra. Von der Erkenntnis zur Befreiung.* Einführung, Übersetzung und Erläuterung von R. Sriram. Berlin: Theseus.

Zimmermann, K. (2000). *Gesundheitsorientiertes Muskelkrafttraining. Theorie – Empirie – Praxisorientierung.* Schorndorf: Hofmann.

Heldenhafte Brustkorb-Öffnung

Ein geöffneter Brustraum ist entscheidend für eine vollständige Atmung. Er verleiht Ihnen darüber hinaus Vitalität und Durchsetzungskraft. So schöpfen Sie Ihr volles Potential aus.

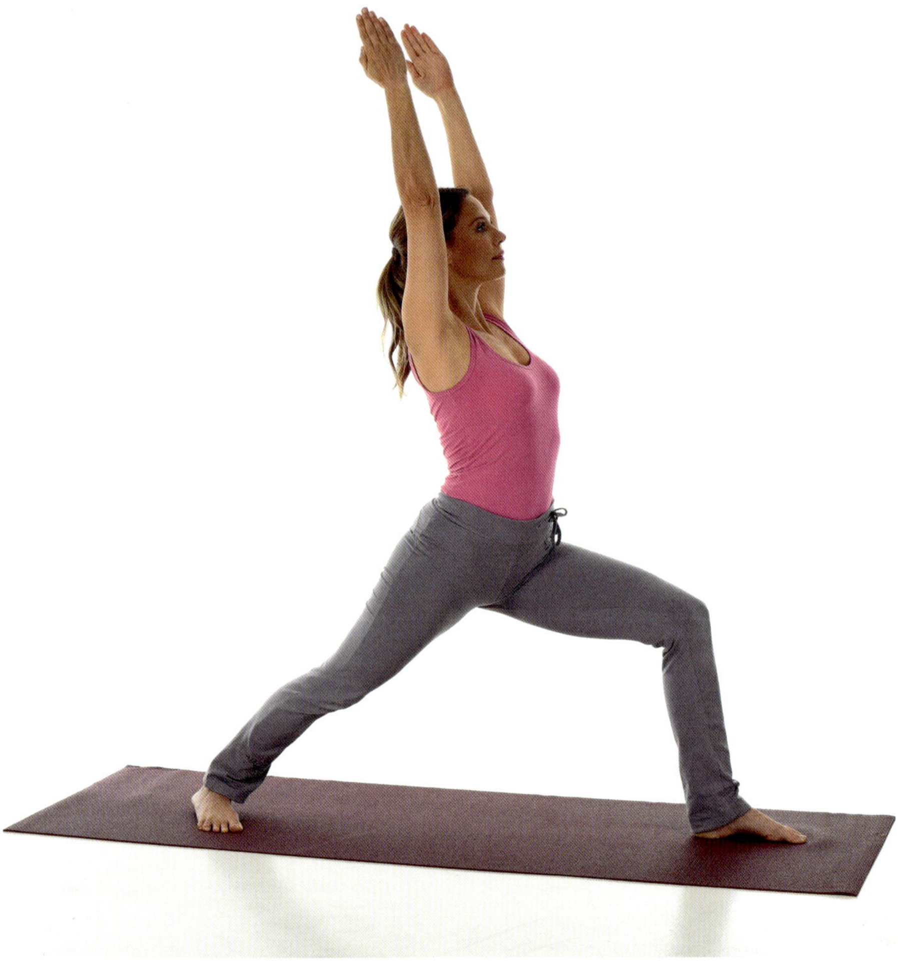

Die Öffnung des Brustraums geschieht in diesem Programm in einer kraftvollen Art und Weise, die zwei bekannte Basis-Standhaltungen des Yoga integriert. Sie lernen bei der heldenhaften Brustkorb-Öffnung, wie Sie stabil und gut geerdet stehen und gleichzeitig immer mehr nach oben in die Vertikale streben.

Zum Programm

Held I und *Held II* bilden die Zielasanas. Es sind verwandte Standhaltungen, die Gleichgewichtsvermögen, Kraft und Durchhalten trainieren. Die Unterschiede liegen sowohl in der Hüft- und Torsostellung, als auch in der Armhaltung. Während beim *Held I* der Oberkörper nach vorne ausgerichtet ist und die Arme in den Himmel ragen, steht der Oberkörper beim *Held II* seitlich, und die Arme zeigen parallel zum Boden. Außerdem wird der Kopf nach vorne gedreht.

Ziele des Programms

- Öffnung des Brustraums
- Kraftaufbau in Beinen, Rumpf und Armen
- Standfestigkeit
- Durchhaltevermögen
- Befreites Atmen

Standfestigkeit in den Beinen

Die anspruchsvollen und kräftigenden Helden-Haltungen bereiten Sie in unserem Programm durch zwei gezielte Übungen vor. Der Hüftbereich wird mobilisiert und flexibilisiert durch das *Auf der Stelle laufen*. Der *Brustöffner* bereitet Sie auf den zweiten Schwerpunkt vor, indem Sie achtsam und spielerisch in dynamischer Abfolge den Brustraum weiten. Dann folgen *Held I* und *Held II* mit ihren jeweiligen Besonderheiten. Die Haupt-Asanas fordern nicht nur Ihre Standfestigkeit in den Beinen, sondern auch den Schulter-Nacken-Bereich. Daher lockert die erste ausgleichende Übung zunächst durch *Schultern anziehen*. Durch das abschließende *Oberkörper schwingen* wird zusätzlich der Beckenbereich entspannt.

Heldenhafte Brustkorb-Öffnung	Dauer
1. Auf der Stelle laufen	bis 2 Min.
2. Brustöffner	bis 1 ½ Min.
3. Held I [Virabhadrasana I]	bis 3 Min.
4. Held II [Virabhadrasana II]	bis 3 Min.
5. Schultern anziehen	bis 1 ½ Min.
6. Oberkörper schwingen	bis 1 ½ Min.

Auf der Stelle laufen | aufwärmen und mobilisieren |

■ Stellen Sie sich locker und aufrecht hin. Machen Sie mit einem Bein einen Schritt nach vorne und beugen Sie dabei das vordere Knie. Dann stellen Sie das Bein wieder zurück. Wiederholen Sie diesen Schritt nach vorne mehrmals mit dem gleichen Bein.

■ Mit jeder Wiederholung verlagern Sie das Gewicht mehr auf den vorderen Fuß, und gehen Sie mit der Hüfte immer weiter nach unten. Stellen Sie sich vor, Sie wollten entschlossen nach vorne auf jemanden zugehen, wobei Sie sich selbst stoppen, bevor der nächste Schritt mit dem hinteren Bein getan wird. Werden Sie schwungvoller und heben Sie mit dem hinteren Fuß ganz vom Boden ab.

■ Wechseln Sie nach einigen Malen das Bein und wiederholen Sie das Laufen auf der Stelle etwa gleich häufig mit dem anderen Bein.

■ Stellen Sie sich zum Schluss wieder aufrecht hin und spüren Sie ins Becken hinein. Vielleicht können Sie eine leichte Erwärmung spüren.

Bruströffner | die Brustwirbelsäule mobilisieren |

■ Nehmen Sie einen aufrechten, hüftbreiten Stand ein. Ihr Blick ist nach vorne gerichtet. Spüren Sie die Verbindung zum Boden durch die Fußsohlen und nehmen Sie wahr, wie der Atem fließt. Kopf und Oberkörper sind aufgerichtet. Entspannen Sie Ihre Schultern.

■ Einatmend drehen Sie Daumen, Hände, Arme und Schultern nach außen und hinten, bis sich der Brustkorb öffnet. Mit der Ausatmung kommen Sie wieder in die entspannte Ausgangshaltung zurück. Wiederholen Sie diese Bewegung mehrere Male.

■ Nehmen Sie wahr, wie sich mit jeder Einatmung die Schulterblätter auf dem Rücken wie von selbst zusammenziehen und ausatmend wieder voneinander entfernen.

■ Intensivieren Sie jetzt die Haltung, indem Sie einatmend wie zuvor den Brustraum öffnen, dann aber mit jeder Ausatmung den oberen Rücken rund machen und dabei die Arme ein wenig nach innen drehen. Der Kontrast zwischen Einatembewegung und Ausatembewegung wird dadurch stärker.

■ Machen Sie zum Schluss ihren Rücken wieder gerade. Spüren Sie in den Brustkorb hinein und erfassen Sie Ihren Atemraum.

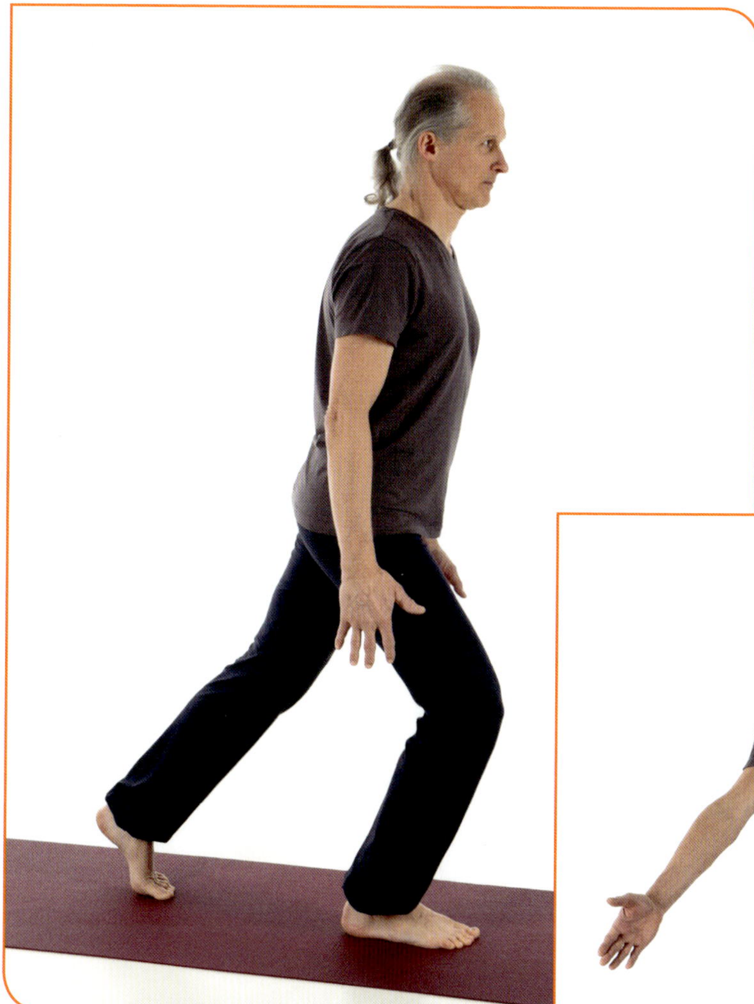

Zum Aufwärmen einen Schritt nach vorne gehen und wieder zurück.

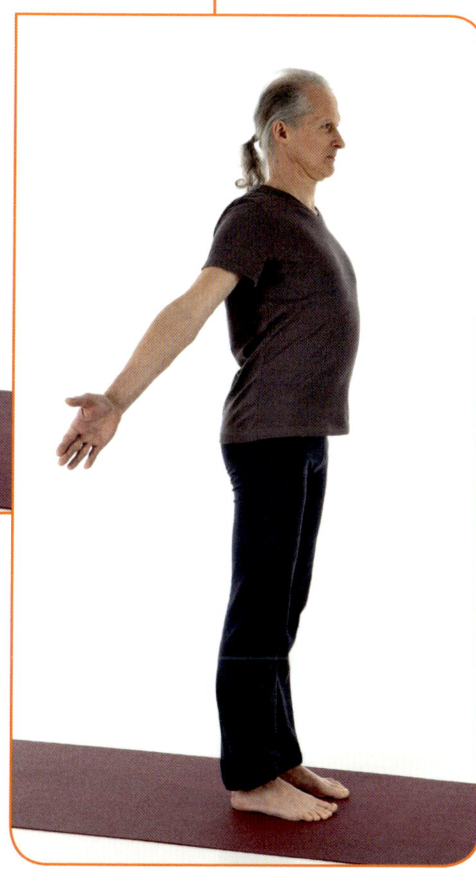

Einatmend Daumen nach außen drehen und den Brustkorb öffnen.

Held I | Virabhadrasana I |

■ Positionieren Sie sich am hinteren Ende der Matte. Drehen Sie jetzt den rechten Fuß bis maximal zu einem 45-Grad-Winkel nach außen. Machen Sie mit dem linken Bein einen weiten Schritt nach vorne. Bein-, Beckenboden- und Bauchmuskulatur sind aktiviert und der Rücken ist gerade. Die Beine sind gestreckt. Oberkörper und Becken zeigen in Richtung des vorderen Beins.

■ Bringen Sie einatmend Ihre Arme vor dem Körper nach oben bis über den Kopf. Beugen Sie mit der Ausatmung Ihr vorderes Knie, während Sie mit dem Becken Richtung Boden sinken. Das gebeugte Knie befindet sich senkrecht über der Ferse. Die Schultern nicht zu den Ohren ziehen, sondern locker lassen.

■ Atmen Sie mehrere Male langsam und gleichmäßig ein und aus. Spüren Sie mit jeder Einatmung die Weite und Offenheit im Brustbereich. Der Blick geht geradeaus nach vorne.

Körperliche Wirkungen

Die Haltung fördert die Aufrichtung und Streckung der Wirbelsäule. Sie stärkt Nacken, Schultern, Arme, Oberschenkel und Waden. Die Rückenmuskulatur wird gekräftigt. Zugleich wird der Brustkorb gedehnt und dadurch die Atmung erleichtert. Auch die Knie- und Hüftgelenke werden trainiert.

Psychische Wirkungen

Konzentration, Standfestigkeit und Balance sind gefordert. Daraus erschließen sich energetisierende Wirkungen. Offenheit und Weite entstehen vor allem im Oberkörper. Im übertragenen Sinn werden Zielgerichtetheit und Durchhaltevermögen trainiert.

■ Der hintere Fuß drückt in den Boden, so dass das hintere Bein aktiv gestreckt ist. Achten Sie darauf, dass das Becken nach vorne ausgerichtet ist.

■ Strecken Sie zum Schluss einatmend das vordere Bein und bringen Sie mit dem nächsten Ausatem die Arme wieder nach unten. Lösen Sie den Schritt auf und kommen Sie wieder ans hintere Ende der Matte.

■ Wiederholen Sie die Haltung Schritt für Schritt auf der anderen Seite.

■ Wenn Sie beide Seiten gleich lange geübt haben, schütteln Sie Arme und Beine aus.

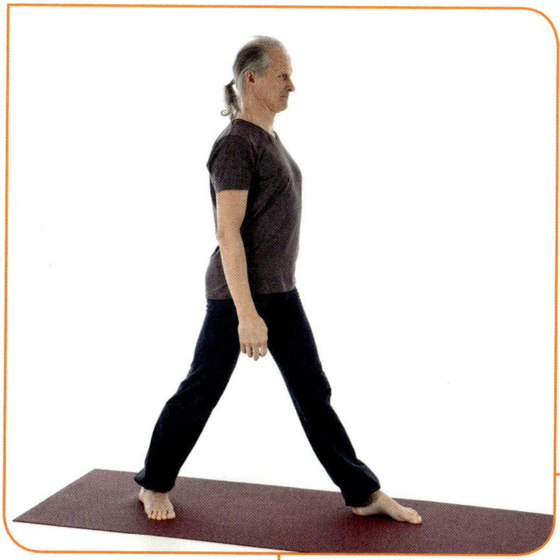

Einen Fuß nach außen drehen und mit dem anderen Bein einen Schritt nach vorne machen. Den Oberkörper nach vorne ausrichten.

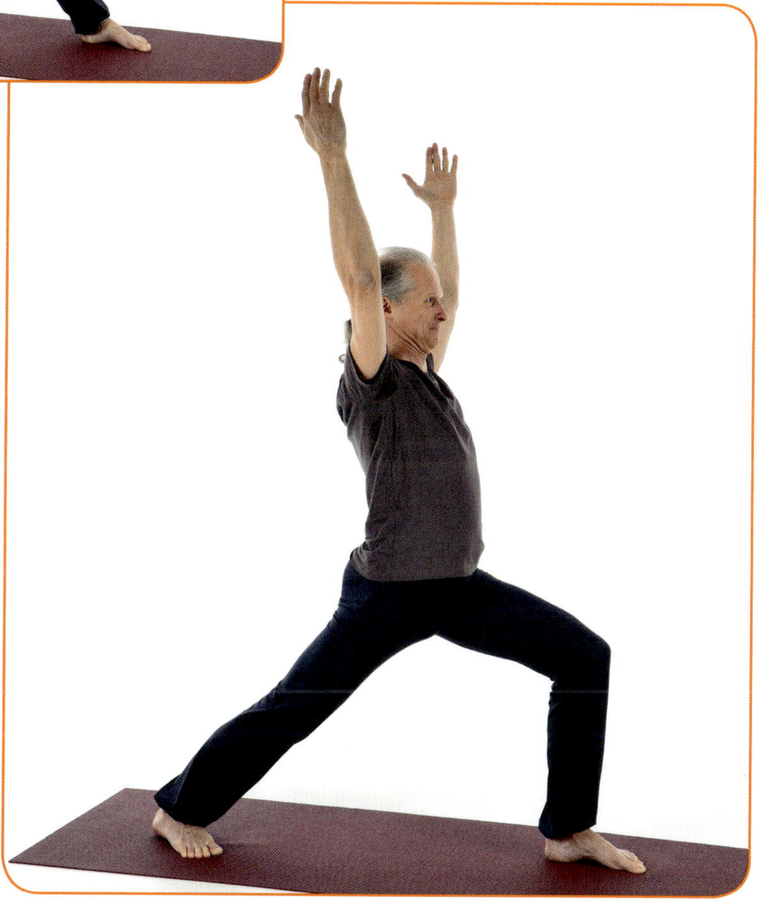

Stabil stehen und mit jeder Einatmung den Brustraum etwas mehr weiten.

Held II | Virabhadrasana II |

■ Nach dem Held I stehen Sie entspannt wieder am hinteren Ende Ihrer Matte. Für den Held II drehen Sie den rechten Fuß nach außen bis maximal zu einem 90-Grad-Winkel. Mit dem linken Bein machen Sie einen großen Schritt nach vorne. Der Oberkörper zeigt dieses Mal nicht nach vorne, sondern zur Seite und ist bewusst aufgerichtet. Das Steißbein sinkt etwas nach unten Richtung Boden. Spannen Sie die Muskulatur der gestreckten Beine an. Spüren Sie, wie beide Beine Kontakt mit dem Boden und die Füße Erdung haben.

■ Heben Sie einatmend Ihre Arme bis auf Schulterhöhe seitlich an. Die Handflächen zeigen nach unten. Beugen Sie mit der Ausatmung Ihr vorderes Bein, bis sich das Knie direkt über dem Knöchel befindet.

■ Atmen Sie ruhig und fließend. Wenn sich Ihr Nacken frei anfühlt, drehen Sie zum Schluss Ihren Kopf nach vorne, so dass Sie über Ihre Fingerspitzen nach vorne in die Ferne blicken.

Körperliche Wirkungen

Die Haltung fördert die Beweglichkeit der Fuß-, Knie- und Hüftgelenke. Bein- und Gesäßmuskulatur werden gezielt gekräftigt. Der Schultergürtel wird gedehnt, die Rückenmuskulatur aktiviert. Der Gleichgewichtssinn wird geschult.

Psychische Wirkungen

Neben der physischen Kraft ist innere Ausrichtung und Willensstärke gefordert. Wer sich an diese körperliche Herausforderung gewöhnt, wird offen für die subtileren Wirkungen wie Ausdehnung und Vitalisierung. Das Selbstbewusstsein wird gestärkt.

■ Atmen Sie mehrmals langsam ein und aus. Richten Sie Ihren Oberkörper mit jeder Einatmung bewusst auf. Aktivieren Sie das gestreckte Bein, indem Sie den hinteren Fuß bewusst in den Boden drücken. Der Oberkörper ist nicht nach vorne geneigt, sondern aufrecht – die Schultern befinden sich direkt über dem Becken.

■ Kommen Sie einatmend aus der Haltung heraus, indem Sie das Knie strecken und ausatmend die Arme absenken. Lösen Sie den Schritt auf und kommen Sie wieder in die Ausgangsposition zurück.

■ Wiederholen Sie den Ablauf mit dem anderen Bein.

■ Wenn Sie beide Seiten gleich lange geübt haben, schütteln Sie Arme und Beine aus.

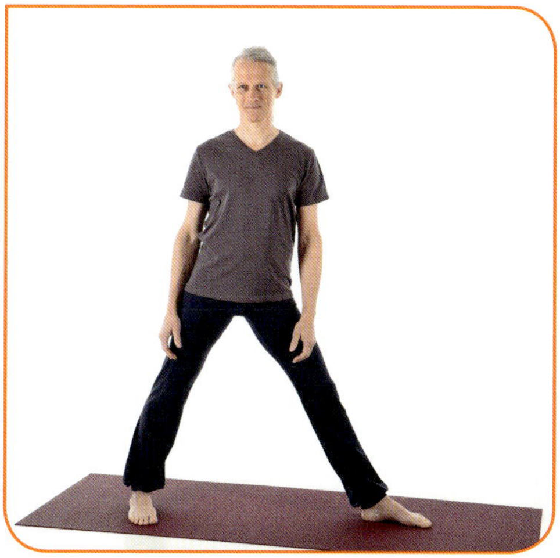

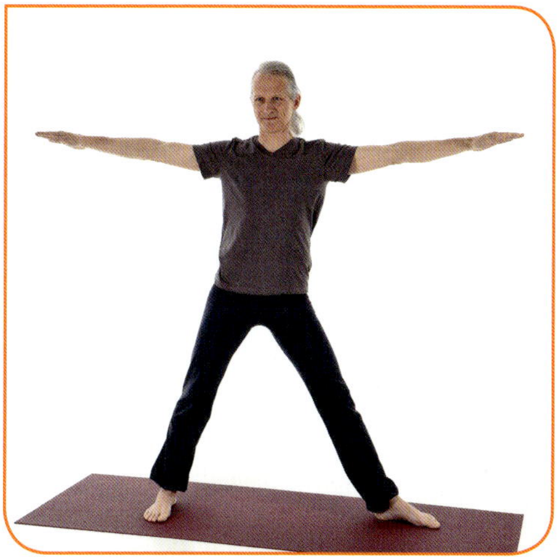

Einatmend die Arme ausbreiten, ausatmend das Knie beugen und mehrere Atemzüge in der Haltung bleiben.

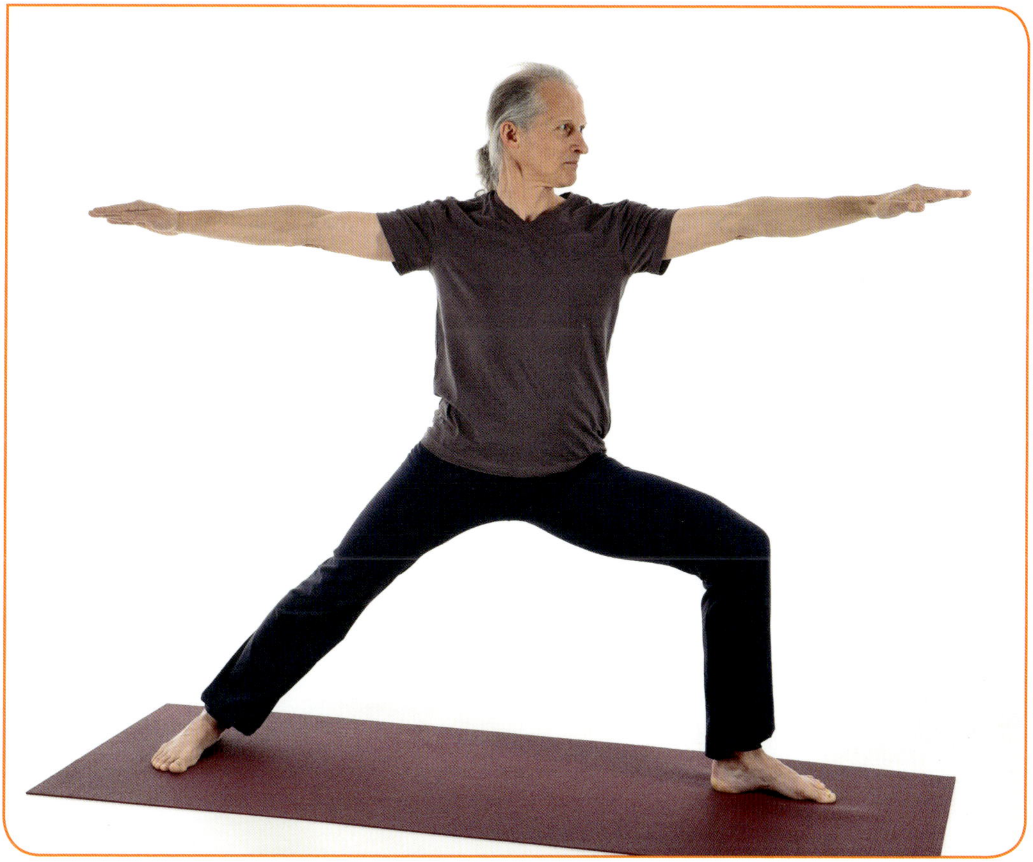

Schultern anziehen | Impuls zur Entspannung |

- Lassen Sie die Arme locker hängen. Ihr Blick ist nach vorne gerichtet. Atmen Sie fließend und gleichmäßig.

- Einatmend ziehen Sie langsam beide Schultern soweit wie möglich in Richtung Ohren nach oben. Halten Sie die Luft für ein paar Sekunden an, und lassen Sie die Schultern oben. Spüren Sie die Spannung im Nacken- und Schulterbereich.

- Ausatmend lassen Sie die Schultern langsam sinken.

- Wiederholen Sie den Bewegungsablauf im Rhythmus Ihrer Atmung mehrmals hintereinander. Nach jeder Einatmung die Luft anhalten und die Schultern dabei oben lassen.

- Spüren Sie abschließend in Ihre Schultern und in Ihren Nacken hinein und fühlen Sie die Wärme, die sich dort ausbreitet.

- Schütteln Sie Ihre Schultern aus.

Oberkörper schwingen | drehend lockern |

- Öffnen Sie Ihre Füße etwas weiter als hüftbreit, und stehen Sie stabil. Lassen Sie die Arme locker hängen und spüren Sie den Kontakt der Fußsohlen zum Boden.

- Aktivieren Sie Ihre Beine, indem Sie die Muskeln in Füßen und Beinen anspannen. Beginnen Sie, die Arme mehrere Male im Wechsel um Ihren Körper zu schwingen. Der Rumpf macht zunächst nur kleine Drehbewegungen. Zum Ende jeder Drehbewegung schaut auch der Kopf leicht zur Schulter hin. Bleiben Sie in den Schultern und Armen so locker wie möglich.

- Vergrößern Sie die Drehbewegungen, und bleiben Sie mit den Füßen weiterhin fest mit der Unterlage verhaftet. Spüren Sie die wohltuende Drehbewegung in der Wirbelsäule.

- Schwingen Sie zum Abschluss locker aus, pendeln Sie noch einige Male nach links und rechts. Kommen Sie dann zum Stillstand und schließen Sie die Beine wieder etwas.

- Schließen Sie die Augen. Dann spüren Sie in die beanspruchten Körperregionen hinein: Wie fühlen sich Beine, Becken, Oberkörper und der Hals an?

- Lenken Sie zum Ende des Programms Ihre Aufmerksamkeit noch einmal auf den Herzraum. Spüren Sie, wie die Einatmung den Brustkorb ausdehnt. Spüren Sie die Weite und Offenheit auch im Schulter- und Halsbereich. Öffnen Sie dann wieder die Augen und nehmen Sie ein gestärktes Selbstbewusstsein mit in den Alltag.

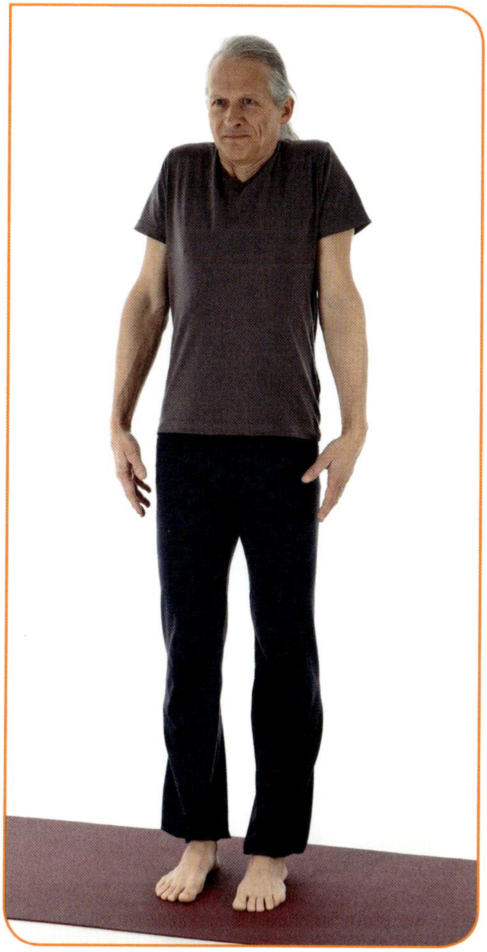

Einatmend die Schultern
hochziehen, ausatmend
absinken lassen.

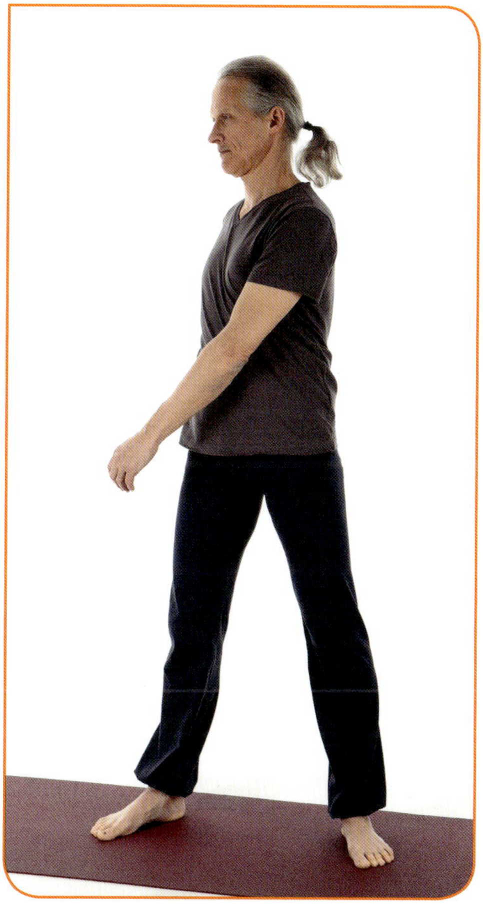

Stabil stehen und beim Drehen
locker bleiben.

Kraftvolle Mitte

Stabilität und Flexibilität in Ihrer Körpermitte unterstützen Sie beim richtigen Sitzen, Stehen und Gehen. Außerdem entwickeln Sie mit diesem Programm starke Beine.

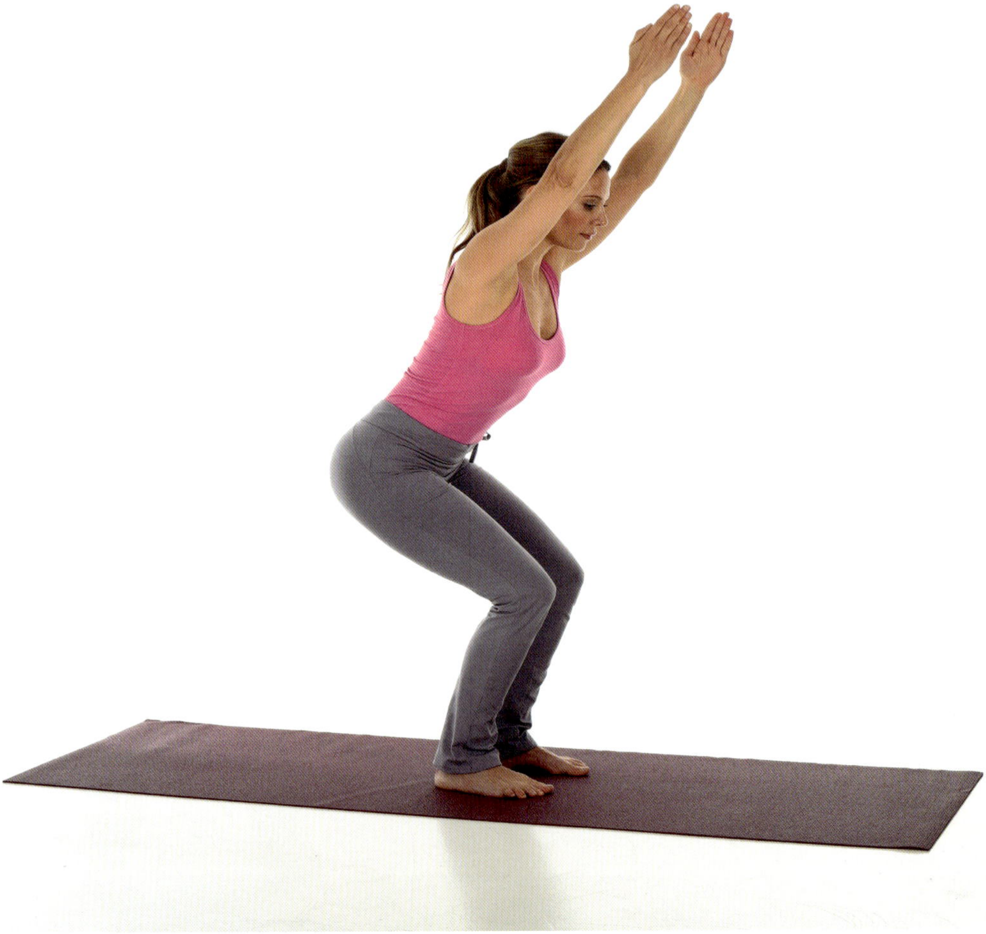

Durch lange Sitzzeiten und wenig Ausgleich durch körperliche Aktivität fehlt vielen von uns ein wichtiges Fundament des Stehens und Gehens: starke Beine. Auch hierfür schafft Yoga Ausgleich, denn viele der stehenden Asanas trainieren neben Beweglichkeit und Gleichgewichtssinn vor allem auch die Beinkraft.

Zum Programm

Die *Kraftvolle Haltung* trainiert Kraft und Stabilität sowie Dehnfähigkeit in Füßen, Sprunggelenken und Waden. Nahezu jeder kann die Haltung ausführen. Sie lässt sich ganz leicht im Schwierigkeitsgrad anpassen, indem man weiter nach unten geht oder eben nicht. Dennoch hat die *Kraftvolle Haltung* eine Reihe von Raffinessen, die es zu beachten gilt. Wichtig ist neben der Beinstellung ein gerader langer Rücken, der ebenfalls trainiert wird. Auf täglicher Basis ausgeführt bringt diese Allround-Übung viele Vorteile mit sich. Vor allem auch im Alltag ist sie nützlich für einen gesunden Stand und alle Hebe- und Beugebewegungen.

Ziele des Programms

- Kraftaufbau in den Beinen
- Kräftigung des Rückens und der Schultern und Arme
- Dehnung der Waden
- Bewusste Hüftbeugung
- Aufbau von Stabilität und Durchhaltevermögen

Alle Körperteile ansprechen

Vorbereitend arbeiten Sie zuerst mit unserem *Rückenstrecker* an der behutsamen Längenstreckung des Rückens. Die nötige Mobilisierung und ein geschärftes Bewusstsein für die Bewegung im Hüftbereich stellen Sie durch eine weitere Warm-up-Übung her, den *Beckenkipper*. Dann folgt die statisch ausgeführte *Kraftvolle Haltung*, in der alle Teile des Körpers gleichermaßen angesprochen werden. Das Halten des Asana sorgt für den nachhaltig kräftigenden Effekt der angesprochenen großen Muskelgruppen und verleiht physische wie psychische Stabilität. Nachbereitend lockern Sie die Anspannung in der beanspruchten Muskulatur mit dem *Beckenheber*. Abschließend sorgt das *Schwungvoll Drehen* für Entspannung der Schultern und des Brustkorbs.

Kraftvolle Mitte	Dauer
1. Rückenstrecker	bis 1 ½ Min.
2. Beckenkipper	bis 1 ½ Min.
3. Kraftvolle Haltung [Ardha Utkatasana]	bis 1 Min.
4. Beckenheber	bis 1 ½ Min.
5. Schwungvoll drehen	bis 1 ½ Min.

Rückenstrecker | sich lang machen |

■ Stehen Sie aufrecht und spüren Sie in den Körper hinein. Die Beine sind leicht geöffnet. Ihr Oberkörper ist gerade und entspannt.

■ Spannen Sie die Beine leicht an, drücken Sie die Füße bewusst in den Boden. Spannen Sie auch die Bauchmuskeln an, sodass Sie stabil stehen und der Rücken lang ist.

■ Strecken Sie nun einatmend den rechten Arm über den Kopf über vorne nach oben, die Handfläche weist nach vorne. Der linke Arm zieht ausgestreckt zum Boden, die Handfläche weist nach hinten. Ausatmend führen Sie jetzt den rechten Arm nach unten und den linken nach oben. Zum Ende der Bewegung atmen Sie wieder ein. Dann atmen Sie wieder aus, senken den linken Arm ab und heben den rechten gleichzeitig an. Wiederholen Sie diese Bewegung in fließendem Wechsel mehrmals auf jeder Seite.

■ Ziehen Sie sich dabei jedes Mal lang und strecken Sie sich mithilfe der Arme über die gesamte Länge des Rückens.

■ Schütteln Sie danach Arme und Beine aus.

Beckenkipper | Loslassen üben |

■ Stellen Sie sich wieder aufrecht hin. Stützen Sie die Hände seitlich in die Hüften. Gehen Sie ein wenig in die Knie und lassen Sie dabei den Rücken gerade.

■ Konzentrieren Sie sich nun ausschließlich auf den unteren Rücken und Ihr Becken. Atmen Sie gleichmäßig in den Bauch ein und aus.

■ Bei der Einatmung kippen Sie jetzt das Becken nach hinten, bei der Ausatmung nach vorne.

■ Machen Sie fließende Kippbewegungen. Der untere Rücken bildet jeweils einatmend ein leichtes Hohlkreuz, ausatmend rundet er sich.

■ Sie können die Übung intensivieren, indem Sie bei jeder Ausatmung Ihre Bauchmuskulatur aktiv nach innen bewegen. Führen Sie die Kippbewegungen bewusst und langsam mehrmals in jede Richtung aus.

■ Kommen Sie abschließend wieder in den aufrechten Stand und spüren Sie nach. Welche Kippbewegung war Ihnen angenehmer? Welche war eingeschränkter?

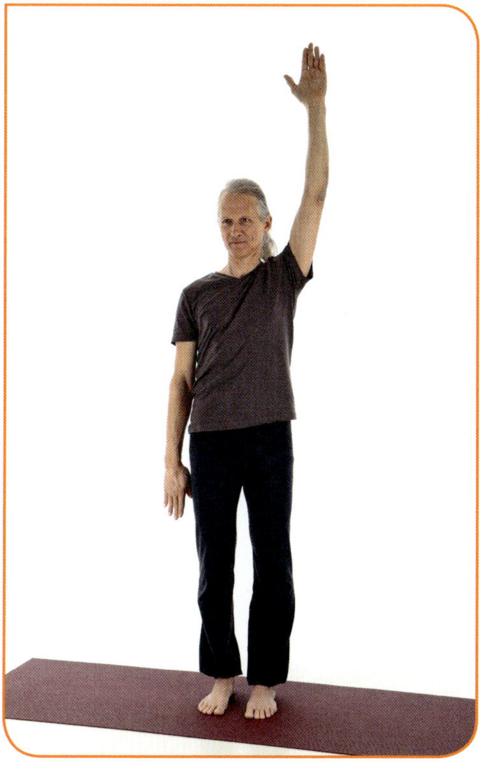

Den Körper mithilfe der Arme in die Länge strecken. Zum Ende der Bewegung jeweils einatmen.

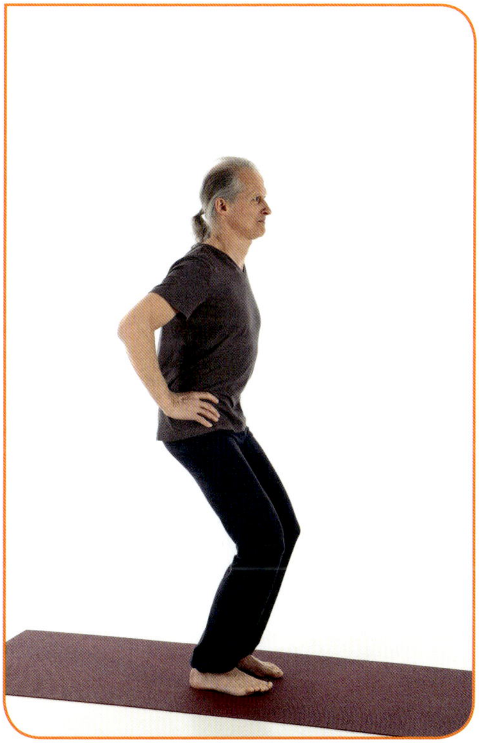

Einatmend das Becken nach hinten kippen, ausatmend nach vorne.

Kraftvolle Haltung | Ardha Utkatasana |

■ Ihre Beine sind leicht geöffnet. Die Füße zeigen nach vorne, Ihr Oberkörper ist aufrecht und die Schultern sind entspannt. Atmen Sie tief ein und aus und stellen Sie sich mental auf die Kraftvolle Haltung ein.

■ Mit dem Einatmen bringen Sie die gestreckten Arme vor dem Körper nach oben bis über den Kopf. Achten Sie darauf, dass Sie Ihre Schultern tief lassen. Dann kommen Sie mit geradem Rücken ausatmend aus der Hüfte heraus nach unten, so als wollten Sie sich auf einen Stuhl setzen. Der Oberkörper neigt sich dabei leicht nach vorne. Bleiben Sie mehrere Atemzüge in dieser Haltung.

Körperliche Wirkungen

Diese Haltung kräftigt nicht nur die gesamte Beinmuskulatur, auch Ihre Bauch- und Rückenmuskulatur ist aktiv, um einen runden Rücken zu vermeiden und der Haltung Ausrichtung zu geben. Stabilität und Balance werden verbessert, Waden und Achillessehnen werden zudem gedehnt. Auch der Schulterbereich wird gedehnt und gekräftigt. Kreislauf und Stoffwechsel werden angeregt und die inneren Organe, das Zwerchfell und das Herz stimuliert.

Psychische Wirkungen

Der Kraftaufbau auf körperlicher Ebene vermittelt mental Durchhaltevermögen und kann unterstützend wirken, wenn es darum geht, einen festen Standpunkt zu entwickeln.

■ Achten sie darauf, dass das Gewicht Ihres Körpers gleichmäßig über die Fußsohlen verteilt ist. Die Knie ragen dabei nicht weiter nach vorne als bis zu den Zehenspitzen. Beckenboden, Bauch- und Rückenmuskulatur sind aktiv. Der Kopf wird in Verlängerung der Wirbelsäule gehalten, der Blick geht nach vorne-unten.

■ Widerstehen Sie der Versuchung, in der Haltung zu wippen. Wenn Sie sich mehr fordern wollen, gehen Sie einfach weiter nach unten. Beim Einatmen weitet die Atemluft jedes Mal spürbar den Brustkorb und Ihr Rücken wird länger.

■ Kommen Sie einatmend kontrolliert zurück in den aufrechten Stand, indem Sie zuerst Ihre Beine strecken. Mit dem Ausatmen bringen Sie die Arme wieder über vorne nach unten.

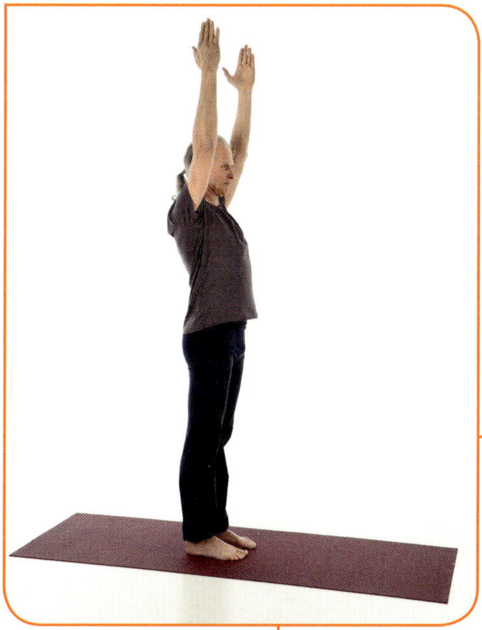

Einatmend die Arme über vorne nach oben heben, ausatmend mit geradem Rücken in die Kraftvolle Haltung kommen.

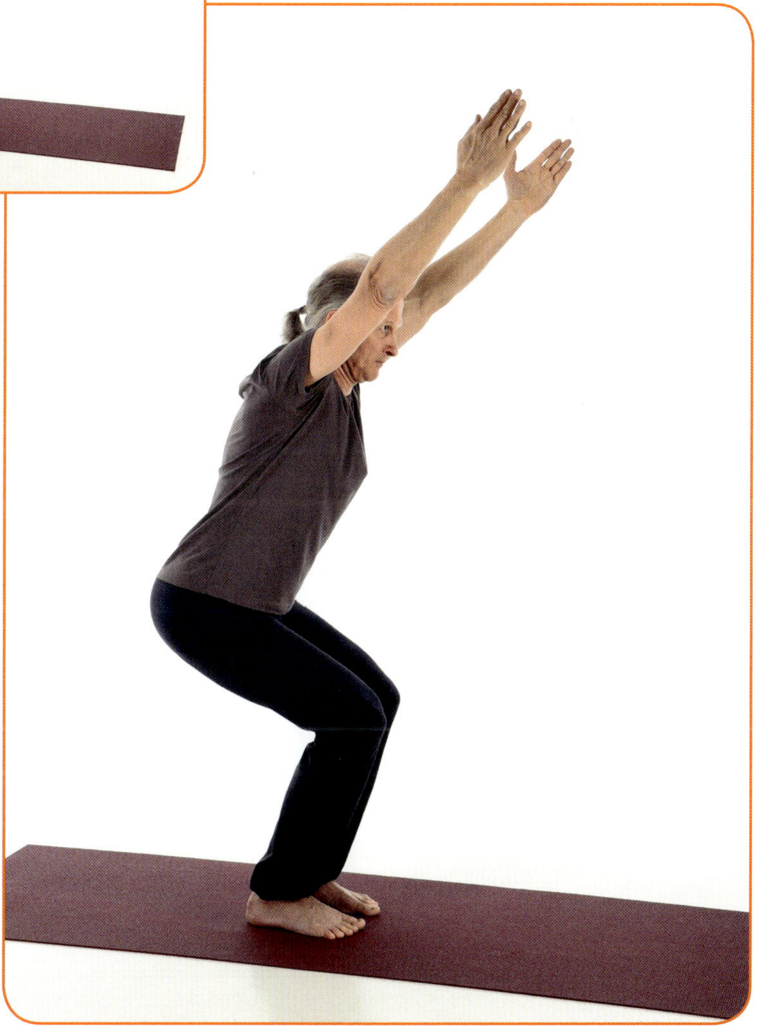

Beckenheber | in die Hüften hineinspüren |

■ Stehen Sie entspannt und aufrecht. Nehmen Sie Ihre Hände in die Hüften. Richten Sie Ihre Aufmerksamkeit auf die Hüften.

■ Heben Sie nun ausatmend abwechselnd eine Ferse so vom Boden ab, dass die Hüfte deutlich spürbar nach oben geht. Stellen Sie einatmend wieder die Ferse ab. Dann ausatmend die andere Ferse vom Boden und die Hüftseite anheben. Wiederholen Sie mehrmals.

■ Drücken Sie die Zehenspitzen beim Heben der Ferse in den Boden. Achten Sie darauf, dass sich Ihre Knie nicht beugen, sondern führen Sie das gesamte Bein gestreckt nach oben.

■ Der Rest des Oberkörpers bleibt stabil, sodass er sich kaum mitbewegt.

■ Spüren Sie achtsam in die Bewegung in den Hüftgelenken hinein. Nehmen Sie auch Unterschiede zwischen linker und rechter Seite wahr.

Schwungvoll drehen | Brustkorb und Schultern lockern |

■ Strecken Sie jetzt die Arme nach vorne aus und bringen Sie die Handflächen zusammen.

■ Bewegen Sie ausatmend den linken Arm nach außen, während Sie mit der rechten Hand an der Innenseite des linken Arms entlang streichen bis hin zur linken Schulter. Dann die Arme einatmend wieder nach vorne ausstrecken und die Hände zusammenführen.

■ Jetzt bewegen Sie ausatmend den rechten Arm nach außen und fahren entsprechend mit der linken Hand entlang bis zur rechten Schulter. Dann einatmend die Arme wieder nach vorne in die Ausgangsposition bringen.

■ Wiederholen Sie den Ablauf mehrere Male und werden Sie mit der Zeit schneller.

■ Um die Übung zu intensivieren, können Sie auch die Bewegung noch mehr beschleunigen – die Arme schwingen jetzt ohne Unterbrechung in einer Bewegung von links nach rechts und von rechts nach links. Im Schwung können Sie die Knie leicht beugen. Lassen Sie den Atem genüsslich fließen.

■ Werden Sie wieder langsamer und kommen Sie schließlich zum entspannten Stehen. Spüren Sie den Wirkungen des Programms noch einmal nach. Beobachten Sie dafür vor allem die Region des Bauchs, Beckens und unteren Rückens. Vielleicht breitet sich ein wohltuendes Wärmeempfinden durch die erhöhte Blutzirkulation aus.

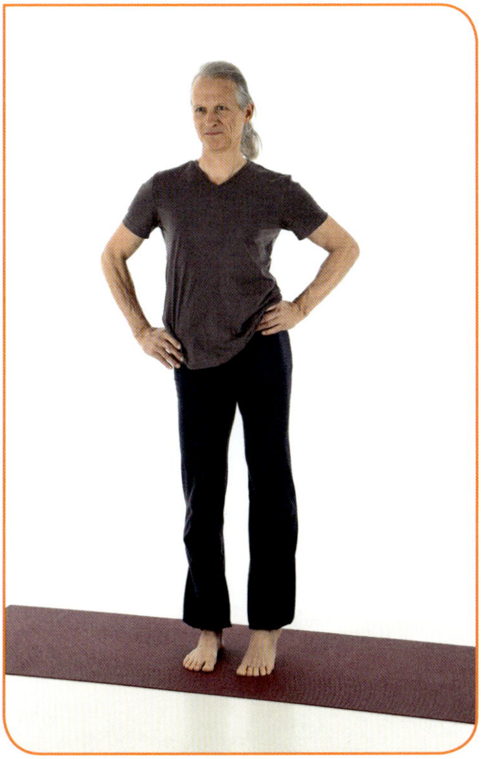

Einatmend die Ferse anheben, dadurch die Hüfte nach oben bewegen.

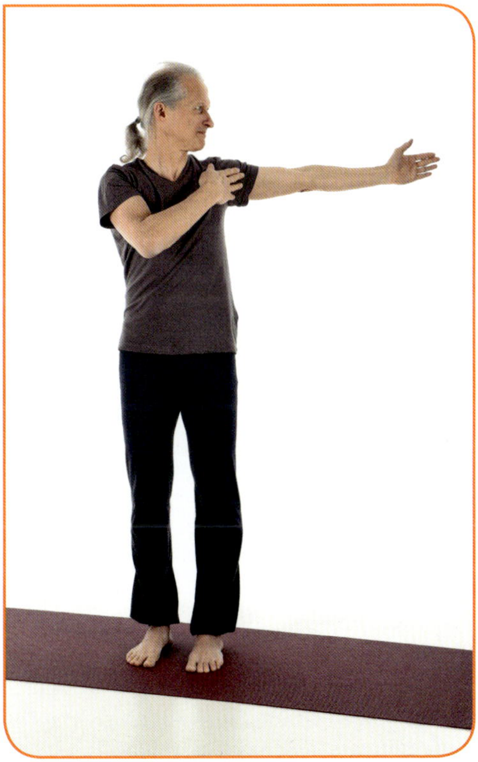

Zu jeder Seite ausatmend drehen.

Den Bauch kräftigen

Jenseits ästhetischer Kriterien spielt die Bauchmuskulatur eine zentrale Rolle für Ihre Gesundheit. Mit diesem Programm stabilisieren Sie den Rumpf und fördern die Verdauung.

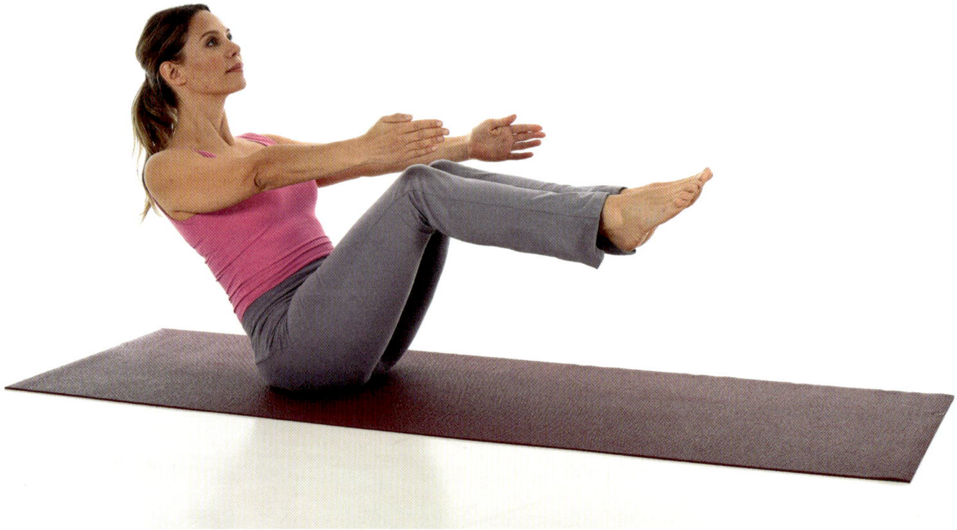

Gut trainierte Bauchmuskeln bieten eine Reihe von Vorteilen – nicht nur ästhetische. Wichtig für Drehung und Beugung des Körpers, spielt die Bauchmuskulatur eine zentrale Rolle bei der Stabilisierung des Rumpfes. Die myofaszialen Strukturen des Bauchraums wirken wie ein Gürtel, der die Körpermitte stützt. Auch die Organe des Bauch- und Beckenraums werden von der Bauchmuskulatur umschlossen und von ihr mit beeinflusst. In der Folge kann sich ein entsprechendes ausgewogenes Training positiv auf die Verdauung auswirken.

Zum Programm

Unser Programm führt zielstrebig zu einer anstrengenden und sehr speziellen Yogahaltung: dem *Boot*. Sie bildet häufig den Mittelpunkt von Yogastunden, die auf die Stärkung der Körpermitte und der Bauchmuskulatur ausgerichtet sind.

Ziele des Programms

- Stärkung für Bauch, Rücken, Hüftbeuger und Beine
- Stimulation der Bauchorgane
- Balance und Stabilität
- Durchhaltevermögen
- Atemvertiefung

Varianten leichtgemacht

Wir stellen zunächst einmal die Achtsamkeit für die Bauchregion her, indem wir eine einfache Atem-Achtsamkeitsübung ausführen und die *Bauchatmung spüren*. Um Bewegung und Mobilisation für den Torso und die oberen Extremitäten zu gewährleisten, folgt eine atemsynchrone Armbewegung, indem Sie die *Arme seitlich hoch und runter* bewegen. Dies wirkt insgesamt aktivierend, und lässt Sie außerdem die Aufrichtung und den langgestreckten Rücken einüben, der für das folgende Asana so unerlässlich ist. Als Mittelpunkt kommt dann der Bauch ins Spiel, und Sie führen eine der beschriebenen Varianten des *Boots* aus, die für Ihr aktuelles Trainingsniveau passend ist. Sie können natürlich auch die Haltedauer variieren, um den Schwierigkeitsgrad zu heben oder zu senken. Im Anschluss an das *Boot* folgt der *Schustersitz* als eine passende Ausgleichshaltung im Sitzen. Er beruhigt und wirkt durch eine sanfte passive Dehnung der Kraftanstrengung des *Boots* entgegen. Abschließend lockern Sie alle beanspruchten Körperpartien durch eine dynamische Bewegung in der *Sitzenden Katze*, eine Abwandlung der bekannten Yogaübung, die für gewöhnlich im Vierfüßlerstand ausgeführt wird.

Den Bauch kräftigen	Dauer
1. Bauchatmung spüren	bis 2 Min.
2. Arme seitlich hoch und runter	bis 1 ½ Min.
3. Boot [Navasana]	bis 2 Min.
4. Schustersitz [Baddha Konasana]	bis 1 ½ Min.
5. Sitzende Katze	bis 2 Min.

Bauchatmung spüren | tief entspannen |

■ Kommen Sie in den Fersensitz. Er sollte bequem eingenommen werden können. Sorgen Sie für eine weiche Unterlage. Wenn Ihre Matte nicht ausreicht, nehmen Sie eine Decke oder Ihre Matte doppelt gefaltet. Zusätzlich legen Sie sich bei Bedarf eine gefaltete oder gerollte Decke zwischen Oberschenkel und Unterschenkel und gegebenenfalls auch unter die Knöchel.

■ Richten Sie Ihre Wirbelsäule bewusst auf und lassen Sie die Schultern entspannt und locker hängen.

■ Legen Sie beide Hände auf Höhe des Nabels übereinander auf den Bauch. Wenn Sie wollen, schließen Sie Ihre Augen. Spüren Sie die Bewegungen Ihres Atems im Bauchraum. Nehmen Sie bewusst wahr, wie sich die Bauchdecke beim Einatmen hebt und beim Ausatmen wieder senkt. Entspannen Sie sich vor allem während des Ausatmens immer mehr.

■ Atmen Sie ein letztes Mal tief in den Bauch ein und aus, dann lösen Sie die Hände vom Bauch und atmen normal weiter.

Arme seitlich hoch und runter | aufrichten |

■ Lassen Sie die Arme im Fersensitz locker links und rechts neben der Hüfte hängen. Konzentrieren Sie sich auf den Atemfluss. Mit der nächsten Einatmung heben Sie die Arme seitlich über den Kopf, bis die Handflächen etwas geöffnet zueinander zeigen. Ausatmend führen Sie die Arme wieder seitlich nach unten. Wiederholen Sie die Armbewegung mehrmals.

■ Heben Sie auch leicht den Kopf, wenn Sie die Arme nach oben führen, und senken Sie das Kinn, wenn Sie sie nach unten bringen. Das mobilisiert zusätzlich Ihre Halswirbelsäule.

■ Spüren Sie die Streckung der Arme, Schultern und Flanken mit jeder Einatmung. Spüren Sie die Lockerung mit jeder Ausatmung.

■ Wiederholen Sie ein letztes Mal. Setzen Sie sich dann neben die Fersen und strecken Sie die Beine nach vorne aus. Lockern Sie Ihre Beine, indem Sie Oberschenkel, Unterschenkel und Fußgelenke ausschütteln. So lösen Sie die Spannungen aus dem Fersensitz oder wecken ein eingeschlafenes Bein wieder auf.

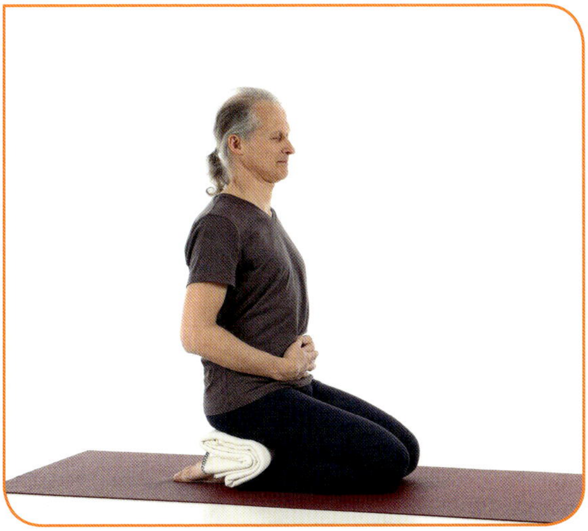

Spüren, wie sich die Bauchdecke hebt und senkt.

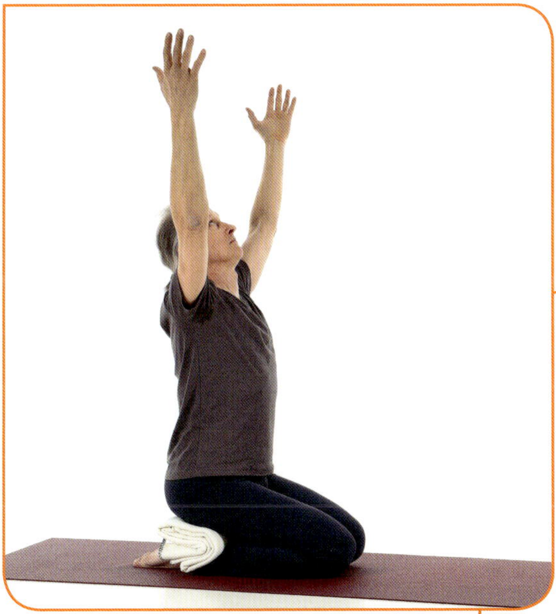

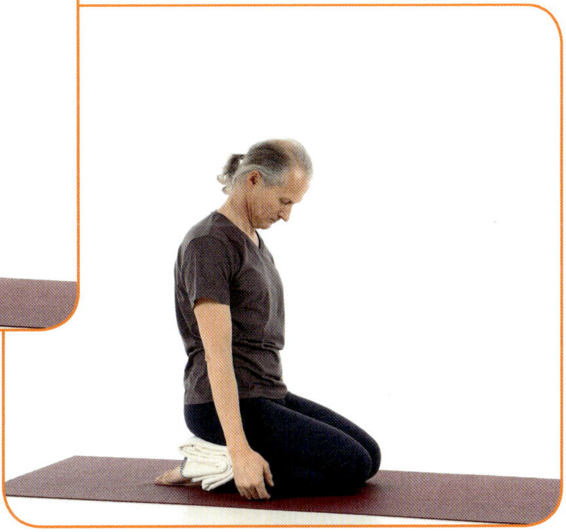

Einatmend die Arme heben und mit dem Kopf folgen, ausatmend die Arme senken und den Kopf zum Kinn führen.

Boot | Navasana |

■ Stellen Sie die Beine im Sitz auf. Fassen Sie von außen mit den Fingern in Ihre Kniekehlen. Machen Sie einatmend den Rücken lang. Dabei heben Sie bewusst den Brustkorb an, und aktivieren Sie die Bauchmuskulatur. Lehnen Sie sich dann ausatmend mit geradem Oberkörper kontrolliert nach hinten, die Füße heben dabei vom Boden ab. Ihr Rücken ist gerade, der Kopf in der Verlängerung der Wirbelsäule. Atmen Sie fließend weiter und versuchen Sie, eine stabile Position einzunehmen.

■ Um die Haltung zu intensivieren, heben Sie nun die Unterschenkel bis parallel zum Boden an, ohne die Balance zu verlieren. Dann strecken Sie die Arme parallel zum Boden nach vorne aus. Die Handflächen zeigen zueinander. Atmen Sie mehrmals tief ein und aus. Das Brustbein heben Sie mit jeder Einatmung ein bisschen an.

Körperliche Wirkungen

Die Haltung ist vor allem ein hervorragendes Training für die Beugemuskulatur der Hüfte und die gesamte Bauchmuskulatur. Auch kräftigt sie den Rücken. Außerdem wird der Gleichgewichtssinn gefordert. Wenn während der Haltearbeit trotz der Anstrengung locker geatmet wird, können Nieren und Schilddrüse sowie innere Organe stimuliert werden. Eine Folge kann eine verbesserte Verdauung sein.

Psychische Wirkungen

Auf der psychischen Ebene trägt die Haltung dazu bei, Stress zu reduzieren. Die Konzentrationsfähigkeit wird verbessert, und es ist eine hervorragende Haltung, die eigenen Grenzen auszutesten und den Fortschritt zu beobachten, wenn man zunehmend in der Lage ist, die Haltedauer zu verlängern.

■ Wenn Sie stark und beweglich genug sind, können Sie auch die Beine weiter ausstrecken, bis die Füße sich über dem Knie oder sogar bei gestreckten Beinen über dem Kopf befinden. Führen Sie diese fortgeschrittene Variante nur aus, wenn Sie Ihren Rücken dabei gerade halten können.

■ Stellen Sie ausatmend die Füße wieder ab und entspannen Sie sich. Spüren Sie in die Bauchmuskulatur hinein. Bringen Sie dazu Ihren Oberkörper zu den Oberschenkeln und gehen Sie in einen leichten Rundrücken. Vielleicht können Sie die durch die Anstrengung hervorgerufene Wärme im Bauch wahrnehmen.

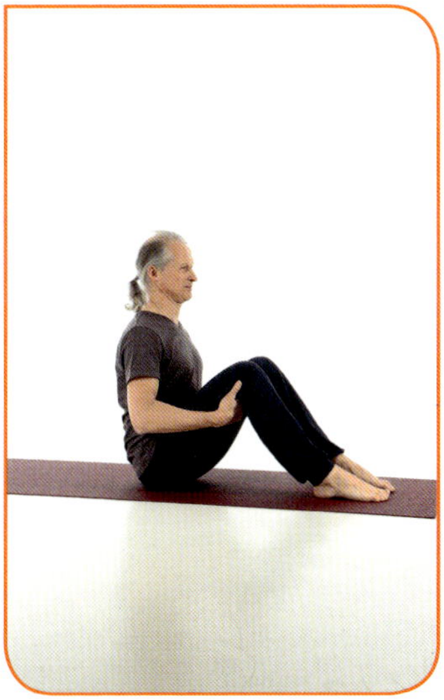

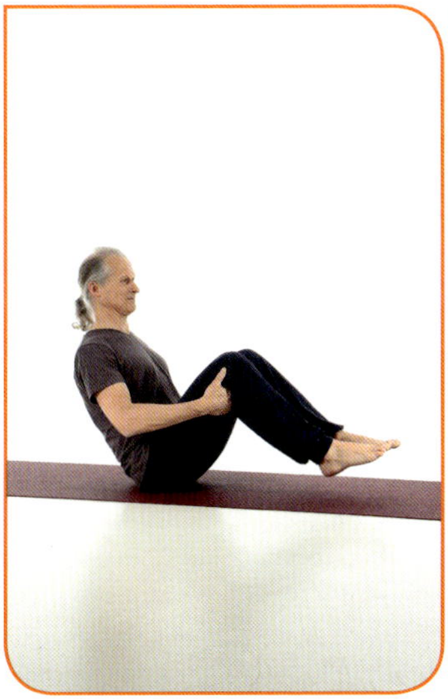

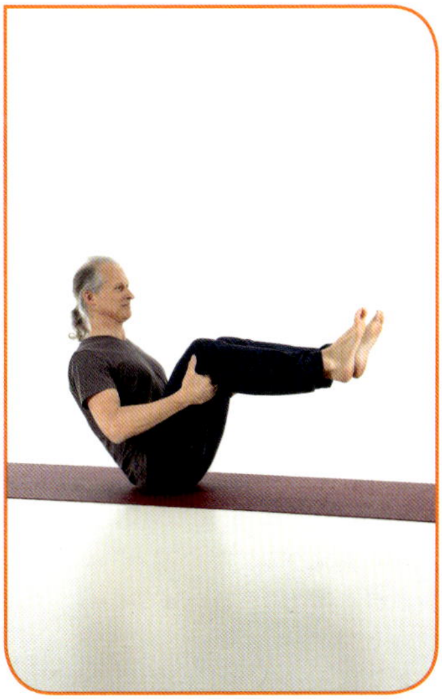

Die Hände in die Kniekehlen und langsam mit langem Rücken zurücklehnen, dann die Beine immer weiter anheben und zum Schluss die Arme parallel zum Boden ausstrecken.

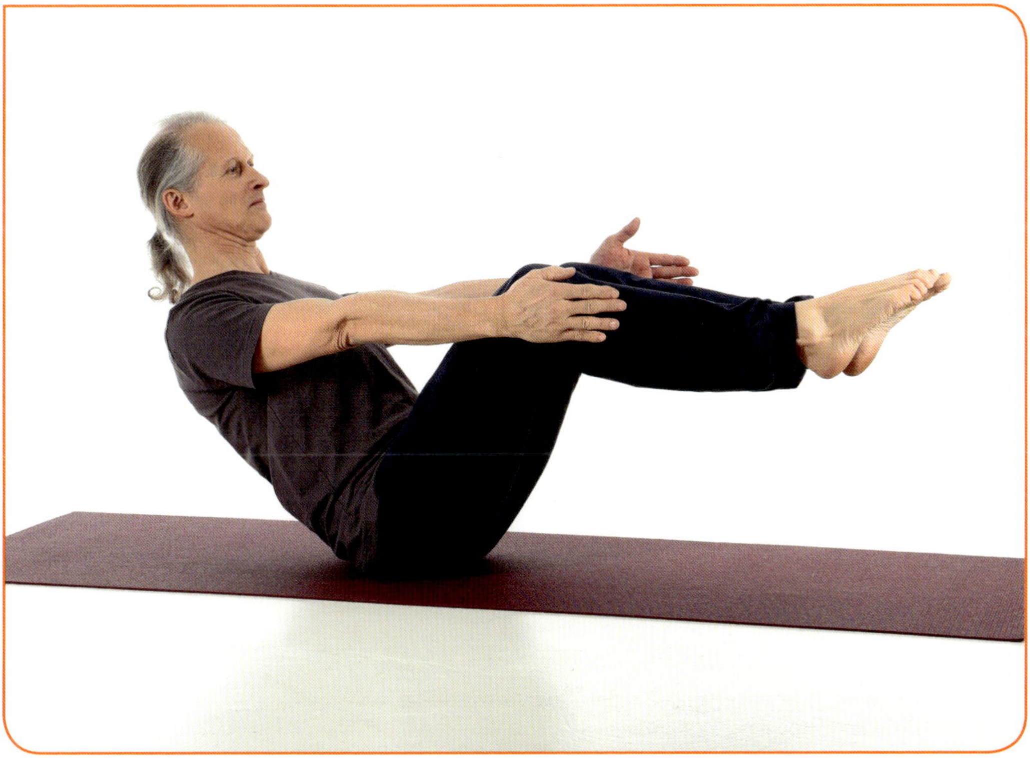

Schustersitz | Baddha Konasana |

- Für den Schustersitz können Sie eine Sitzunterlage benutzen – eine gefaltete Decke zum Beispiel oder ein Meditationskissen.

- Stellen Sie Ihre Beine auf und öffnen Sie Ihre Knie. Fassen Sie dazu Ihre Fußfesseln und bringen Sie die Fußsohlen zusammen. Bewegen sie die Knie langsam weiter in Richtung Boden. Wenn Sie Hüftprobleme haben, können Sie sich zwischen Oberschenkel und Boden links und rechts Kissen legen.

- Richten Sie Ihren Rücken auf, indem Sie vorsichtig die Fersen näher zum Becken heranziehen. Dadurch kippt das Becken leicht nach vorne. Atmen Sie bewusst in den Brustkorb ein und langsam und gleichmäßig aus. Bleiben Sie für mehrere Atemzüge in der Haltung sitzen.

- Spüren Sie, wie sich nach und nach die Anspannung im Hüft- und Leistenbereich lockert und die Knie etwas weiter Richtung Boden sinken. Üben Sie keinen Druck nach unten aus.

- Mit jedem Einatmen wachsen Sie mehr in die Länge, ausatmend behalten Sie die Aufrichtung bei.

- Bringen Sie Ihre Knie wieder zusammen, um aus der Haltung herauszukommen.

Sitzende Katze | Ausgleich für Becken und Rücken |

- Nehmen Sie erneut den Fersensitz ein. Legen Sie die Handflächen locker auf die Oberschenkel.

- Einatmend kippen Sie das Becken nach vorne und biegen die komplette Wirbelsäule nach vorne durch. Ausatmend kippen Sie das Becken zurück und machen den Rücken rund.

- Einatmend hebt sich auch der Blick leicht an. Beim Ausatmen den Rücken runden, den Bauch einziehen und den Kopf sinken lassen.

- Wiederholen Sie die Bewegung mehrmals in Ihrem Atemrhythmus.

- Spüren Sie die ausgleichende und lockernde Bewegung im Becken- und Lendenbereich, aber auch die Öffnung im Brustbereich.

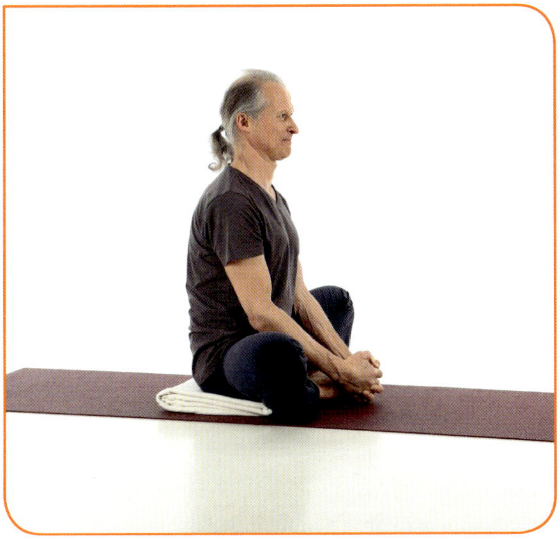

Die Beine öffnen, den Rücken aufrichten und mehr und mehr entspannen.

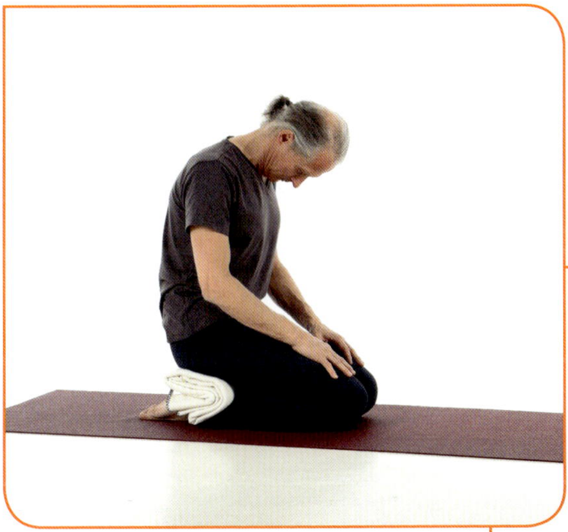

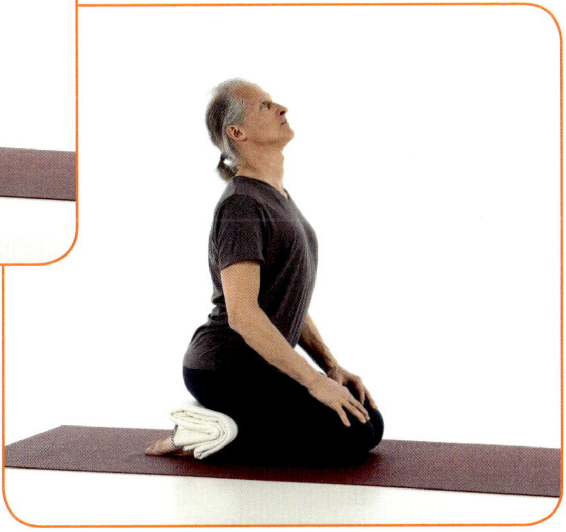

Ausatmend den Rücken runden, einatmend die Körpervorderseite dehnen.

Belastbar wie ein Brett

Kraft und Durchhaltevermögen sind auf der Matte so wichtig wie im richtigen Leben. Hier stärken Sie die Muskulatur mithilfe des eigenen Körpergewichts.

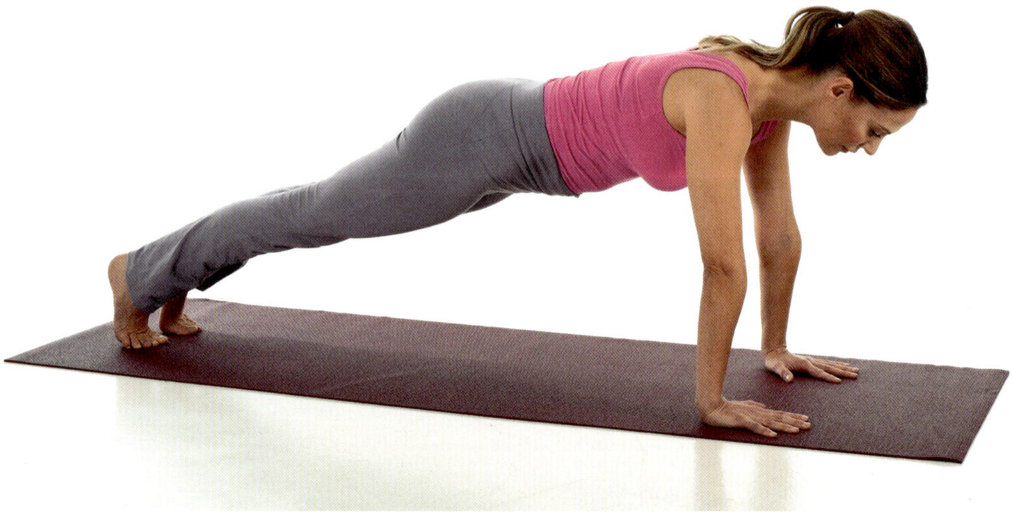

So wichtig Feinkoordination für alltägliches Bewegen ist, so entscheidend ist auch die Kraft Ihres Körpers insgesamt. Brust-, Bein- oder Rückenmuskulatur sind die großflächigen Muskelsysteme, die gut trainiert sein müssen, um optimale Voraussetzungen etwa für das Gehen oder Stehen zu gewährleisten.

Zum Programm

Das Programm kreist mit unerlässlichen Warm-up- und Cool-down-Übungen um ein wichtiges Asana zur Kräftigung der großen Muskelgruppen: das *Brett*. Häufig wird das Asana – auch schiefe Ebene genannt – als Durchgangsposition genutzt, etwa im Sonnengruß. Wenn es statisch für mehrere Atemzüge gehalten wird – so wie in unserem Programm –, entfaltet es sein ganzes Potential der Kräftigung, Kraftausdauer und des Durchhaltevermögens. Sie erreichen mit dem Asana auch die tiefer liegende Bauchmuskulatur und tun dadurch viel für die körperliche, aber auch psychische Stabilität.

Ziele des Programms

- Kraftaufbau für die Arme, Oberkörper und Beine
- Kraftausdauer
- Durchhaltevermögen trainieren
- Dehnung und Kräftigung der Hände und Handgelenke

Fortschritte schnell spürbar

Das *Brett* trifft häufig auf schlecht trainierte Hand-, Arm- und Schultermuskulatur. Deshalb empfehlen wir, die Haltung zu Anfang nur für wenige Atemzüge zu halten. Mit ein bisschen Training und der Ergänzung durch andere kräftigende Yoga-Programme sind Fortschritte jedoch schnell spürbar. Um sowohl die Belastung für die Handgelenke, als auch den Kraftaspekt vorzubereiten, beginnt das Programm mit einer *Unterarmdehnung*, die auch die Handgelenke aktiviert. Die *Kraftvolle Katze* kräftigt Sie nicht nur und trainiert das Gleichgewicht, sondern streckt auch den ganzen Körper in die Länge. Dann folgt das Hauptasana *Brett*. Als Cool-down-Übungen, aber auch zur Entspannung, lockern Sie die Hände durch *Handkreisen* und entspannen in einigen dynamischen Bewegungen den Schulterbereich durch *Ellbogen kreisen*.

Belastbar wie ein Brett	Dauer
1. Unterarmdehnung	bis 2 Min.
2. Kraftvolle Katze [Marjarasana]	bis 2 Min.
3. Brett [Chaturanga Dandasana]	bis 2 Min.
4. Handkreisen	bis 1 ½ Min.
5. Ellbogen kreisen	bis 3 Min.

Unterarmdehnung | genussvoll dehnen |

■ Setzen Sie sich aufrecht und entspannt auf die Matte in einen Sitz Ihrer Wahl. Beobachten Sie, wie Ihr Atem ein- und ausströmt. Wenn Sie möchten, schließen Sie für einige Augenblicke Ihre Augen und richten Sie Ihre Aufmerksamkeit nach innen.

■ Öffnen Sie Ihre Augen und strecken Sie den rechten Arm auf Schulterhöhe nach vorne aus. Ihre Handfläche zeigt zum Boden.

■ Umfassen Sie nun mit der Handinnenfläche der linken Hand die Handinnenfläche Ihrer rechten Hand und ziehen Sie die rechte Hand langsam, sanft und bewusst nach hinten oben, sodass die Fingerspitzen nach oben zeigen.

■ Sobald Sie ein leichtes Ziehen im Unterarm spüren, halten Sie inne. Bleiben Sie für ein paar Atemzüge in der Dehnung. Halten Sie die Position so lange, bis die Spannung nachlässt. Dann lösen Sie die Dehnung – Hand und Arm sinken entspannt nach unten.

■ Spüren Sie kurz nach und führen Sie die Übung nun mit dem anderen Arm durch.

Kraftvolle Katze | Marjarasana |

■ Kommen Sie in den Vierfüßlerstand. Die Knie sind leicht geöffnet und stehen direkt unter den Hüftgelenken, die Hände unter den Schultergelenken. Die Füße sind locker und gestreckt, die Fußrücken berühren den Boden. Machen Sie Ihren Rücken bewusst lang, ohne dabei ins Hohlkreuz oder den Rundrücken zu gehen.

■ Spannen Sie die Bauchmuskulatur an, indem Sie sie nach innen ziehen. Mit dem Einatmen strecken Sie gleichzeitig das rechte Bein nach hinten und den linken Arm nach vorne aus. Die Zehen jedes Mal anziehen, wenn das Bein gestreckt wird. Ausatmend stellen Sie die Hand und das Knie wieder ab. Mit dem nächsten Einatmen heben und strecken Sie das linke Bein und gleichzeitig den rechten Arm.

■ Wiederholen Sie den Ablauf im Wechsel auf jeder Seite mehrmals. Spüren Sie, wie sich die Kraft vom Bauchraum ausgehend immer weiter in die Arme und Beine verteilt und bleiben Sie mithilfe der Bauch- und Beckenbodenmuskulatur stabil vom Fuß bis in die Fingerspitzen. Die Hüfte bleibt parallel zum Boden ausgerichtet.

■ Beenden Sie diese Bewegung ausatmend und lockern Sie Ihre Handgelenke.

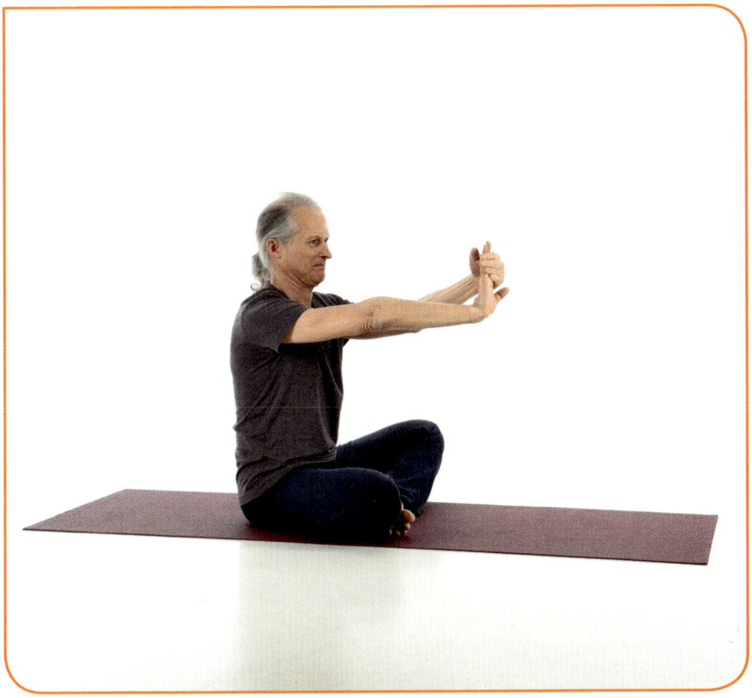

Die Dehnung des Unterarms für mehrere Atemzüge wirken lassen.

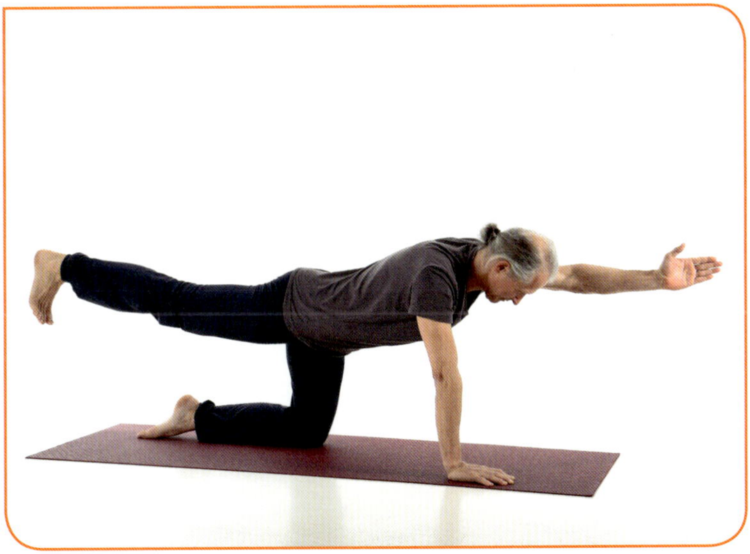

Im Vierfüßlerstand diagonal in die Länge strecken.

Brett | Chaturanga Dandasana |

■ Sie befinden sich im Vierfüßlerstand. Vergewissern Sie sich, dass sich die Schultern über den Handgelenken befinden und die Knie leicht geöffnet unter den Hüften. Der Kopf ist in Verlängerung der Wirbelsäule ausgerichtet, der Nacken lang und der Blick geht gerade nach unten. Aktivieren Sie bewusst die Handflächen und Finger und spüren Sie, wie diese einen sanften Druck auf die Matte ausüben.

■ Spannen Sie den Bauch bewusst an und ziehen Sie den Bauchnabel nach innen zur Wirbelsäule. Strecken Sie ein Bein nach hinten aus und stellen Sie die Zehen auf. Behalten Sie die Körperspannung bei. Dann stellen Sie das andere Bein dazu. Ihr Körper bildet von den Fersen bis zum Scheitel eine Linie. Bleiben Sie einige Atemzüge in dieser Haltung und atmen Sie trotz der Kraftanstrengung ruhig weiter.

Körperliche Wirkungen

Die Haltung aktiviert großflächig die Muskelketten Ihres Körpers. Handgelenke, Schultergürtel und Arme werden gezielt gekräftigt. Die Durchblutung der Organe und eine Anregung für den Stoffwechsel in den Muskeln sind weitere Pluspunkte. Als Folge kann sich die Körperhaltung verbessern.

Psychische Wirkungen

Wie bei allen kräftigenden Haltungen trainieren Sie nicht nur körperliche, sondern auch psychische Ausdauer. Kraftausdauerhaltungen können das Selbstbewusstsein stärken, indem sie die eigene Stärke spürbar werden lassen.

■ Achten Sie darauf, dass Becken und unterer Rücken nicht durchhängen. Atmen Sie tief und gleichmäßig. Bleiben Sie für einige Atemzüge in der Haltung.

■ Kommen Sie aus dem Brett heraus, indem Sie die Knie absetzen. Dann lassen Sie auch den Oberkörper sinken und legen sich flach auf den Boden. Entspannen sich in der Bauchlage. Spüren Sie, wie sich die Muskulatur im ganzen Körper entspannt und warten Sie, bis sich Ihr Atem beruhigt.

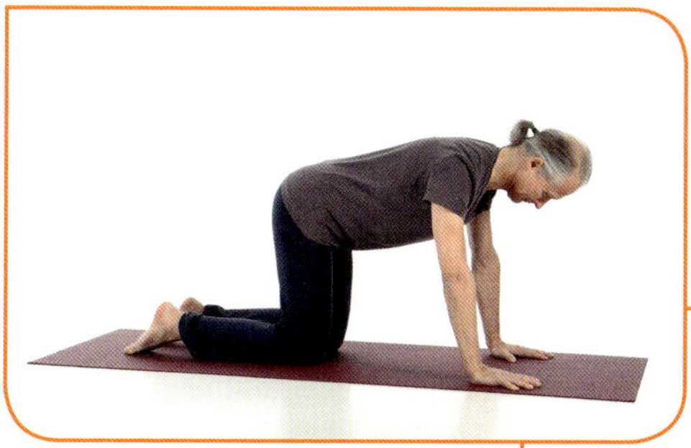

Im Vierfüßlerstand die Hände aktivieren und den Rücken lang machen.

Ein Bein nach hinten ausstrecken und die Zehen aufstellen.

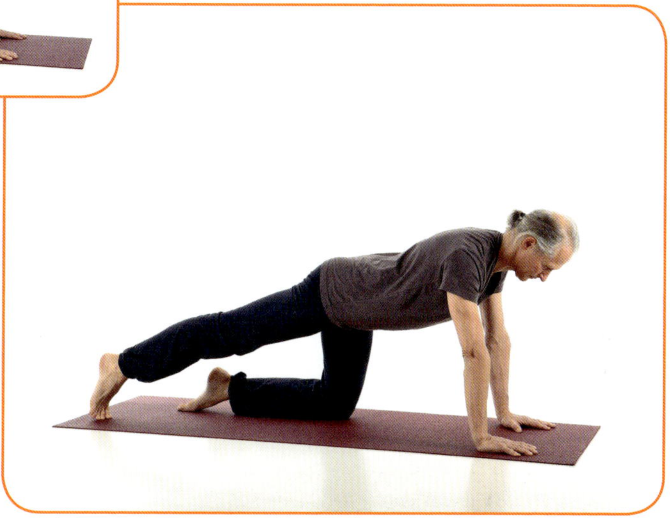

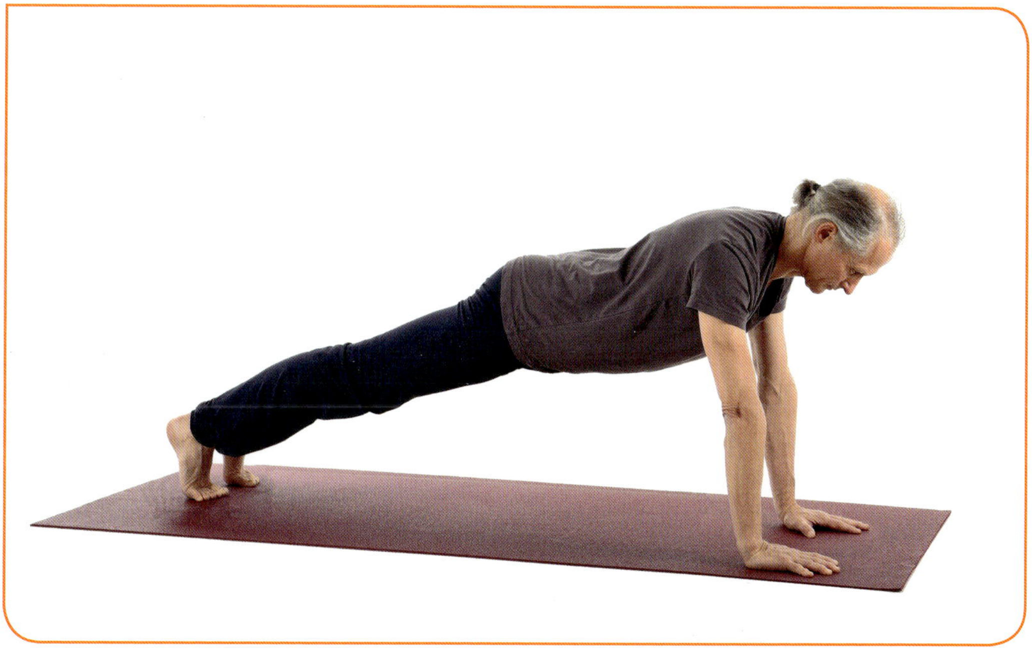

Im Brett das Becken oben halten und die Schultern zurücknehmen.

Handkreisen | drehend entspannen |

■ Kommen Sie in die Rückenlage und stellen Sie die Beine mit leicht geöffneten Füßen auf.

■ Falten Sie Ihre Hände wie zum Gebet vor dem Körper etwa auf Brusthöhe. Die Finger greifen ineinander. Machen Sie kreisende Bewegungen in beide Richtungen. Ihre Handgelenke werden so gebeugt, gestreckt und gelockert. Wechseln Sie mehrmals die Richtung.

■ Führen Sie die Bewegungen achtsam durch – mit sanftem Druck und in gemäßigtem Tempo.

■ Lassen Sie während der ganzen Zeit den Atem gleichmäßig fließen und das Gesicht entspannt.

■ Lösen Sie die Haltung auf und entspannen Sie die Hände.

Ellbogen kreisen | geschmeidig in den Gelenken |

■ Nehmen Sie eine bequeme Sitzposition Ihrer Wahl ein. Strecken Sie Ihre Arme seitlich bis auf Schulterhöhe aus. Beugen Sie die Ellbogen und setzen Sie Ihre Fingerspitzen von oben auf Ihre Schultern auf. Die rechten Fingerspitzen berühren mit sanftem Druck die rechte Schulter, die linken Fingerspitzen die linke. Die Ellbogen sind bis auf Schulterhöhe angehoben und zeigen nach außen.

■ Kreisen Sie nun zuerst mit der rechten Ellbogenspitze vorwärts. Spüren Sie die Bewegung im Schultergelenk.

■ Wechseln Sie die Richtung, und kreisen Sie rückwärts.

■ Jetzt wiederholen Sie die Abfolge mit der linken Schulter. Der Atem fließt entspannt und Ihr Gesicht ist gelöst.

■ Wiederholen Sie das Kreisen jetzt mit beiden Schultern und Ellbogen gleichzeitig – zuerst vorwärts ... und nach einiger Zeit rückwärts.

■ Lassen Sie die Arme wieder sinken, schließen Sie die Augen und spüren Sie in Ihre Schultern hinein: Wie fühlen sich die Schultergelenke an? Sind Sie durch das Programm warm geworden? Konnten Sie Unterschiede der Beweglichkeit zwischen linker und rechter Seite feststellen? Wie fühlt sich ihr ganzer Körper an?

■ Öffnen Sie zum Schluss wieder die Augen und kommen Sie mit der Aufmerksamkeit wieder in den Raum zurück.

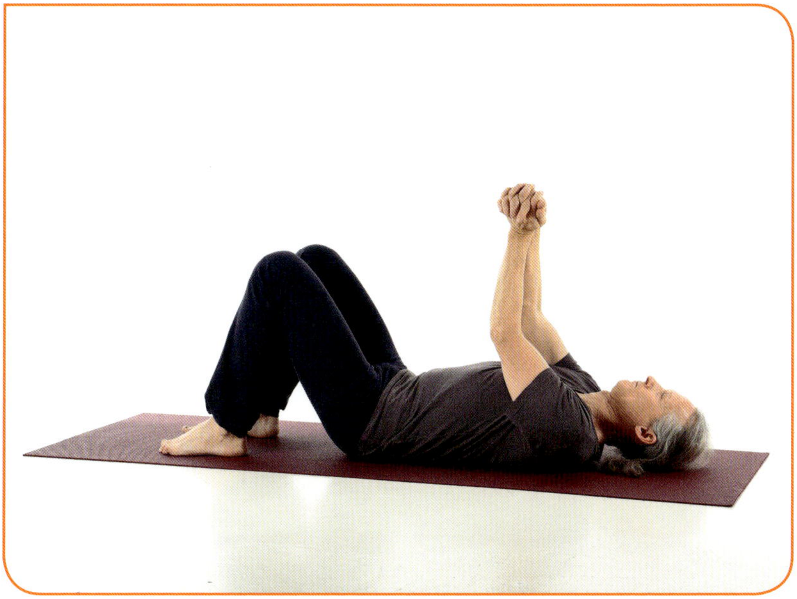

In der Rückenlage die Handgelenke kreisen.

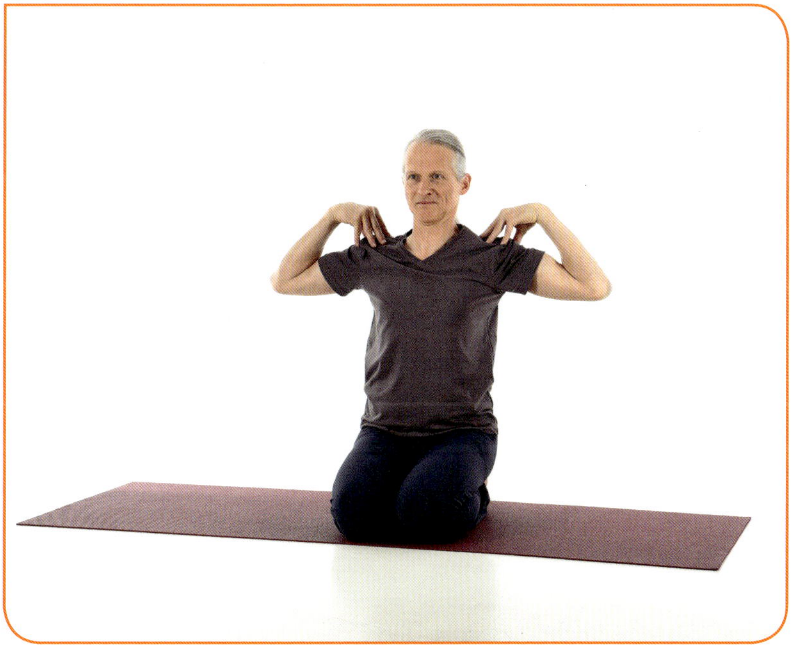

Schultern lockern durch Ellbogenkreisen.

Kraftvoller Rücken

Die Stärkung der Rückenmuskulatur ist von entscheidender Bedeutung für eine gesunde aufrechte Haltung. Yoga ist bei Rückenproblemen eine überaus wirksame Hilfe.

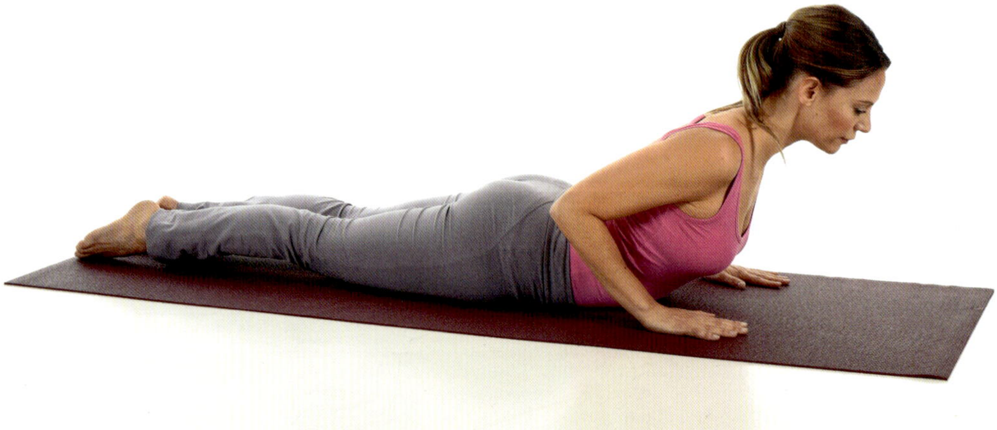

Ein kraftvoller Rücken richtet Sie buchstäblich auf. Der Aufbau von Rückenkraft und Flexibilität wirkt für viele leichtere Beschwerden häufig innerhalb kürzester Zeit lindernd oder beseitigt diese sogar. Nicht zuletzt zum Sitzen und Stehen brauchen wir eine ausgeprägte Rückenmuskulatur. Auch der Anteil psychischer Belastungen bei der Entstehung von Rückenschmerzen ist nicht zu unterschätzen. Hier ist Yoga mit seiner Konzentration auf den Atem und dem bewussten langsamen Ausführen der Bewegungen ein wahres Wundermittel.

Zum Programm

Rückbeugen in Bauchlage in verschiedenen Variationen – das ist der rote Faden für einen kraftvollen Rücken in diesem Programm. *Kobra* und *Heuschrecke* wirken zentral als kräftigende Asanas.

Ziele des Programms

- Kräftigung des Rückens
- Kräftigung der Beine
- Beweglichkeit für die Wirbelsäule
- Anregung des Kreislaufs
- Der Körperseiten bewusst werden

Dysbalancen ausgleichen

Sie beginnen das sechsteilige Workout mit einem genüsslichen Dehnen in der *Gestreckten Welpenhaltung* zur generellen Mobilisierung und zur Vorbereitung der Brustwirbelsäule. Die folgende *Sphinx* ist eine Art passive Kobra, die Sie schon mal in die folgende Haltung hineinspüren lässt und weiter die Dehnung des Rückens vorbereitet. Mit der *Kobra* geht das Programm in das aktive Rückentraining über. Jetzt stabilisieren Sie bewusst die Körpermitte, um den unteren Rücken zu schützen, und setzen von dieser stabilen Basis aus Ihre Rückenkraft konzentriert ein. Die *Heuschrecke* ist asymmetrisch in unserer Ausführung, und das sensibilisiert Sie über den Kräftigungsaspekt hinaus für Ihre beiden Körperseiten. Muskuläre Dysbalancen können auf diese Weise nachhaltig ausgeglichen werden. Zur Nachbereitung kommen Sie zuerst in die *Stellung des Kindes*, eine der wohltuendsten Yoga-Haltungen für den unteren Rücken. Ganz zum Schluss sorgt das *Glückliche Kind* in Rückenlage für eine ausgleichende Dehnung des unteren Rückens.

Kraftvoller Rücken	Dauer
1. Gestreckte Welpenhaltung [Uttana Shishosana]	bis 2 Min.
2. Sphinx [Salamba Bhujangasana]	bis 2 Min.
3. Kobra [Bhujangasana]	bis 2 Min.
4. Heuschrecke [Shalabhasana]	bis 2 Min.
5. Stellung des Kindes [Balasana]	bis 2 Min.
6. Glückliches Kind [Ananda Balasana]	bis 2 ½ Min.

Gestreckte Welpenhaltung | Uttana Shishosana |

■ Kommen Sie in den Vierfüßlerstand. Ihre Knie sind unter den Hüftgelenken, die Hände unter den Schultern. Die Fußrücken berühren die Unterlage. Machen Sie Ihren Rücken gerade und entspannen Sie ihn bewusst. Auch die Schultern sind locker.

■ Kreisen Sie einige Male mit dem Becken, ganz so, wie es sich für Sie gut anfühlt. Sie können dabei das Gewicht auch ein bisschen vor und zurück verlagern, bis Ihr ganzer Oberkörper in die Kreisbewegung mit einschwingt. Atmen Sie frei und fließend durch die Nase.

■ Jetzt strecken Sie Ihre Arme nach vorne aus, indem Sie mit Oberkörper und Kopf in Richtung Boden sinken. Die Hüfte bleibt dabei unverändert über den aufgestellten Knien. Die Stirn kann, muss die Matte aber nicht berühren. Spüren Sie die wohltuende Dehnung im Schulterbereich und im gesamten Oberkörper.

■ Nach mehreren Atemzügen in der Dehnung kommen Sie für die nächste Haltung in die Bauchlage, indem Sie das Becken langsam sinken lassen. Die Arme sind locker nach vorne ausgestreckt.

Sphinx | Salamba Bhujangasana |

■ Spannen Sie in der Bauchlage für die Sphinx Ihre Bauchmuskulatur an, um den unteren Rücken zu schützen. Ziehen Sie die Arme zu sich her. Dann stützen Sie sich auf die Unterarme, während Oberkörper und Kopf nach oben kommen. Der Blick geht leicht gesenkt nach vorne. Die Ellbogen befinden sich unter den Schultern oder etwas weiter vorne, die Handflächen zeigen nach unten. Bleiben Sie einige Atemzüge in dieser Haltung und spüren Sie sich ein.

■ Durch leichten Druck auf die Unterarme können Sie die Haltung intensivieren und weiter nach oben kommen. Achten Sie darauf, dass Sie die Schultern sanft nach hinten-unten ziehen. Das Brustbein strebt langsam nach vorne. Gehen Sie aber nur so weit in die Rückbeuge, wie sich Ihr unterer Rücken gut anfühlt. Machen Sie das Gesicht weich und entspannen Sie den Kiefer. Blicken Sie wie eine Sphinx – erhaben und gelassen.

■ Abschließend nehmen Sie ausatmend die Arme zur Seite und kommen Sie wieder in die Bauchlage. Spüren Sie nach.

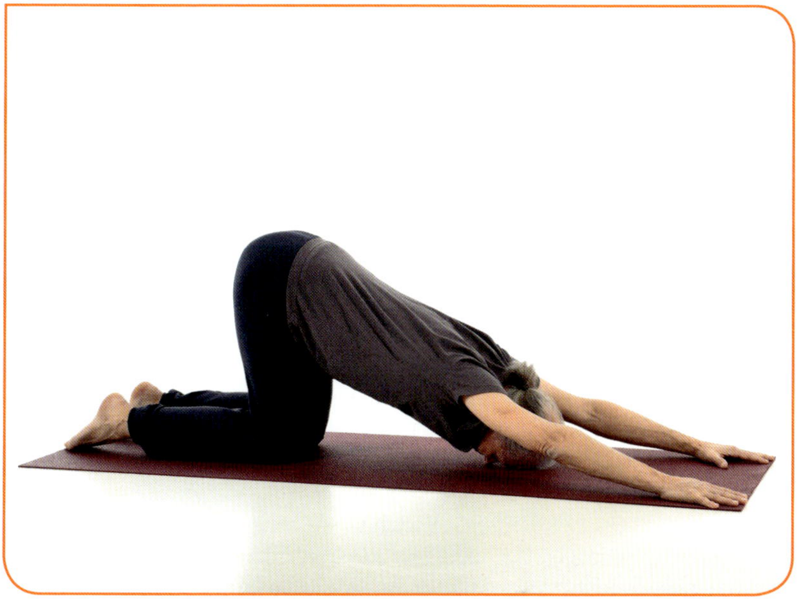

Langstrecken und die Dehnung über mehrere Atemzüge wirken lassen.

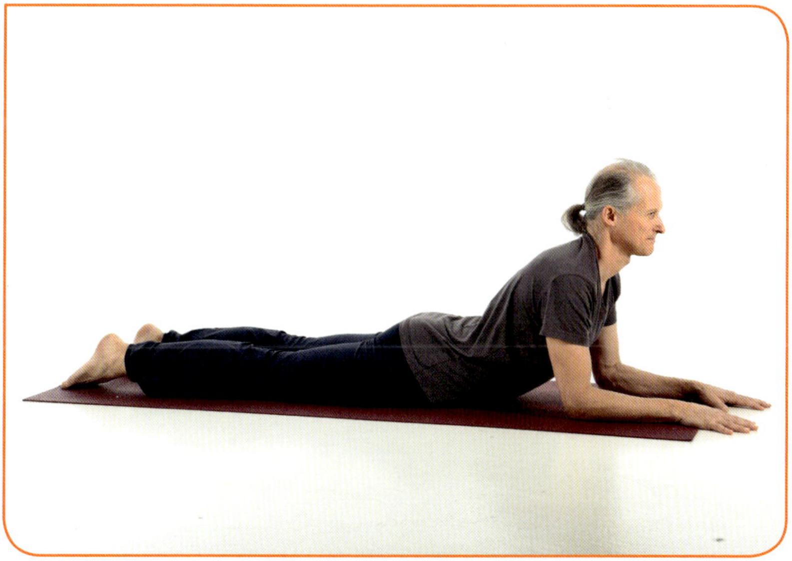

Bauchmuskulatur aktivieren, Oberkörper und Kopf sanft anheben.

Kobra | Bhujangasana |

■ Sie befinden sich in der Bauchlage, die Stirn berührt die Matte. Der Atem fließt.

■ Die Hände setzen Sie auf Schulterhöhe oder etwas weiter in Richtung Brust auf. Die Ellbogen sind nah am Rumpf und zeigen nach hinten-oben. Spannen Sie jetzt die Bauchmuskeln an, um den Lendenwirbelbereich zu schützen. Atmen Sie ein und heben Sie Kopf und Oberkörper aus der Rückenkraft vom Boden ab. Ausatmend kommen Sie wieder nach unten und bringen die Stirn zurück auf die Matte.

■ Wiederholen Sie die Bewegungsfolge mehrmals. Einatmend nach oben, ausatmend wieder nach unten.

Körperliche Wirkungen

Der Rücken wird in der gesamten Länge gestärkt. Brustwirbelsäule und auch Lendenwirbelsäule werden durch die dynamische Ausführung beweglicher. Die das Schulterblatt stabilisierende Muskulatur, die auch für eine gute Haltung von Bedeutung ist, wird trainiert. Traditionell bescheinigt man der Haltung positive Auswirkungen auf die Bandscheiben, Milz, Nieren, Leber, Verdauungs- und Fortpflanzungsorgane.

Psychische Wirkungen

Die Kobra hat eine kräftigende und damit stabilisierende, zugleich eine sanft vitalisierende Wirkung auf psychischer Ebene. Sie gewinnen zudem Überblick, indem Sie den Kopf weit aus den Schultern herausheben.

■ Richten Sie sich nur so weit auf, wie es Ihre Rückenkraft erlaubt. Der Nacken bleibt in einer Linie mit der Wirbelsäule, und der Blick ist nach vorne-unten ausgerichtet. Mit den Händen üben Sie nur sanften Druck aus.

■ Bleiben Sie für mehrere Atemzüge in der Kobra. Drücken Sie die Beine in den Boden, so weit das möglich ist. Ziehen Sie die Schulterblätter leicht zusammen.

■ Kommen Sie ausatmend ein letztes Mal nach unten und entspannen Sie sich in der Bauchlage. Sie können den Kopf dazu auch zu einer Seite drehen. Die Arme sind entlang des Körpers abgelegt, die Hände liegen entspannt neben dem Becken.

■ Spüren Sie, wie sich die Spannung in Ihrer Rückenmuskulatur und den Schultern löst.

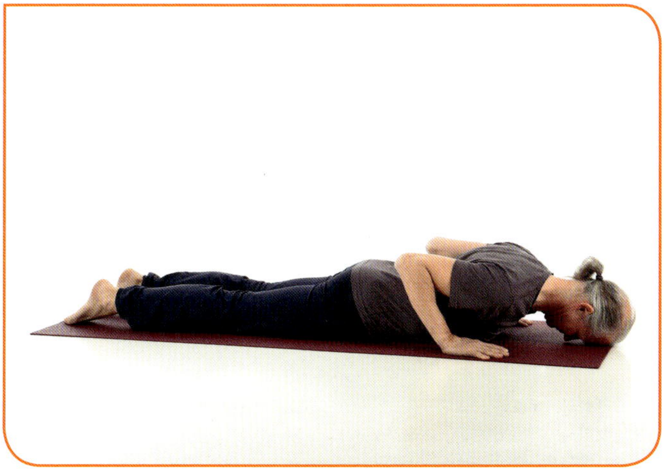

Bauchmuskeln anspannen und die Stirn aufsetzen.

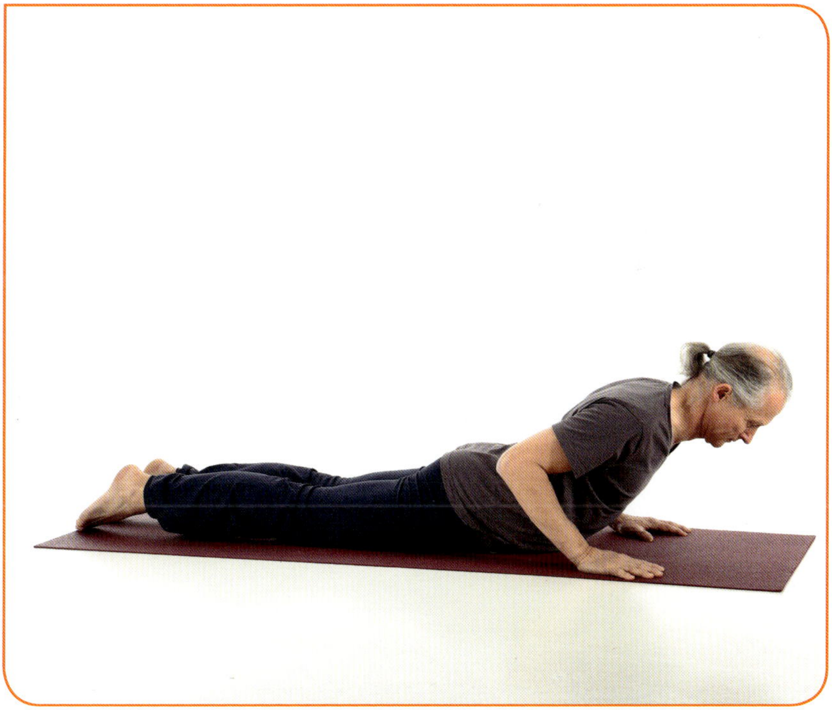

Einatmend in die Haltung kommen, dabei die Schultern zurücknehmen.

Heuschrecke | Shalabhasana |

■ Sie befinden sich weiterhin in der Bauchlage. Jetzt spannen sie für die Heuschrecke die Beckenboden- und Bauchmuskeln erneut an, um den unteren Rücken zu schützen.

■ Mit dem Einatmen heben Sie zugleich Ihr rechtes Bein, den Oberkörper und Kopf und den linken Arm vom Boden ab. Der linke Arm geht mit dieser Bewegung über die Seite bis nach vorne über den Kopf. Mit dem Ausatmen kommen Sie langsam und kontrolliert in die Ausgangsposition zurück, indem Sie den Arm wieder zurückbringen neben das Becken und den Körper ablegen.

■ Wiederholen Sie die Bewegung beim nächsten Einatmen auf der anderen Seite mit dem linken Bein und dem rechten Arm. Führen Sie den Ablauf abwechselnd mehrere Male auf jeder Seite durch.

Körperliche Wirkungen

Die Haltung kräftigt Ihre gesamte Körperrückseite: Beine, Gesäß, Rückenmuskulatur und Nacken werden stark beansprucht. Außerdem kräftigen Sie Arme und Schultern. Die Hauptlast entsteht im Kreuzbeinbereich – hier achtsam sein und Überlastung vermeiden. Die Körpervorderseite wird gedehnt.

Psychische Wirkungen

Auf mentaler Ebene verleiht die Heuschrecke vor allem Kraft und Stabilität. Sie unterstützt nicht nur körperlich die Aufrichtung, sondern auch im übertragenen Sinn. Außerdem erfrischt sie das Gemüt und hellt die Stimmungslage in der Regel auf.

■ Sie können auch zwischendurch eine Pause machen in der Bauchlage. Sollte zu viel Druck im Kreuzbeinbereich entstehen, können Sie die Armbewegung auch weglassen.

■ Strecken Sie die Fingerspitzen nach vorne und die Zehen nach hinten. Der Kopf bleibt in Verlängerung der Wirbelsäule und geht nicht zu weit nach oben. Das Becken bleibt stabil auf dem Boden. Sollte es zu starken Druck in diesem Bereich geben, können Sie sich auch eine Decke unters Becken legen.

■ Führen Sie die Bewegung ein letztes Mal mit dem linken Bein und rechten Arm durch – damit Sie auf beiden Seiten gleich häufig geübt haben. Anschließend entspannen Sie wieder in der Bauchlage. Lassen Sie den Atem bewusst fließen.

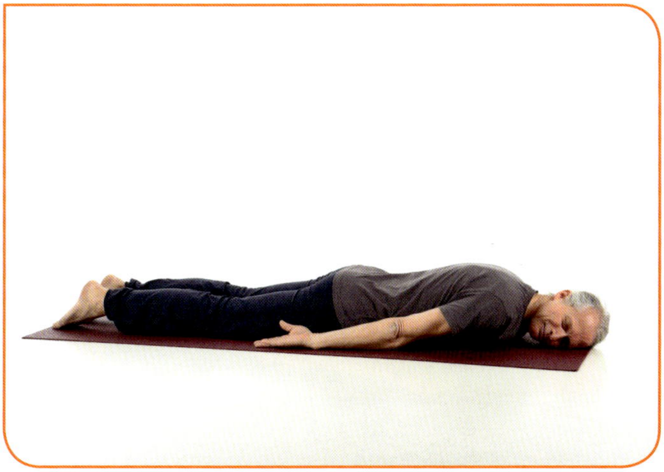

Die Arme an den Körperseiten ablegen und den Kopf zur Seite drehen.

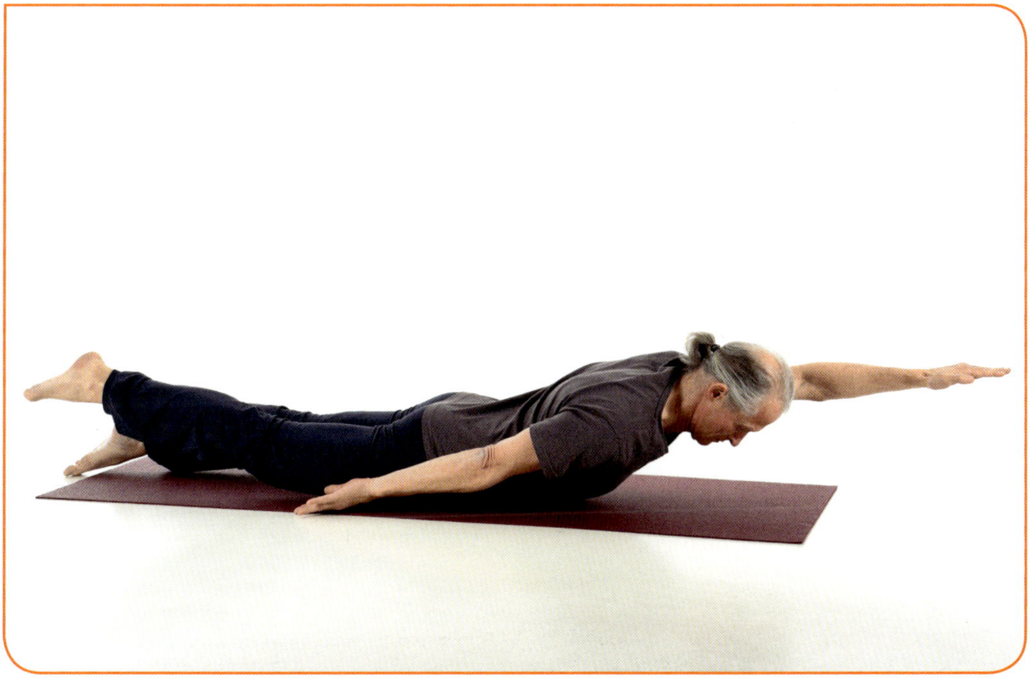

Einatmend abwechselnd mit diagonal gegenüberliegenden Armen und Beinen gleichzeitig nach oben kommen, ausatmend wieder zurück in die Ausgangshaltung.

Stellung des Kindes | Balasana |

■ Zum Ausgleich für Kobra und Heuschrecke kommen Sie jetzt in die Stellung des Kindes. Um die Position angenehmer zu gestalten, können Sie auch ein Kissen oder gefaltete Decken zur Hilfe nehmen.

■ Drücken Sie sich dazu aus der Bauchlage zuerst zurück in den Vierfüßlerstand, dann sinken Sie mit dem Becken weiter in Richtung Fersen. Die Arme legen Sie nach hinten entlang den Körperseiten ab. Das Gesäß ruht entweder auf den Fersen oder Sie bleiben etwas darüber.

■ Die Stirn berüht die Unterlage, sofern Ihnen das leicht fällt. Wenn nicht, können Sie die Stirn auch auf die verschränkten Unterarme, Handrücken oder die übereinander gestapelten Fäuste legen.

■ Atmen Sie ruhig und gleichmäßig. Spüren Sie, wie die Luft sich im Atemraum ausbreitet und Sie von innen weitet und entspannt. Ausatmend lassen Sie bewusst Verspannungen los.

■ Um aus der Haltung zu kommen, richten Sie den Oberkörper auf und rollen sich Wirbel für Wirbel auf in den Fersensitz.

Glückliches Kind | Ananda Balasana |

■ Kommen Sie für das Glückliche Kind in die Rückenlage. Stellen Sie die Beine auf und entspannen Sie sich. Dann bringen Sie angewinkelt die Beine in die Luft und fassen zwischen den Beinen hindurch von innen Ihre Fußsohlen – so wie Kinder es von selbst gerne machen. Wenn Sie weniger flexibel sind, fassen Sie in Ihre Kniekehlen.

■ Schaukeln Sie nach rechts, nach links, ein wenig vor und zurück. Spüren Sie sich in die Haltung spielerisch ein. Wer weiß, vielleicht erinnert sich Ihr Körpergedächtnis an die frühe Kindheit und ist Ihnen dankbar für die Rückerinnerung.

■ Mit jeder Ausatmung lassen Sie Ihre innerlichen Anspannungen los. Schalten Sie Ihre Gedanken mehr und mehr ab und werden Sie eins mit Körper und Atem.

■ Zum Schluss können Sie auch noch alle Viere von sich strecken und entweder liegen bleiben oder zum Sitzen nach oben kommen. Spüren Sie dem Übungsprogramm nach.

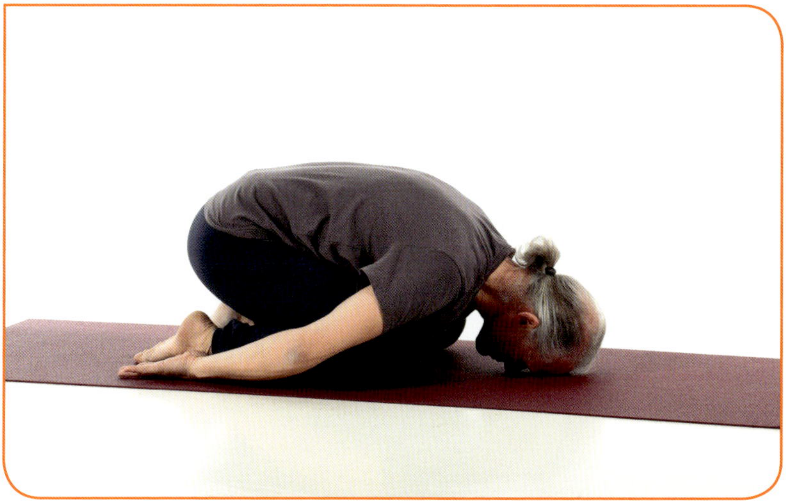

Schultern und Arme bewusst entspannen.

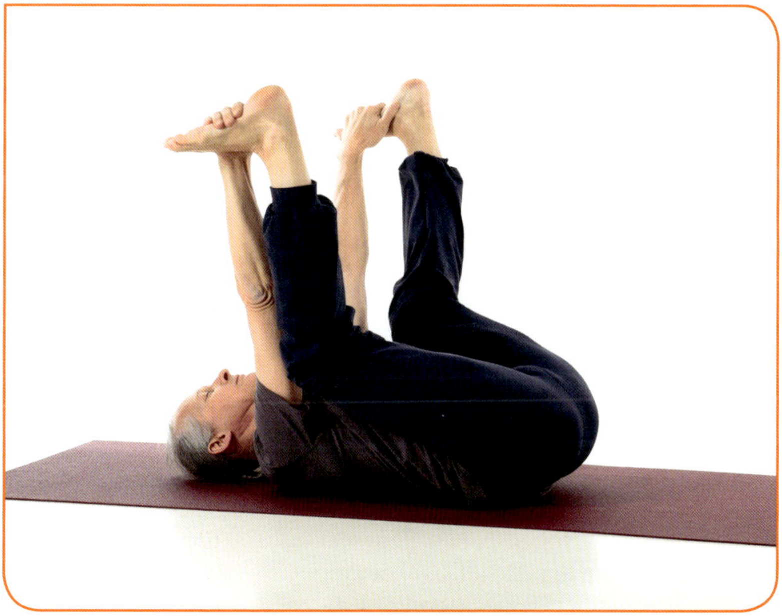

Füße oder Kniekehlen locker fassen und wie ein Kind schaukeln.

Das Gleichgewicht verbessern

Ein gut geschulter Gleichgewichtssinn verbessert nicht nur die Konzentration, er leistet auch einen unerlässlichen Beitrag für das alltägliche Gehen und Stehen – und ist damit zentral für die Vorbeugung von Verletzungen und Unfällen. Yoga leistet durch die Balance-Haltungen einen wichtigen Beitrag.

Der Mensch ist das einzige bipedale ‚Säugetier', also auf zwei Beinen stehend und sich fortbewegend. Der folglich aufrechte Gang ergibt eine kleine Standfläche, nämlich die der Füße, und bewirkt einen höheren Körperschwerpunkt als bei vierbeinigen Säugetieren. Dies führt vor Augen, dass Entwicklung und Erhalt koordinativer Fähigkeiten über die ganze Lebensspanne hinweg unverzichtbar sind, denn Körper in Bewegung benötigen ein großes Repertoire an koordinativen Fertigkeiten in Form differenter Bewegungsmuster. Das wiederum schließt komplexe kognitive Prozesse von Wahrnehmung über Informationsverarbeitung und -speicherung bis hin zur Bewegungssteuerung ein. Mit anderen Worten: Unser Gehirn ist gefordert, um Bewegunganforderungen in den unterschiedlichsten Situationen bewältigen zu können.

Obwohl koordinative Fähigkeiten die Grundlage jeder menschlichen Bewegung, bilden, werden sie in gesundheitlich-präventiver Perspektive unterschätzt. Mit Blick auf Alterungsprozesse ist ein koordinativ anspruchsvolles Leben ein wirksames Mittel zur Prävention, behauptete der Sportmediziner Israel bereits 1994. Als koordinative Faktoren gelten unter anderen Differenzierungsfähigkeit, Orientierungsfähigkeit, Rhythmisierungsfähigkeit, Reaktionsfähigkeit und Gleichgewichtsfähigkeit.

Unsere Programme und Übungen wollen die Gleichgewichtsfähigkeit erhalten und auch verbessern helfen, da diese für jegliches menschliche Bewegungshandeln grundlegend ist. Physikalisch kann Gleichgewicht als ein mechanischer Zustand definiert werden, in dem sich alle an einem Körper angreifenden Kräfte gegenseitig aufheben, das heißt die Resultierende aller Kräfte gleich null ist. Man stelle sich eine Waage vor, mit der Gewichte ausbalanciert werden, bis die Waage zum Stillstand kommt, wenn sich auf beiden Seiten das exakt gleiche Gewicht befindet. Wie eine austarierte Waage einen Gleichgewichtszustand zu halten, finden Sie im Yoga beispielsweise bei Formen des Einbeinstands, oder während und nach räumlichen Änderungen des Körpers, um diesen Zustand wiederherzustellen.

Die menschliche Gleichgewichtsfähigkeit ist jedoch komplexer. Um ein mechanisches Gleichgewicht zu erreichen, ist die Gleichgewichtsregulation auf das Zusammenwirken verschiedener Körpersysteme, insbesondere das von Nervensystem und Skelettmuskulatur angewiesen. In das Gleichgewicht zu kommen oder dieses zu halten, erfordert neben konditionellen

Fähigkeiten wie Kraft und Ausdauer die zuvor genannten koordinativen Fähigkeiten. Hinzu kommt die feine Abstimmung mit den Sinnesorganen: Ein komplexes Zusammenspiel des Gleichgewichtsorgans im Ohr, der Propriozeption (Eigenwahrnehmung im Raum) und der optischen Wahrnehmung sorgen für ein gut ausgebildetes Gleichgewicht. Je besser das Zusammenspiel funktioniert, desto leichter bin ich in der Lage, neue Bewegungssituationen zu meistern und auch die Reaktionsfähigkeit beispielsweise bei bedrohlichen Alltagssituationen, etwa im Straßenverkehr, zu verbessern.

Hinzu kommen psychische Befindlichkeiten wie Emotionen oder kognitive Fähigkeiten wie die Konzentration. Dadurch ist die Gleichgewichtsregulation einerseits störanfälliger, andererseits ist sie in der Lage, sich permanent selbst zu korrigieren (vgl. Thömmes, 2011, S. 12). Schließlich ereignet sich der Prozess der Wiederherstellung ungleichgewichtiger zu gleichgewichtigen Situationen reaktiv und unbewusst. Der Sportwissenschaftler Mülly beschrieb die Bedeutung des Unbewussten beim menschlichen Gleichgewicht bereits 1933 so: „Das Gleichgewicht spielt im Leben der Menschen eine viel größere Rolle als man glaubt. Es ist ständig bedroht und wird dauernd korrigiert, ohne dass uns dieses Kräftespiel zum Bewusstsein kommt".

Auch mit Blick auf erfolgreiches Altern ist die Regulation des Gleichgewichts ein hervorragender Parameter. Eine altersbedingt nachlassende Gleichgewichtsfähigkeit durch Abnahme der neuromuskulären und somatosensorischen Leistungsfähigkeit (vgl. Taube et al., 2010) reduziert die individuelle Mobilität und damit auch die Selbstständigkeit. So etwa die Fähigkeit beim einfachen und sicheren Stehen, wie auch die Reaktion zum Ausgleich bei unerwarteten Störungen, beispielsweise beim Gehen oder beim Überqueren von Hindernissen. Wie drastisch die Folgen der altersbedingten Abnahme der Gleichgewichtsfähigkeit ist, zeigt sich daran, dass diese ab dem Alter von 60 Jahren auf das Gleichgewichtsniveau der 5- bis 9-Jährigen abfallen kann.

Tut man nichts dagegen, werden Alltagsaktivitäten zunehmend eingeschränkt. Ob man gerade einen heruntergefallenen Gegenstand hinter dem Schrank hervorholt oder im Garten Kirschen pflückt: Nicht nur in solch akrobatischen Situationen ist Balance gefordert. Stürze oder Verletzungen ereignen sich häufig im Alltag, wenn etwa in einer Straßenbahn sicheres Stehen erforderlich ist. Solche Situationen meistern Sie leichter, wenn Sie regelmäßig Ihren Gleichgewichtssinn schulen, die Haltemuskulatur gut ausgeprägt ist und Sie gelernt haben, in Ihrer Mitte zu ruhen. Nichtstun bedeutet hingegen, dass einfachste alltägliche Aktivitäten wie An- und Auskleiden, Schuhebinden oder nach dem Duschen die Füße abtrocknen mühevoller und letztlich unbewältigbar werden. Die gute Nachricht: Im Gegensatz etwa zu Ausdauer oder Kraft gibt es für das Training des motorischen Gleichgewichts kaum eine Leistungsbegrenzung.

Da die Gleichgewichtsfähigkeit eine überaus komplexe Leistung des Körpers darstellt und nicht direkt messbar ist, wird sie indirekt mittels motorischer Tests gemessen. Für weniger fitte Personen und Ältere dient die ‚Berg-Balance-Skala' (Berg, Wood-Dauphinee, Williams & Gayton, 1998) als Messinstrumentarium. Das Schwierigste von insgesamt 14 Testitems ist der Einbeinstand mit offenen Augen. Er sollte länger als 10 Sekunden gehalten werden. Beim Gleichgewichtstest (GGT) von Bös, Wydra & Karisch (1992) hingegen ist der Einbeinstand, bei ebenfalls 14 Testaufgaben, das Eingangsitem. Den höchsten Schwierigkeitsgrad bildet hier das Balancieren mit geschlossenen Augen. Kombiniert man beide Tests, sie sind online veröffentlicht und kostenlos verfügbar, läßt sich das eigene Können einstufen.

Die Gleichgewichtssinne intakt zu halten, garantiert Sicherheit in der alltäglichen Bewegung wie auch die Standfestigkeit beim Stehen. Letztere bezieht sich aber nicht nur auf den Körper. Redewendungen wie ‚mit beiden Beinen im Leben stehen' oder ‚fest verwurzelt sein' wissen intuitiv von der Balance, die im Leben benötigt wird. Wer etwa ‚wie ein Fähnchen im Wind' ist, dem fehlt das nötige Rückgrat, um Ziele trotz widriger Umstände erreichen zu können. Weil Körper und Psyche nicht zu trennen sind, und speziell im Yoga das Asana immer auch als Metapher für das alltägliche Leben gelesen werden kann, tun Sie mit unseren Programmen gezielt nicht nur etwas für Ihre Körperbalance, sondern auch für Ihre mentale Stärke und psychische Ausgeglichenheit.

Mit Yoga Gleichgewichtsfähigkeit entwickeln – und in Balance kommen

Koordinative Fähigkeiten und Fertigkeiten werden auch bei anderen Übungssystemen automatisch mittrainiert. Gerade mit fortschreitendem Alter kommt es jedoch darauf an, den Fokus zunehmend auf ein koordinationsspezifisches Training zu legen, um solche Fähigkeiten möglichst lange zu erhalten bzw. den Reduktionsprozess zu verlangsamen und die Abnahme pro Lebensdekade zu verflachen. Hier bieten sich die in diesem Buch entwickelten Yoga-Kurzprogramme an, da sie die koordinativen Gleichgewichtsfähigkeiten durch das Verweilen in Positionen gezielt und vertiefend fördern. Außerdem lassen sich die Haltungen auf engem Raum ausführen und sind dadurch im Alltag leicht umsetzbar.

Unsere Asanas für das Gleichgewicht

- Aufrechte Einbeinstreckung [Utthita Hasta Padangusthasana]
- Baum [Vrikshasana]
- Berg [Tadasana]
- Palmenhaltung [Talasana]
- Tänzer [Natarajasana]

Die Zielsetzungen und Methoden unserer Yoga-Kurzprogramme zur Förderung des Gleichgewichts können wie folgt zusammengefasst werden:

- Spezifisches Merkmal unserer Gleichgewichtsprogramme ist der Wechsel von statischen und dynamischen Bewegungsformen. Durch die zentralen Asanas in unseren Programmen wird vor allem das statische Gleichgewicht trainiert. Typisch ist das Verweilen in den Haltungen über mehrere Atemzüge. Das gilt für die Asanas *Tänzer*, *Baum* oder auch die *Palmenhaltung* gleichermaßen. Umso wichtiger ist hier ein Ausgleich, der durch die Warm-up- und Cool-down-Übungen, sowie die Zwischenübungen gewährleistet wird. Dieser bewusste Wechsel von Halten und Lockern trägt zur guten Verträglichkeit der Programme bei – und macht einfach mehr Spaß.

- Darüber hinaus dienen die Gleichgewichtshaltungen zur Schulung der Konzentration. Mit der Ausrichtung aller Sinne auf einen Punkt verabschieden sich ablenkende Gedanken und Gefühle von selbst. Im übertragenen Sinn tragen Gleichgewichtsübungen dazu bei, in jeder

Lebenslage ausgeglichen zu bleiben und Herausforderungen mit Leichtigkeit und einem inneren Lächeln zu meistern.

■ Das Fundament zur Entwicklung und Förderung der Gleichgewichtsfähigkeit bilden vergleichsweise einfache stehende Gleichgewichtshaltungen auf zwei Beinen. Denn es geht für viele Menschen erst einmal darum, die Körperwahrnehmung in den unteren Extremitäten wieder zu entdecken und zu schulen, also vor allem in Füße und Beine hineinzuspüren und zu erfahren, wo es Spannungen gibt oder wo falsche Angewohnheiten zu unökonomischen und ungesunden Haltungen geführt haben. Das Training eines guten geerdeten und aufrechten Stands wirkt sich auf die komplette Haltung und das koordinative Zusammenwirken aller Körperteile aus. So wird beispielsweise mit dem *Berg* – einer typischen Standhaltung – bewusstes Stehen eingeübt. Die *Palmenhaltung* führt einen Schritt weiter, indem das Balancieren auf den Fußballen geübt wird.

■ Die nächste Schwierigkeitsstufe ist das Stehen auf einem Bein. Durchaus komplexere Einbeinstände wie etwa der *Baum* oder die *Aufrechte Einbeinstreckung* haben nicht nur Auswirkungen auf einen sicheren beidbeinigen Stand. Das spezifische Einbeintraining fördert in verschiedenen Alltagssituationen eine schnellere Anpassung und Reaktion in fordernden Standgleichgewichtssituationen, wie etwa auf stabiler Unterlage, begrenzter Unterlage, labiler Unterlage oder nach äußeren Störungen. Anfänglich sind die ungewohnten Ausgleichsbewegungen der Muskulatur anstrengend. Es ist deutlich spürbar, dass hierbei das sensomotorische System auf Hochtouren arbeitet.

■ Die Haltung *Tänzer* fügt diesen Komponenten durch die Verlagerung des Oberkörpers eine weitere Schwierigkeit hinzu und ist fortgeschritten. Das Asana ist ein hervorragendes Training der Balance. Es dient dem Erhalt und dem Wiederherstellen des eigenen Körpergleichgewichts bei komplexer Bewegungsausführung.

■ Ein in den Programmen integriertes Sensoriktraining vor allem auch für die Füße und für die Gelenke trägt schließlich dazu bei, dauerhaft vielfältige Alltagssituationen motorisch besser zu meistern. Alles in allem wird ein neues Gefühl für die eigene Standfestigkeit vermittelt.

Literatur

Berg, K., Wood-Dauphinee, S., Williams, J.I. & Gayton, D. (1998). Measuring balance in the elderly: Preliminary development of an instrument. *Physiotherapy Canada, 41,* 304-311.

Bös, K., Wydra, G. & Karisch, G. (1992). *Gesundheitsförderung durch Bewegung, Spiel und Sport. Ziele und Methoden des Gesundheitssports in der Klinik.* Erlangen: perimed.

Israel, S. (1994). Bewegungskoordination – Baustein der Gesundheit. *Sport und Medizin, 6* (5), 337-343.

Taube, W., Bracht, D., Besemer, C. & Gollhofer, A. (2010). Einfluss eines Inline-Trainings auf die Gleichgewichtsfähigkeit älterer Personen. *Deutsche Zeitschrift für Sportmedizin, 61* (2), 45-51.

Thömmes, F. (2011). *BeBalanced. Das innovative Trainingskonzept mit Balance-pads & Co.* München: Copress.

Mülly, K. (1933). Vom Gleichgewicht beim Skifahren. *SSV-Jahrbuch*, 21-24. Bern: Gut & Co.

Standhaft wie ein Baum

Das Stehen auf einem Bein fördert Ihren Gleichgewichtssinn und verbessert Ihre Standfestigkeit im Alltag. Außerdem wird das Konzentrationsvermögen trainiert.

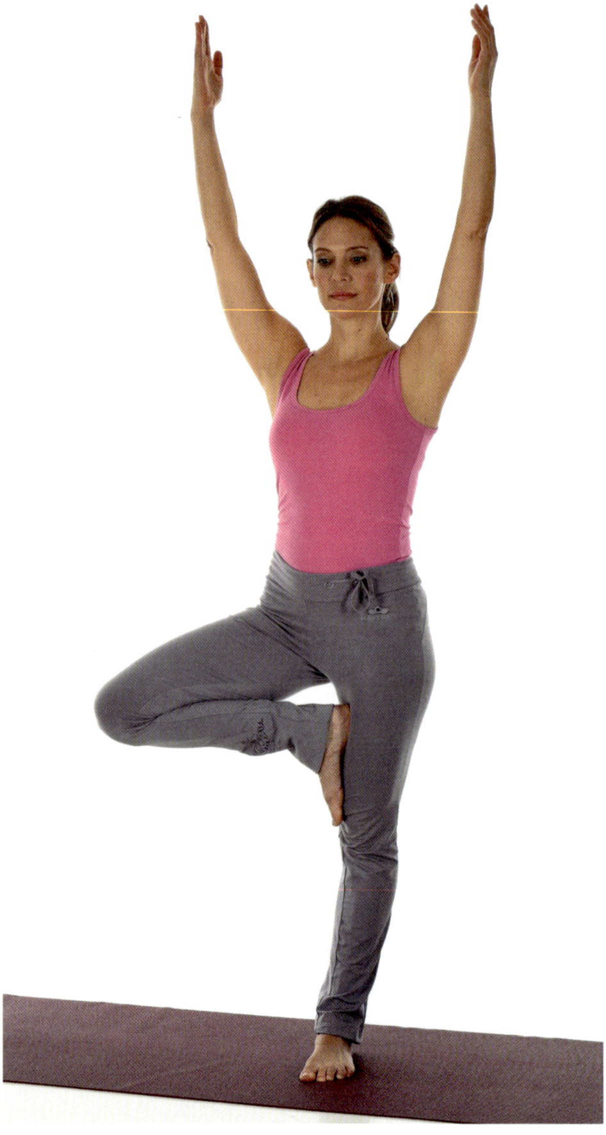

Auf einem Bein zu balancieren erfordert neben einem guten Körpergefühl, guten koordinativen Fähigkeiten und einer gekräftigten Muskulatur vor allem Konzentration. Geschult wird im Einbeinstand darüber hinaus die Wahrnehmung für die beiden Körperhälften. Wie immer im Yoga wird auch hier ausgewogen geübt – das heißt linke und rechte Seite für sich und etwa gleich lange. Auf diese Weise wird das im Alltag meist unbewusste Zusammenspiel der beiden Körperhälften wie in einem Laborexperiment isoliert. Dies ermöglicht Ihnen eine differenzierte Wahrnehmung Ihres Körpers. Dysbalancen im Bewegungsapparat können gezielt verringert werden. Im Ergebnis wirkt sich diese Anstrengung bei jeder Gleichgewichtsleistung – auch auf zwei Beinen – positiv aus.

Zum Programm

Der *Baum* gehört zu den Klassikern im Yoga. Das Asana fordert Gleichgewichtsfähigkeit, Stabilität und Hüftöffnung. Sie lernen mit der Zeit, sich selbst im Raum wahrzunehmen und ein Gefühl für das Stehen auf einem Bein zu entwickeln. Durch verschiedene Varianten können Sie die Haltung in allen möglichen Schwierigkeitsgraden spielerisch ausprobieren.

Ziele des Programms

- Gleichgewichtssinn trainieren
- Koordination und Standfestigkeit
- Kräftigung der Füße und Beine
- Aufrichtung
- Hüftbeweglichkeit

Wahrnehmung verfeinern

Um sich optimal auf den *Baum* vorzubereiten, arbeiten wir zu Anfang des Programms mit dem oberen Rumpf. Dehnung und Kräftigung des Schultergürtels bereiten Sie beim *Schulteröffner* auf die Öffnung in dieser Körperregion im Baum vor. Mit der *Zehenkralle* erreichen Sie nicht nur eine Aktivierung der Muskulatur in den Füßen, sondern auch eine verfeinerte Wahrnehmung, die Ihnen im Asana zu Stabilität verhilft. Der *Baum* vereint eine Reihe von Benefits, die neben dem Training der Gleichgewichts- und Koordinationsfähigkeit auch den Rumpf und das Becken betreffen. Dazu zählt die sanfte Öffnung der Hüfte – verbunden mit einer Dehnung der Oberschenkelinnenseiten. Die beiden ausklingenden Übungen zielen auf den Ausgleich des statisch gehaltenen Asanas. Zuerst sorgt die *Nackendehnung* im Hals, Nacken und in den Schultern für Lockerung in diesem Bereich. Dann folgen als Abschluss des Programms *Beinkreise*, mit denen die Beweglichkeit im Becken gefördert wird. Diese Cool-down-Übung wirkt gemäß des yogischen Prinzips des Ausgleichs harmonisierend auf die statische Hüftöffnung im Baum.

Standhaft wie ein Baum	Dauer
1. Schulteröffner	bis 2 Min.
2. Zehenkralle	bis 3 ½ Min.
3. Baum [Vrikshasana]	bis 3 ½ Min.
4. Nackendehnung	bis 2 Min.
5. Beinkreise	bis 1 ½ Min.

Schulteröffner | geschmeidig werden |

■ Stehen Sie aufrecht mit leicht geöffneten Beinen und entspannen Sie sich. Spüren Sie für einige Momente Ihren Atem und die feste Verwurzelung mit der Erde über die Fußsohlen. Wenn Sie möchten, schließen Sie für einige Atemzüge Ihre Augen.

■ Öffnen Sie Ihre Augen und breiten Sie die Arme seitlich bis auf Schulterhöhe aus. Winkeln Sie die Arme so an, dass die Finger nach oben zeigen. Ober- und Unterarme bilden ein breites U. Die Daumen zeigen nach hinten, die Handflächen zueinander.

■ Ziehen Sie einatmend die Schulterblätter zusammen und die Ellbogen leicht nach unten. Ausatmend verschränken Sie Ihre Finger vor der Brust und strecken beide Arme auf Schulterhöhe nach vorn, bis die Arme gestreckt sind. Wiederholen Sie den Bewegungsablauf mehrere Male. Einatmend machen Sie das breite U, ausatmend die Arme nach vorne strecken.

■ Ziehen Sie einatmend die Schultern nicht an, sondern lassen Sie sie unten. Spüren Sie ausatmend, wie sich die Schulterblätter voneinander entfernen.

■ Entspannen Sie mit jeder Ausatmung auch Ihren Nacken und lassen Sie den Kopf vorsichtig nach unten Richtung Brust sinken. Ihr oberer Rücken wird dabei rund.

■ Wiederholen Sie das U ein letztes Mal. Dann nehmen Sie die Arme wieder nach unten und lockern Schultern und Arme.

Zehenkralle | Bewegung für die Zehen |

■ Stehen Sie bequem. Konzentrieren Sie sich auf Ihre Füße. Wie ist die Gewichtsverteilung? Stehen Sie mehr auf dem linken oder dem rechten Fuß?

■ Stellen Sie jetzt den rechten Fuß auf den Fersen auf und konzentrieren Sie sich ganz auf Ihre Zehen. Krallen Sie sie so fest wie möglich zusammen. Halten Sie die Spannung für einen Atemzug. Dann lassen Sie wieder locker.

■ Wiederholen Sie mehrmals mit dem rechten Fuß: Stellen Sie sich vor, Sie würden mit Ihren Zehen etwas vom Boden aufheben wollen.

■ Als Ausgleich spreizen Sie jetzt die Zehen. Ziehen Sie dabei die Zehen zusätzlich etwas nach oben. Halten Sie die Spannung wieder für einen Atemzug und lassen Sie anschließend locker. Wiederholen Sie auch das Spreizen mehrmals.

■ Führen Sie die Bewegungsfolge dann mit dem linken Fuß durch.

■ Spüren Sie zum Abschluss wieder in Ihre Füße hinein und nehmen Sie die Veränderungen wahr. Spüren Sie Wärme, Kribbeln oder eine erfrischende Kühle?

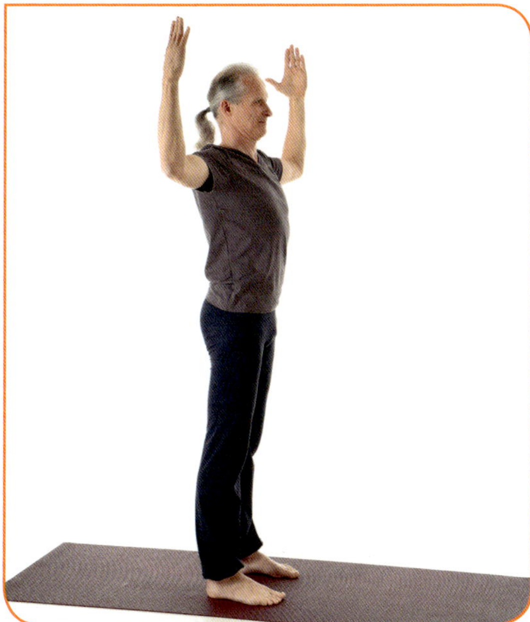

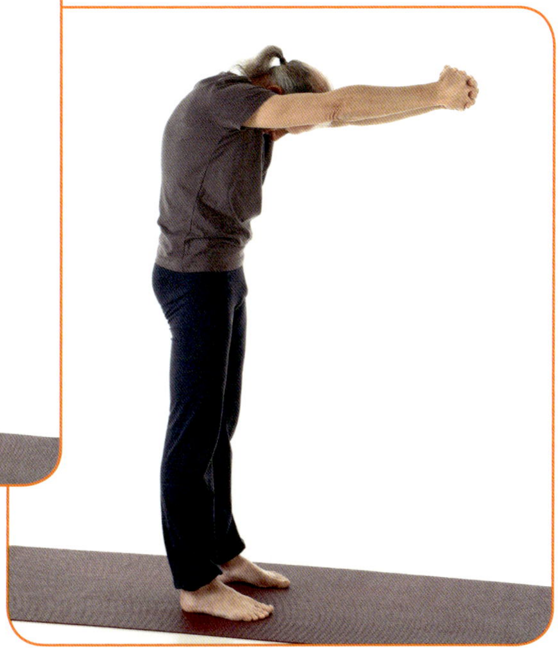

Ausatmend den Rücken runden, einatmend aufrichten und ein breites U formen.

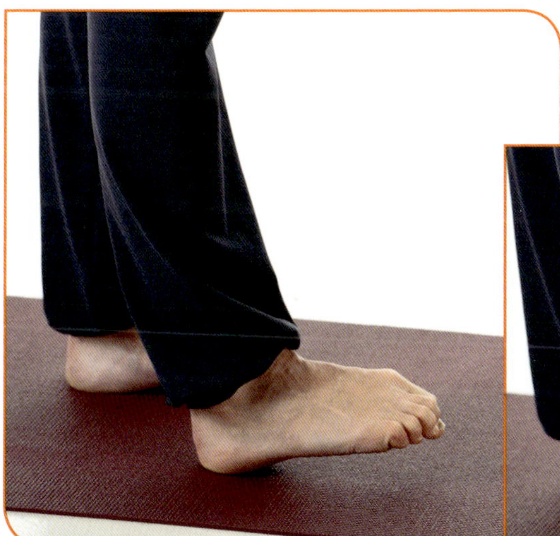

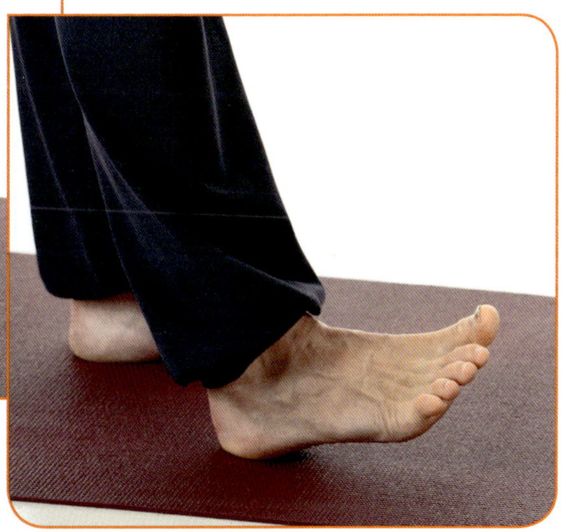

Die Zehen zuerst zusammenkrallen, dann spreizen.

Baum | Vrikshasana |

■ Stehen Sie gut geerdet auf beiden Beinen. Atmen Sie gleichmäßig, und nehmen Sie das Gewicht ihres Körpers mit den Füßen wahr.

■ Fokussieren Sie Ihren Blick auf einen Punkt schräg vor sich auf dem Boden oder an einer Wand, um nicht aus dem Gleichgewicht zu kommen. Verlagern Sie das Gewicht auf das linke Bein. Breiten Sie Ihre Arme seitlich aus, um die Balance noch besser halten zu können. Drücken Sie nun das linke Bein bewusst in die Erde und wachsen Sie in die Höhe. Zugleich lösen Sie die rechte Ferse vom Boden und drehen das rechte Knie nach außen.

■ Für die einfachste Variante des Baums stellen Sie die Ferse des rechten Fußes sanft am Knöchel des linken Fußes ab.

■ Für eine mittelschwere Variante heben Sie den Fuß ganz vom Boden ab und wandern damit an der Innenseite des Standbeins nach oben. Ruhen Sie mit der Fußsohle entweder am Unterschenkel des Standbeins oder – für die schwierigere Variante – an der Oberschenkelinnenseite.

Körperliche Wirkungen

Die Haltung trainiert die Standfestigkeit und die Konzentration. Koordination und Kraft des Standbeins samt Oberschenkel, Waden und Knöchel sind gefordert, gleichzeitig wird die Beweglichkeit der Hüftgelenke verbessert.

Psychische Wirkungen

Mit der äußeren Aufrichtung geht eine innere Aufrichtung und Zentrierung einher, die zu innerer Ausgeglichenheit führen und ein Gefühl von innerer Ruhe und Frieden auslösen soll. Dies hilft, im Leben Bestimmtheit und Zielorientiertheit zu entwickeln.

■ Atmen Sie fließend ein und aus und entspannen Sie Ihr Gesicht. Um die Haltung mental zu stabilisieren, stellen Sie sich vor, dass durch das Standbein Wurzeln in die Erde reichen. Überstrecken Sie Ihr Standbein nicht.

■ Wenn Sie stabil stehen, nehmen Sie die Arme einatmend weiter nach oben bis über den Kopf und strecken Sie sich in die Länge. Die Handflächen zeigen zueinander.

■ Konzentrieren Sie sich auf Ihre Körpermitte und stehen Sie für ein paar Atemzüge stabil.

■ Um die Haltung aufzulösen, senken Sie zuerst die Arme über die Seite ab und stellen dann den rechten Fuß wieder ab.

■ Spüren Sie nach. Wiederholen Sie die Ausführung auf der anderen Seite.

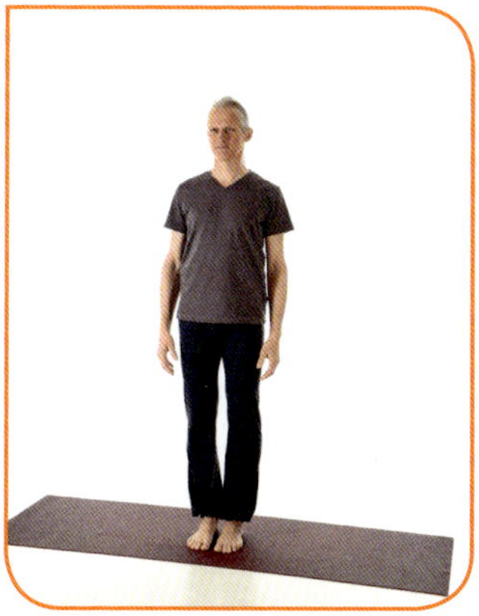
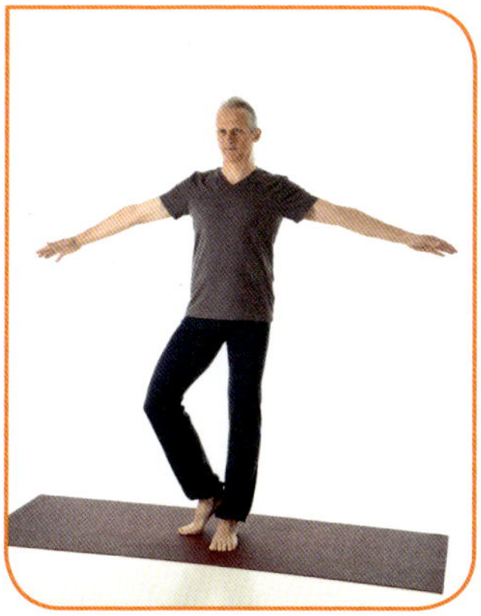
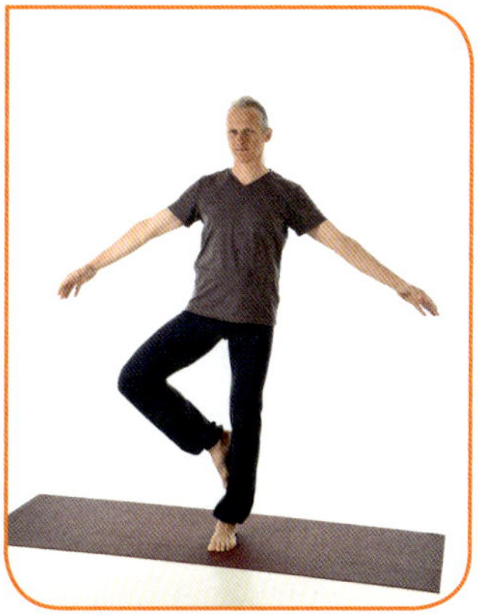

Schrittweise das Gewicht verlagern, das Bein nach außen drehen und an der Innenseite des Standbeins nach oben kommen.

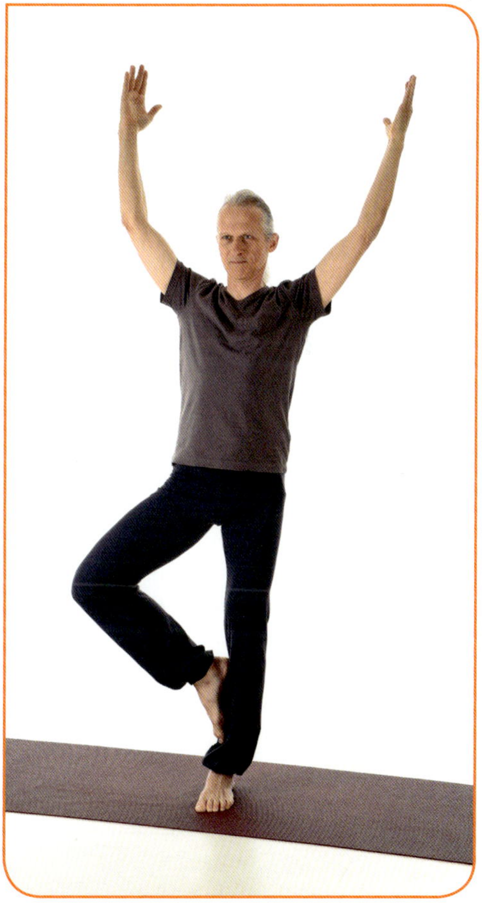

Heben Sie erst die Arme über den Kopf, wenn Sie stabil stehen.

Nackendehnung | Raum für den Nacken |

■ Lassen Sie die Arme nach dem Baum locker hängen und entspannen Sie die Schultern. Atmen Sie ein und wachsen Sie durch die Streckung der Wirbelsäule bewusst in die Länge. Ausatmend neigen Sie den Kopf langsam und vorsichtig nach rechts. Kommen Sie mit der nächsten Einatmung zurück, der Kopf ist wieder aufgerichtet. Dann führen Sie die Übung zur anderen Seite aus.

■ Wiederholen Sie jede Seite im Wechsel einige Male. Die Schultern bleiben dabei stets unten, so dass Sie deutlich die Dehnung seitlich im Nacken spüren können. Neigen Sie den Kopf nach beiden Seiten entschleunigt und achtsam. Das linke Ohr nähert sich behutsam der linken Schulter an, das rechte Ohr der rechten Schulter.

■ Lassen Sie den geneigten Kopf jetzt für drei Atemzüge rechts. Achten Sie darauf, dass die linke Schulter entspannt unten bleibt. Vertiefen Sie sich in die Dehnung. Stellen Sie sich vor, Sie atmen in die gedehnte seitliche Halsmuskulatur hinein. Entspannen Sie sich ausatmend in die Dehnung. Danach einatmend in die Mitte und für drei Atemzüge nach links.

■ Kommen Sie zum Schluss in die Mitte zurück und spüren Sie nach. Können Sie einen unterschiedlichen Spannungszustand Ihrer seitlichen Halsmuskulatur feststellen – vielleicht eine unterschiedliche Beweglichkeit?

Beinkreise | Hüftgelenk bewegen |

■ Zum Abschluss des Programms werden Beine und Becken gelockert. Einatmend heben Sie das rechte Bein gebeugt bis auf Hüfthöhe an, dann fließend nach rechts außen. Ausatmend führen Sie das Bein nach unten und stellen es wieder ab. Jetzt mit dem linken Bein: Das Knie bis auf Hüfthöhe oder auch noch höher anheben, nach links außen bewegen, dann nach unten und wieder abstellen.

■ Wiederholen Sie abwechselnd die rechte und linke Seite mehrmals in fließenden Bewegungen.

■ Die Hüftgelenke beschreiben auf diese Weise sanfte Kreise. Spüren Sie zum Schluss nach. Wenn Sie möchten, schließen Sie dabei Ihre Augen.

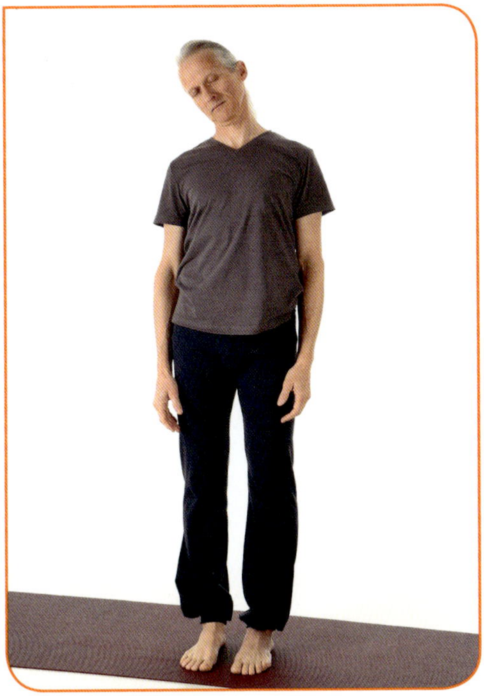

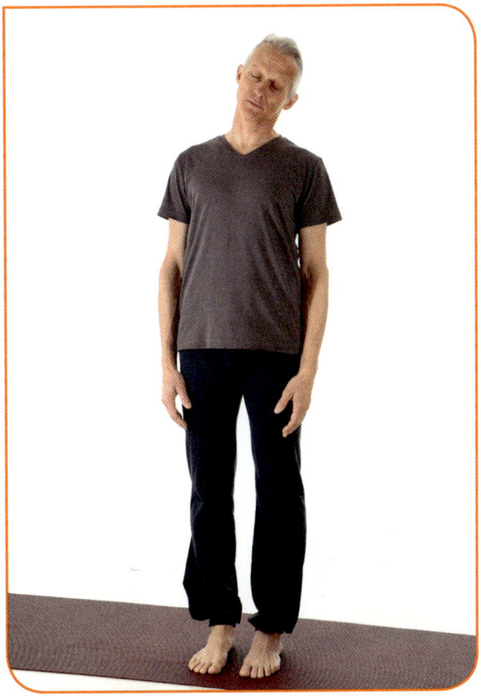

Den Kopf ausatmend neigen und die Dehnung spüren.

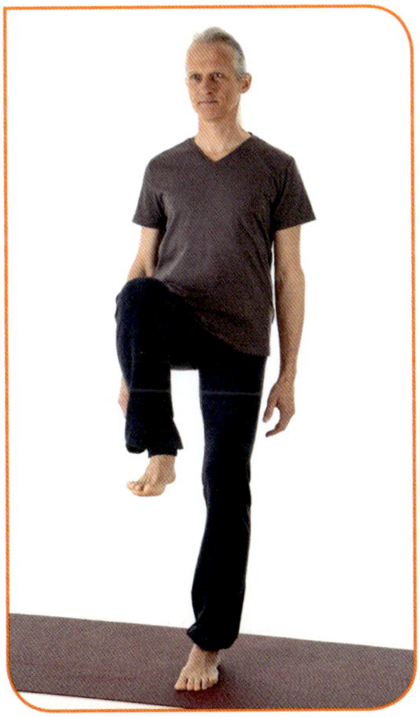

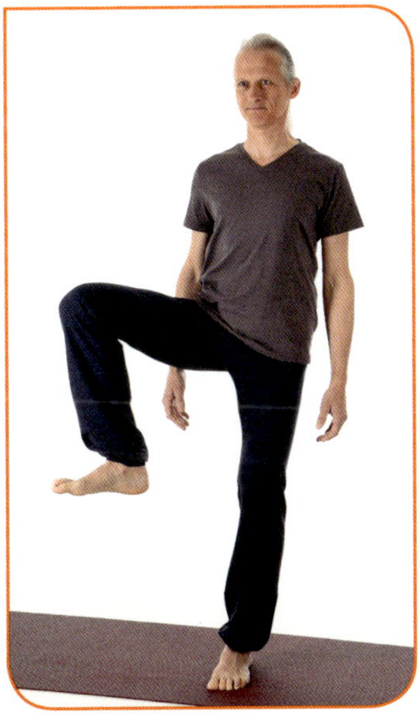

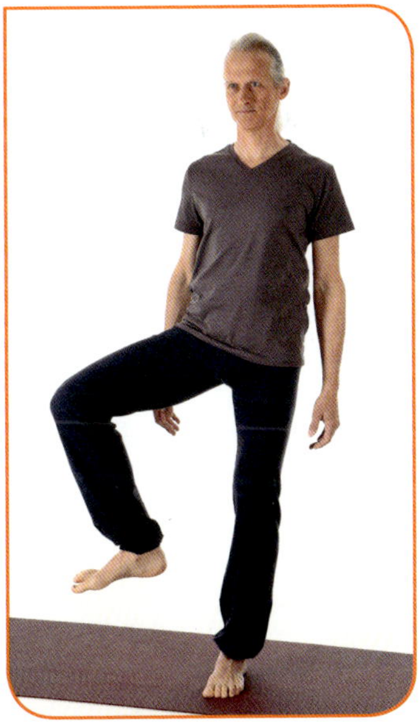

Das Bein anheben und nach außen bewegen, dann wieder aufsetzen.

Grazil auf einem Bein

Unser Programm führt zu dem anmutigsten Asana im Yoga, dem Tänzer. Die Kombination aus Einbeinstand und Bogenspannung fordert Balance und Flexibilität.

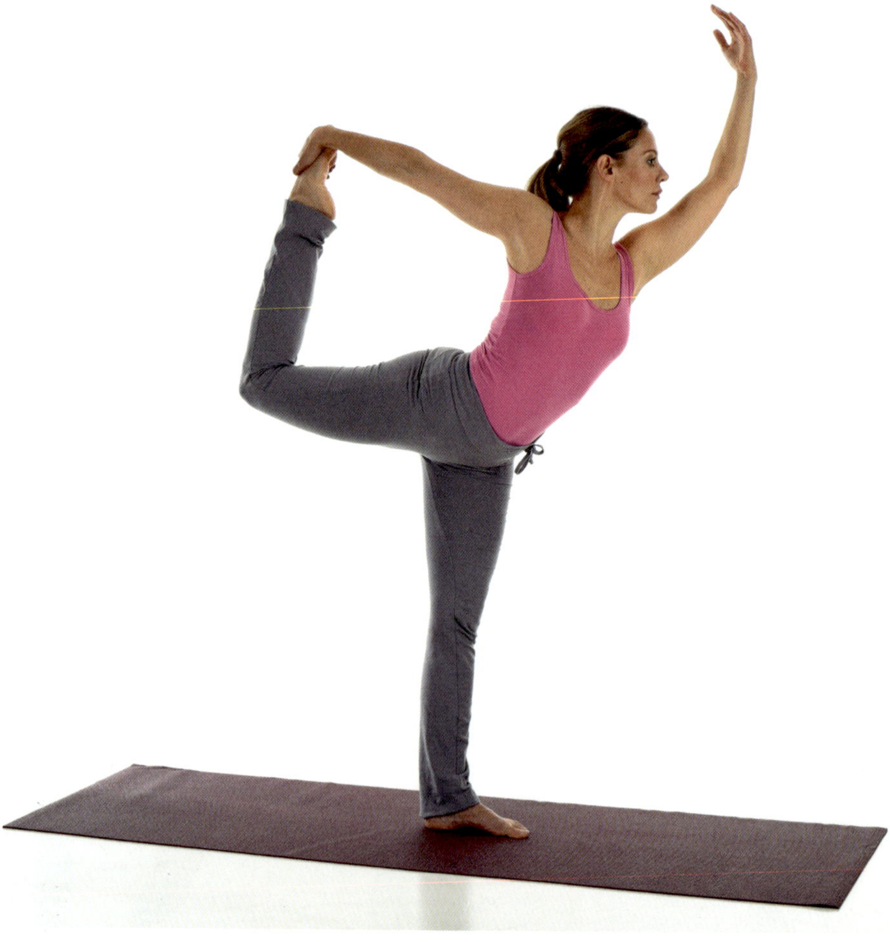

In diesem Programm lernen Sie, zwei Aspekte der Yogapraxis miteinander optimal zu kombinieren: Das Gleichgewicht zu halten ist die erste Herausforderung, die Öffnung des Brust- und damit des Herzraums die andere. Wenn Sie diese beiden Herausforderungen miteinander koordinieren und meistern, kommen Sie zu der anmutigen Yogahaltung Natarajasana, dem Tänzer.

Zum Programm

Mit der *Palmenhaltung* üben Sie eine Gleichgewichts-Basishaltung, die noch auf beiden Beinen bleibt, aber bereits Konzentration auf einen Fixpunkt fordert, bevor mit dem *Tänzer* der eigentliche Höhepunkt auf einem Bein folgt.

Ziele des Programms

- Gleichgewichtssinn stärken
- Konzentration auf einen Punkt
- Koordination verbessern
- Kräftigung der Füße und Beine
- Beweglichkeit der Wirbelsäule

Entlastung der Standbeine

Das Herantasten an den Tänzer kann viel Geduld verlangen. Es ist sinnvoll, sich für die Hinführung Zeit zu nehmen, und besonders entschleunigt vorzugehen. Der *Herzöffner* und das *Füße kneten* bereiten Sie auf die *Palmenhaltung* vor, in der bereits das Gleichgewicht gefordert ist, wenn auch auf zwei Beinen. In der Palmenhaltung wachsen Sie mit jeder Wiederholung mehr und mehr in die Höhe und bewahren auch im statischen Halten des Asana einen fließenden Atem. Danach sorgen Sie mit den Übungen *Füße lockern* und *Schultern mobilisieren* für spezifischen Ausgleich und Entspannung zwischendurch. Der *Tänzer* öffnet schließlich Ihre ganze Körpervorderseite und fordert den Gleichgewichtssinn auf einem Bein. Im Anschluss sorgt das *Fußkreisen* für Entlastung in den beanspruchten Standbeinen. Die abschließende *Umarmung* gibt Ihnen die Gelegenheit, Ihre Konzentration nach innen zu lenken und nachzuspüren. Gleichzeitig findet eine Gegenbewegung für die herzöffnenden Haltungen statt.

Grazil auf einem Bein	Dauer
1. Herzöffner	bis 1 ½ Min.
2. Füße kneten	bis 1 Min.
3. Palmenhaltung [Talasana]	bis 2 Min.
4. Füße lockern	bis 1 Min.
5. Schultern mobilisieren	bis 1 Min.
6. Tänzer [Natarajasana]	bis 2 Min.
7. Fußkreisen	bis 1 ½ Min.
8. Umarmung	bis 1 Min.

Herzöffner |weich werden im Herzraum|

■ Stellen Sie sich gerade und locker hin. Schließen Sie die Augen. Spüren Sie zu Beginn dieser Sequenz in sich hinein: Wie stehe ich da? Fließt der Atem? Ziehe ich vielleicht unbewusst eine Schulter hoch? Entspannen Sie sich noch für ein paar Momente, und öffnen Sie Ihre Augen dann wieder.

■ Setzen Sie Ihre Fingerspitzen sanft auf das Brustbein. Einatmend breiten Sie die Arme seitlich aus und öffnen buchstäblich das Herz. Ausatmend führen Sie die Fingerspitzen wieder zurück zum Brustbein.

■ Beim nächsten Einatmen öffnen Sie Ihre Arme noch ein bisschen weiter, ausatmend wieder zurück in die Ausgangsposition.

■ Wiederholen Sie die Bewegungsfolge mehrmals und öffnen Sie mit jeder Wiederholung die Arme etwas weiter. Halten Sie nach jedem Ausatmen einen kurzen Moment inne und schalten Sie die Gedanken bewusst ab.

■ Lassen die die Arme nach der letzten Wiederholung wieder locker hängen.

Füße kneten |Weckruf bis in die Zehenspitzen|

■ Kneten Sie jetzt Ihre Zehen durch. Falls Sie nicht sicher auf einem Bein stehen können, stützen Sie sich an einer Wand oder Tischplatte ab oder führen Sie die Übung im Sitzen durch.

■ Verlagern Sie das Gewicht auf ein Bein, heben die Ferse des anderen Fußes vom Boden ab und setzen vorsichtig die Zehenspitzen auf.

■ Beschreiben Sie mit sehr sanftem Druck auf die Zehen kreisförmige Bewegungen aus dem Fußgelenk heraus – so dass Sie die Zehen vor- und rückwärts rollen. Wechseln Sie nach mehreren Wiederholungen die Richtung beim Kreisen. Dann stellen Sie den Fuß wieder auf.

■ Führen Sie die Übung etwa genauso lange mit dem anderen Fuß durch.

■ Stellen Sie zum Abschluss die Füße leicht geöffnet wieder parallel zueinander auf und spüren Sie nach, ob sich Ihre Empfindung in den Füßen und Zehen verändert hat.

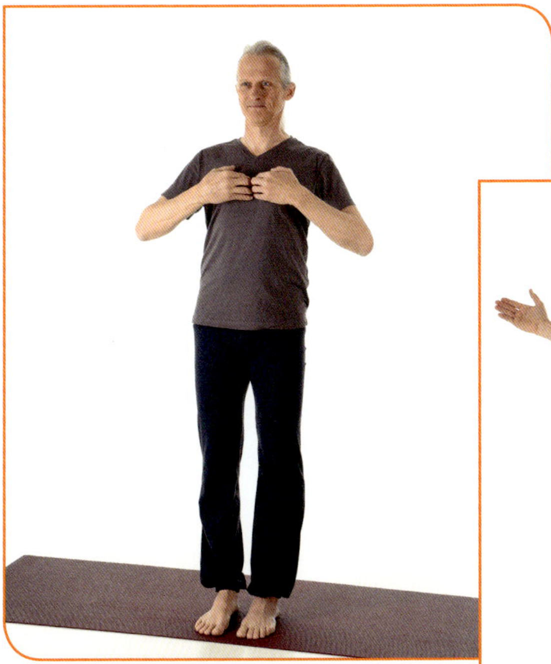

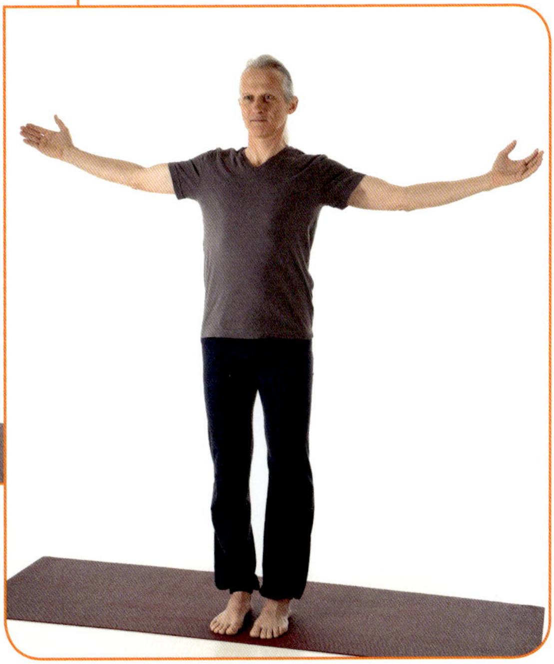

Die Fingerspitzen auf das Brustbein setzen, dann einatmend die Arme öffnen.

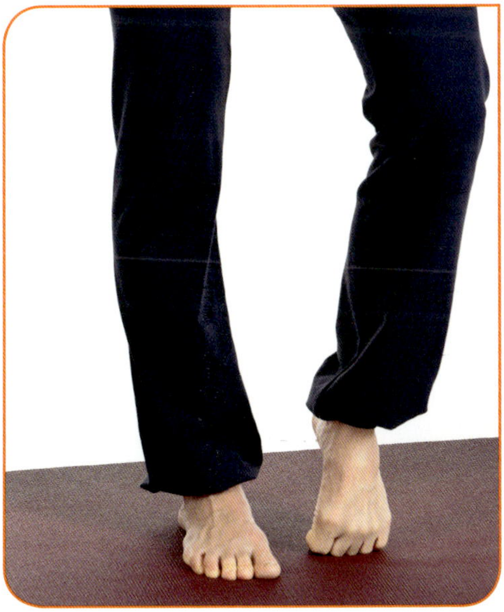

Vorsichtig die Zehen vor- und rückwärts rollen.

Palmenhaltung | Talasana |

■ Richten Sie für die Palmenhaltung Ihren Blick auf einen Punkt vor sich auf dem Boden oder geradeaus an eine Wand. Er dient als Fixpunkt, damit sie nicht so leicht aus dem Gleichgewicht kommen. Konzentrieren Sie sich darüber hinaus auf den Bauchraum und spüren Sie in Ihre Mitte hinein.

■ Atmen Sie vollständig und bewusst aus. Bringen Sie mit dem nächsten Einatemzug die Arme über vorne nach oben und kommen Sie gleichzeitig auf die Fußballen. Senken Sie ausatmend die Arme wieder langsam ab und kommen Sie dabei mit den Fersen wieder zum Boden zurück.

■ Wiederholen Sie diese Bewegungsfolge einige Male. Die Handflächen weisen nach vorne, wenn Sie oben in der Palmenhaltung angekommen sind. Achten Sie darauf, Ihre Schultern nicht zu sehr nach oben zu ziehen. Sie müssen die Arme nicht vollständig durchstrecken, sondern können die Ellbogen auch leicht gebeugt lassen.

Körperliche Wirkungen

Die Haltung richtet den ganzen Körper von unten nach oben auf. Sprunggelenke wie auch die Bein-, Rumpf- und Armmuskulatur sind zur Stabilisierung aktiv. Positive Effekte für eine bessere Haltung im Alltag lassen sich so erzielen. Das Asana soll zudem bei Senkfüßen Abhilfe schaffen.

Psychische Wirkungen

Die Achtsamkeit für die Füße, ein stabiler Stand, Koordination und der Gleichgewichtssinn werden trainiert. Im übertragenen Sinn strecken Sie sich über Ihre Komfortzone weit hinaus. Die Erfahrung, trotz wackeligem Stand nicht umzufallen, stärkt das Selbstbewusstsein.

■ Bleiben Sie bei der letzten Wiederholung mehr als einen Atemzug oben. Versuchen Sie, das Gleichgewicht zu halten und den Atem dabei frei fließen zu lassen. Entspannen Sie auch das Gesicht.

■ Kommen Sie ein letztes Mal ausatmend nach unten und spüren Sie nach.

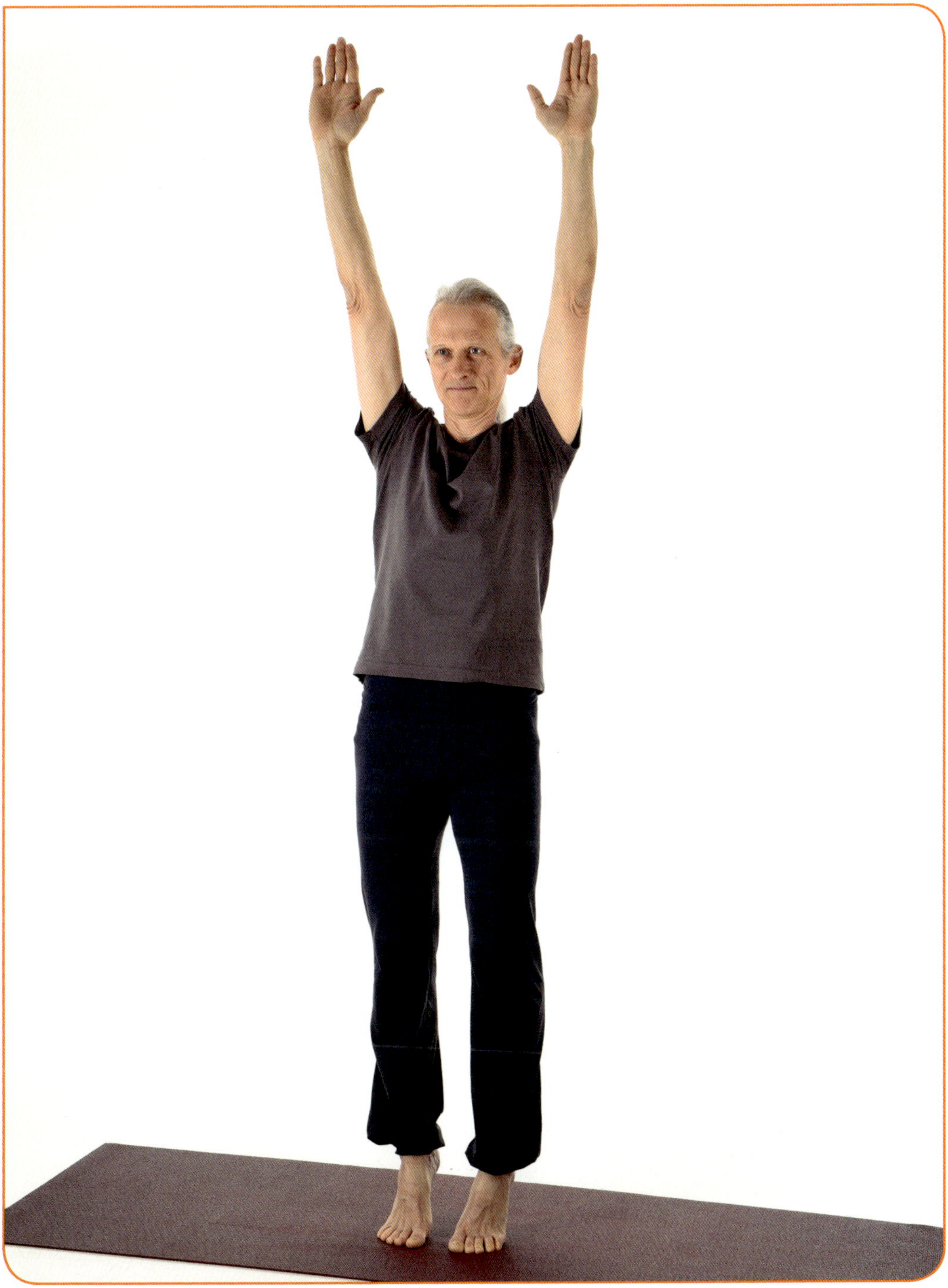

Einatmend die Arme über vorne heben und auf die Fußballen kommen.

Füße lockern | die Muskulatur entkrampfen |

- Stehen Sie aufrecht und entspannt. Verlagern Sie das Gewicht auf ein Bein, heben Sie das andere Bein vom Boden ab und lassen Sie den Fuß hängen. Lassen Sie den Unterschenkel locker und ‚werfen' Sie ihn mit Schwung nach vorne weg. Der Fuß bleibt dabei ganz entspannt.

- Wiederholen Sie den Unterschenkelschwung mehrmals und stellen Sie zwischendurch das Bein immer wieder ab.

- Wenn es Ihnen angenehmer ist, stützen Sie sich mit einer Hand an einer Stuhllehne, an der Wand oder einem Tisch ab.

- Wiederholen Sie das Schütteln etwa gleich lang mit dem anderen Bein.

- Abschließend stellen Sie die Füße wieder parallel und leicht geöffnet ab. Spüren Sie nach.

Schultern mobilisieren | aufrechte Haltung fördern |

- Atmen Sie vollständig aus. Heben Sie mit dem Einatmen Ihre Schultern zu den Ohren, dann ziehen Sie sie etwas nach hinten und senken Sie ausatmend wieder ab. Wiederholen Sie diese Abfolge mehrmals bewusst.

- Mit jeder Wiederholung richten Sie sich im Brustkorb etwas mehr auf und wirken den Fehlhaltungen eines runden Rückens entgegen. Sie können diese einfache Übung auch wunderbar im Alltag einbauen. Dadurch erinnern Sie sich und Ihren Körper immer wieder daran, eine gesundheitsförderliche und selbstbewusste aufrechte Haltung einzunehmen.

- Achten Sie darauf, dass die Bewegung ausschließlich aus den Schultern kommt. Die Arme bewegen sich zwar mit nach oben, aber lediglich passiv.

- Spüren Sie, wie Ihre Schulterblätter sich näherkommen, wenn Sie die Schultern zurück und nach unten bewegen. Lassen Sie die Schulterblätter nicht ruckartig absinken, sondern synchron mit dem Ausatmen sanft nach unten gleiten.

- Spüren Sie einige Momente nach.

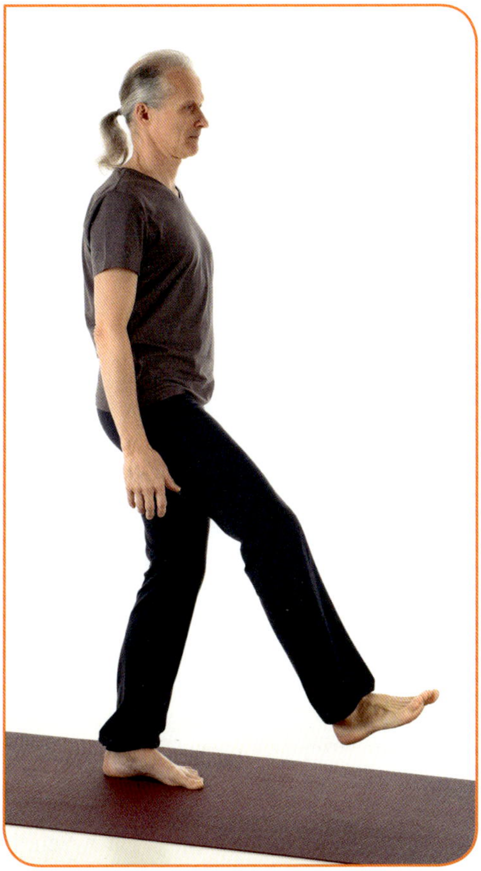

Die Unterschenkel locker nach vorne ‚wegwerfen'

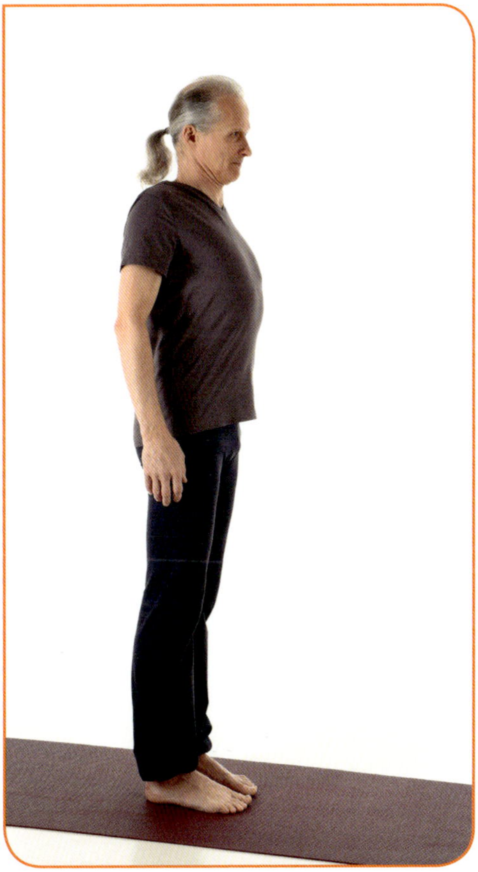

Einatmend Schultern anziehen, dann ausatmend nach hinten absenken.

Tänzer | Natarajasana |

■ Richten Sie den Blick wieder auf einen Punkt und verlagern dann das Gewicht auf das linke Bein. Heben Sie mit dem rechten Fuß vom Boden ab, beugen Sie das rechte Bein und bringen Sie die Ferse in Richtung Gesäß. Fassen Sie mit der Hand das Fußgelenk. Die linke Hand können Sie in die Hüfte stützen oder hängen lassen. Bleiben Sie für einige Atemzüge in der Haltung und spüren Sie die Dehnung in Hüfte und Oberschenkel.

■ Wenn Sie beweglich genug sind, können Sie dann das angewinkelte Bein langsam weg vom Gesäß führen, indem Sie den Fuß aktiv in die Hand drücken. Das Bein bewegt sich nach hinten und oben. Neigen Sie dabei kontrolliert den Oberkörper etwas nach vorne und strecken Sie den linken Arm nach vorne oben aus. Halten Sie die Position mehrere Atemzüge.

Körperliche Wirkungen

Balance und Standfestigkeit verbessern sich, Flexibilität und Körperspannung sind gefordert. Beine und Fußgelenke werden trainiert, Hüftbeuger und Oberschenkel gedehnt und die Schultern und der Brustkorb geöffnet. Die Atmung strömt verstärkt in den Brustkorb ein und dehnt die Lungen, ebenso den Bauch und die Seiten.

Psychische Wirkungen

So wie ein Tänzer immer ganz in seiner Mitte bleibt, während er sich durch den Raum bewegt, vermittelt auch dieses Asana ein Gefühl für die Unbewegtheit in der Bewegung. Das kann als Metapher für den Alltag die psychische Stabilität fördern.

■ Versuchen Sie, während der Bewegung stets das Becken nach vorne auszurichten und sich nicht zu einer Seite zu beugen. Beim Einatmen strebt das Brustbein nach vorne oben.

■ Kommen Sie Schritt für Schritt aus der Haltung heraus, indem Sie den Oberkörper wieder aufrichten, gleichzeitig den Fuß zum Gesäß führen und den Arm absenken. Dann lassen sie den Fuß los und stellen ihn wieder ab.

■ Wiederholen Sie die Haltung Schritt für Schritt mit dem anderen Bein. Wenn Sie mit beiden Seiten fertig sind, schütteln Sie Ihre Füße mehrmals kräftig aus.

■ Spüren Sie nach, welche Muskelgruppen sie aktiviert haben.

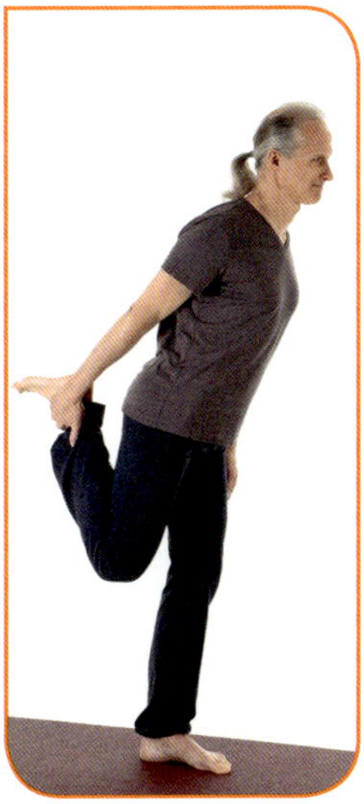

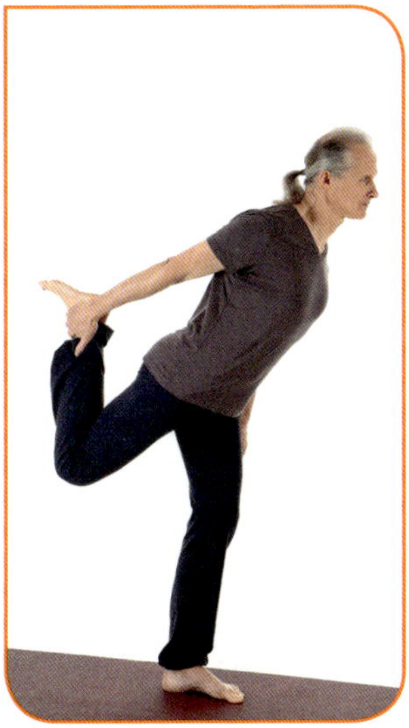

Zuerst die Fußfessel fassen, dann den Oberkörper nach vorne verlagern, zum Schluss den Arm heben.

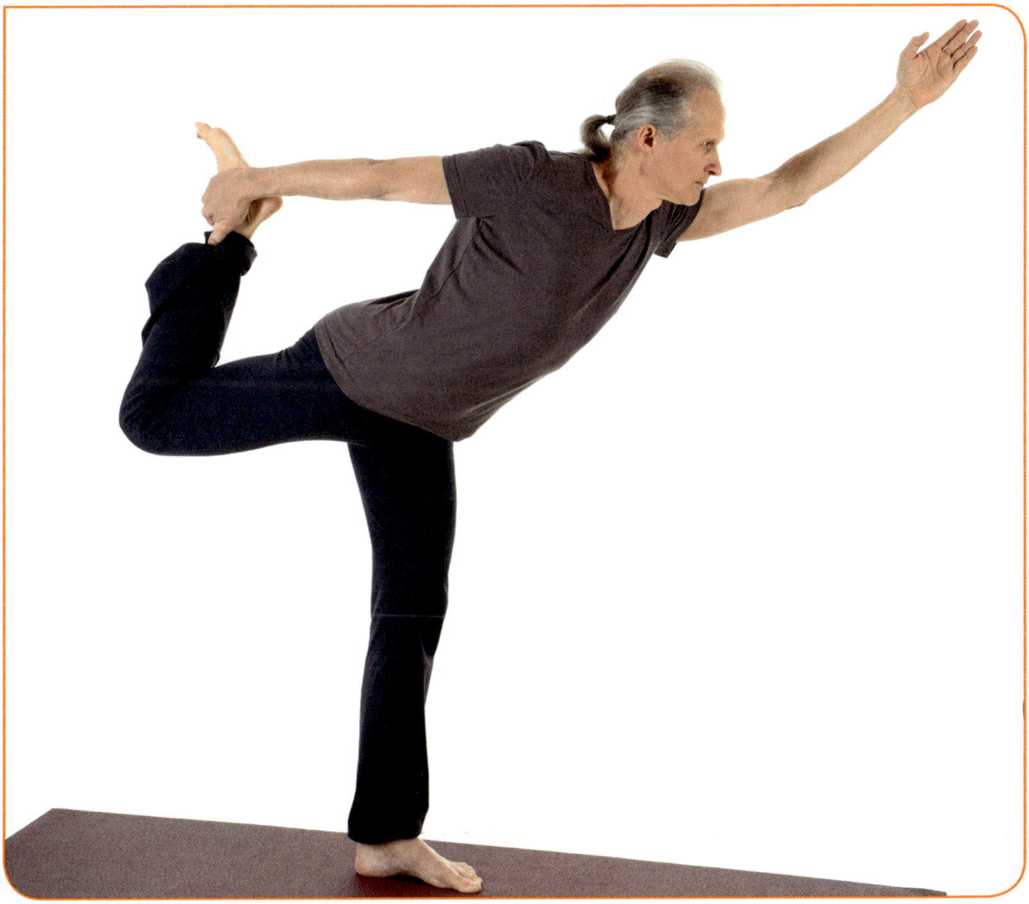

Fußkreisen | Spannungen lösen |

■ Wenn Sie für diese Übung eine Stütze brauchen, nehmen Sie erneut Stuhllehne, Tisch oder Wand zur Hilfe. Mit einer Hand stützen Sie sich dann ab, um sich zu stabilisieren. Achten Sie darauf, dass das jeweilige Standbein der Stütze zugewandt ist.

■ Nun verlagern Sie das Gewicht zuerst auf das linke Bein. Heben Sie das rechte Bein locker an, und kreisen Sie einige Male mit dem Fuß. Ändern Sie nach mehrmaligem Fußkreisen die Bewegungsrichtung. Spüren Sie die Mobilisierung im Fußgelenk. Es kommt vor, dass hier und da ein leichtes Knacksen zu hören ist. Das ist völlig normal.

■ Stellen Sie den Fuß wieder ab und wiederholen Sie die Übung mit dem anderen Bein. Wenn Sie sich irgendwo abstützen, dann drehen Sie sich um, so dass jetzt das rechte Bein als Standbein der Wand, dem Tisch oder Stuhl am nächsten ist. Kreisen Sie wieder mit dem Fuß und ändern Sie die Bewegungsrichtung. Nach mehreren Wiederholungen stellen Sie den linken Fuß wieder ab.

■ Spüren Sie nach, wie sich Ihre Füße merklich entspannen.

Umarmung | in sich gekehrt nachsinnen |

■ Stellen Sie sich zum Schluss wieder stabil hin. Schließen Sie die Augen. Umarmen Sie sich selbst, indem Sie die rechte Hand auf die linke Schulter legen und die andere auf die rechte Schulter. In dieser Selbst-Umarmung senken Sie den Kopf langsam ab und machen den oberen Rücken rund.

■ In sich gekehrt spüren Sie nach und lassen die Asanas und Übungen vor Ihrem inneren Auge Revue passieren. Wie fühlen sich Ihre stark geforderten Füße und Beine jetzt an? Haben Sie ein angenehmes Gefühl in der Muskulatur? Nehmen Sie Verspannungen wahr? Wenn ja, erlauben Sie sich, jetzt zu entspannen und loszulassen. Bleiben Sie so für mehrere Atemzüge stehen. Entspannen Sie bewusst, und lassen Sie los.

■ Dann heben Sie den Kopf an, lösen die Umarmung auf und öffnen wieder Ihre Augen. Nehmen Sie das Gefühl der Geborgenheit mit in Ihren Alltag.

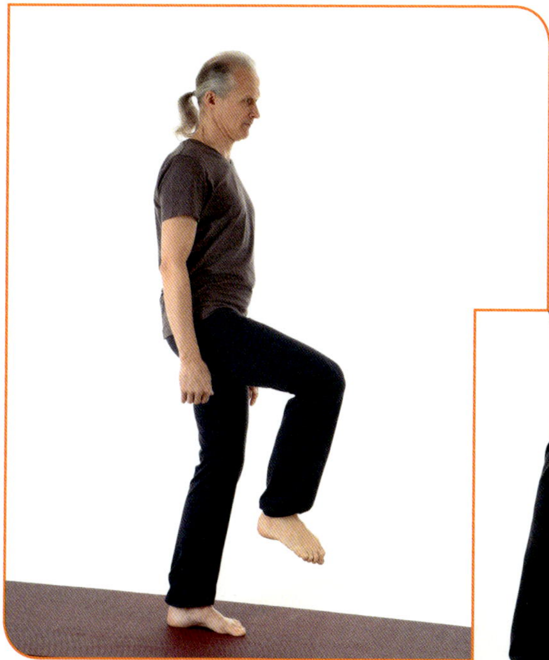

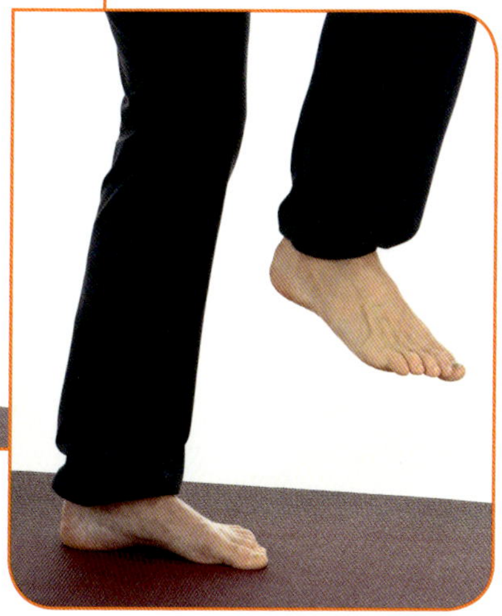

Das Bein anheben und den Fuß
in beide Richtungen kreisen.

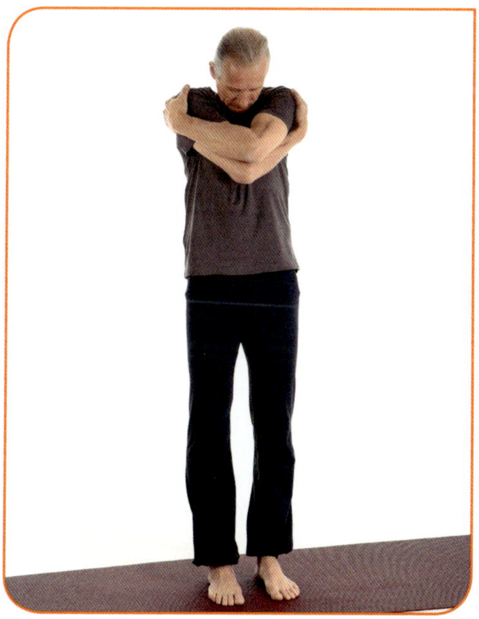

Sich selbst umarmen und dabei den
oberen Rücken runden.

Die Grenzen ausloten

Verbinden Sie Standfestigkeit, Koordination, Gleichgewicht und Dehnfähigkeit für die Aufrechte Einbeinstreckung. Mit diesem Programm loten Sie Ihre Grenzen aus.

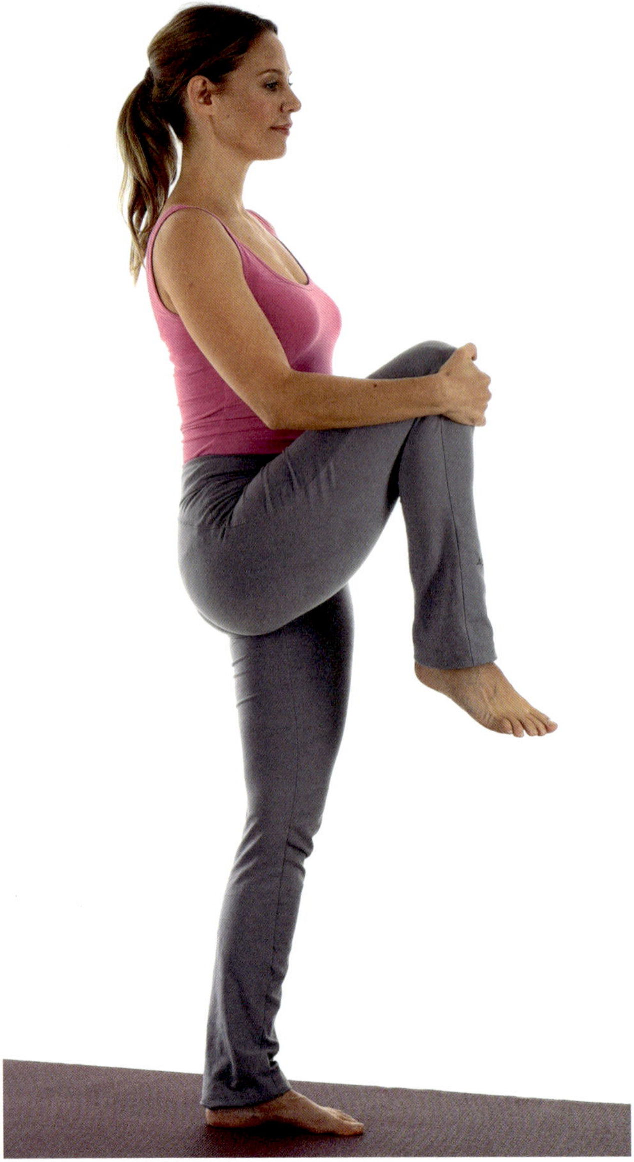

Die Dehnung der Beinrückseiten kommt im Yoga in vielen zentralen Haltungen vor, wie etwa in der Vorwärtsbeuge, die stehend oder sitzend ausgeführt weren kann. Im Nachgang zu solchen Asanas macht sich eine tief entspannende Wirkung bemerkbar, die sich nicht nur an einem verlangsamten Ruhepuls ablesen lässt, sondern auch positive Effekte für den unteren Rücken hat. In diesem Programm stellt die Flexibilität der Beinrückseiten lediglich eine von mehreren Anforderungen dar. Hinzu kommen koordinative Fähigkeiten, Gleichgewichtssinn und nicht zuletzt eine hohe mentale Präsenz.

Zum Programm

Höhepunkt und auch die schwierigste Haltung dieses Programms ist die *Aufrechte Einbeinstreckung*. Sie erfordert ein erhöhtes Maß der Komponenten Gleichgewicht, Koordination und Flexibilität. Sie können wahlweise mit einer einfachen Variante beginnen und sich mit der Zeit das eigentliche Asana aneignen.

Ziele des Programms

- Koordination und Gleichgewicht
- Dehnung der Beinrückseiten und des unteren Rückens
- Kräftigung der Hüftbeuger und Beine
- Beckenbeweglichkeit
- Konzentration trainieren

Fokus Beine und Becken

Sie starten mit zwei gezielten Übungen, um die Streckung der Beine vorzubereiten. Die erste Warm-up-Variante konzentriert sich auf die *Wadendehnung*, die auch Ihre Fußknöchel mit einbezieht. Das zweite Warm-up – *Beinrückseiten vorbereiten* – konzentriert sich abwechselnd links und rechts auf die hintere Oberschenkelmuskulatur. Gleichzeitig wird die Hüfte auf die Beugebewegung des übernächsten Asana vorbereitet. Mit dem *Berg* betonen Sie die Streckung des Körpers, vor allem der oberen Extremitäten, aber auch der Flanken und des Rückens. Dadurch sind Sie bereit für die *Aufrechte Einbeinstreckung*. Da diese Haltung wegen der statischen Ausführung Verspannungen im Hüftbereich verursachen könnte, zielen die Cool-down-Übungen *Ausgleich für die Hüfte* sowie die *Vorwärtsbeuge im Spreiz* auf eine Lockerung in diesem Bereich ab.

Die Grenzen ausloten	Dauer
1. Wadendehnung	bis 2 Min.
2. Beinrückseiten vorbereiten	bis 2 Min.
3. Berg [Tadasana]	bis 2 Min.
4. Aufrechte Einbeinstreckung [Utthita Hasta Padangusthasana]	bis 2 ½ Min.
5. Ausgleich für die Hüfte	bis 1 Min.
6. Vorwärtsbeuge im Spreiz [Prasarita Padottanasana]	bis 1 ½ Min.

Wadendehnung | ausatmen und loslassen |

■ Machen Sie einen Ausfallschritt, indem Sie das rechte Bein mindestens eine Schrittlänge nach vorn setzen. Die Hände ruhen in den Hüften. Das Gewicht lastet vorwiegend auf dem vorderen, leicht gebeugten Bein. Die Ferse des linken Beins hebt vom Boden ab. Sollte das nicht der Fall sein, vergrößern Sie den Schritt.

■ Achten Sie darauf, dass beide Füße nach vorn zeigen und etwa hüftbreit aufgestellt sind. Um die Balance zu erleichtern, können Sie die Arme ausbreiten oder sich mit einer Hand an einer Wand oder Stuhllehne abstützen.

■ Drücken Sie jetzt achtsam die linke Ferse Richtung Boden, bis Sie eine deutliche Dehnung in der Wade spüren. Das hintere Bein ist jetzt gestreckt.

■ Halten Sie diese Position für mehrere gleichmäßige Atemzüge. Lassen sie bewusst mit jeder Ausatmung los und gehen Sie ein bisschen mehr in die Dehnung hinein.

■ Lösen Sie die Position auf, lockern Sie beide Beine durch leichtes Ausschütteln.

■ Dann wiederholen Sie die Übung auf der anderen Seite.

Beinrückseiten vorbereiten | tief in die Dehnung gehen |

■ Machen Sie für die nächste Warm-up-Übung wiederum mit dem rechten Bein einen Schritt nach vorne. Ziehen Sie die Zehen zu sich heran, so dass Sie nur noch mit der Ferse Kontakt haben.

■ Jetzt lehnen Sie sich behutsam aus der Hüfte heraus mit geradem Oberkörper nach vorne über das vordere Bein, bis Sie die Dehnung in der rechten Beinrückseite spüren können. Die Hände können Sie dabei sanft auf dem Oberschenkel aufsetzen, ohne großen Druck auszuüben.

■ Bleiben Sie für mehrere Atemzüge in der Dehnung. Achten Sie auf das für Sie richtige Maß: Die Dehnung sollte deutlich zu spüren sein, ohne unangenehm oder gar schmerzhaft zu werden. Nehmen Sie wahr, an welcher Stelle der Beinrückseite Sie die Dehnung spüren.

■ Kommen Sie mit geradem Rücken wieder nach oben, lösen Sie den Schritt auf und lockern Sie das rechte Bein.

■ Wiederholen Sie die Abfolge gleich lang mit dem anderen Bein.

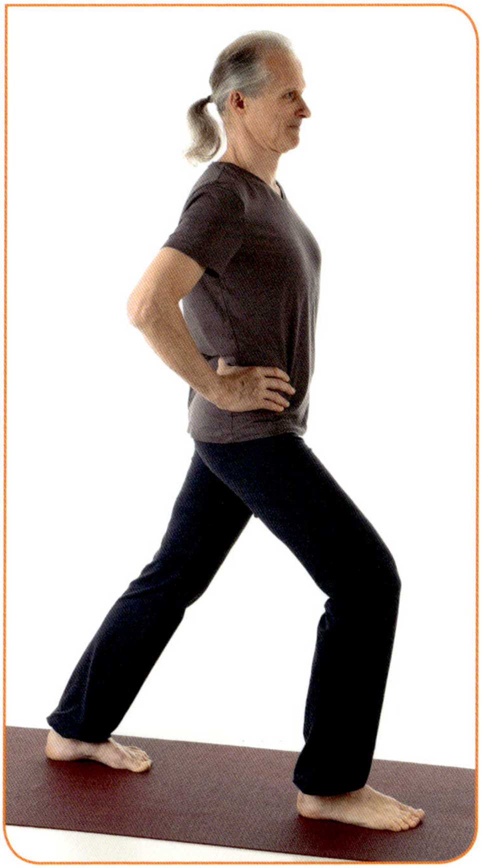

Die Ferse aktiv in den Boden drücken.

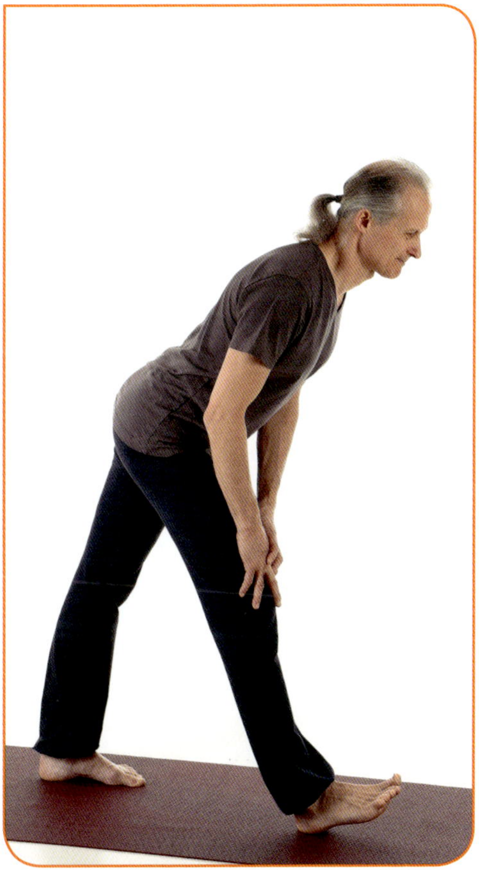

Den Rücken gerade lassen und soweit nach vorne beugen, bis die Dehnung in der Beinrückseite spürbar wird.

Berg | Tadasana |

■ Stehen Sie mit leicht geöffneten Füßen im lockeren aufrechten Stand. Die Zehen zeigen nach vorne. Die Knie können leicht gebeugt sein. Ihr Oberkörper ist aufgerichtet und die Schultern entspannt. Ziehen Sie den Bauchnabel in Richtung Wirbelsäule, dabei sinkt Ihr Steißbein in Richtung Boden.

■ Einatmend führen Sie die Arme langsam seitlich nach oben über den Kopf. Ausatmend gehen die Arme wieder seitlich zurück nach unten. Wiederholen Sie diese Bewegungsfolge mehrmals in Ihrem eigenen Atemtempo.

■ Jetzt intensivieren Sie die Dehnung, indem Sie die Hände über dem Kopf verschränken, die Handflächen nach oben zur Decke drehen und sich aktiv in die Länge strecken. Halten Sie die Stellung für drei bewusste Atemzüge.

Körperliche Wirkungen

Die Haltung bewirkt eine vollständige Streckung und Aufrichtung der Wirbelsäule. Die Rückenmuskulatur wird stabilisiert, gleichzeitig weitet sich der Brustbereich. Ebenso erfolgt eine Dehnung der Körpervorderseite und der Flanken. Zudem werden Oberschenkel, Knie und Knöchel gestärkt.

Psychische Wirkungen

Mit dem Asana wird ein Bewusstsein ausgebildet, wie es sich anfühlt, über sich hinaus zu wachsen und dabei fest verwurzelt den Kontakt zur Erde zu halten. Dies fördert auch eine selbstbewusstere Haltung im Alltag.

■ Spüren Sie, wie sich der ganze Körper in die Höhe streckt und sich die Muskulatur dabei dehnt. Senken Sie den Kopf, um auch den Nacken zu dehnen.

■ Achten Sie darauf, dass Sie mit den Füßen immer standfest mit dem Boden verbunden sind.

■ Führen Sie abschließend die Arme ausatmend langsam wieder seitlich nach unten und bleiben Sie entspannt stehen. Lassen Sie Arme und Schultern hängen und atmen Sie gleichmäßig.

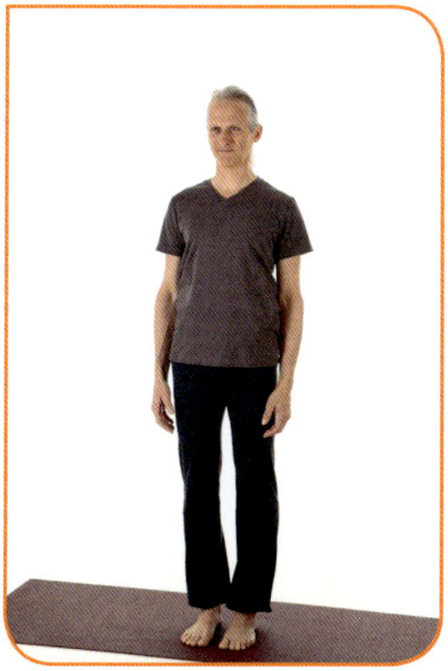

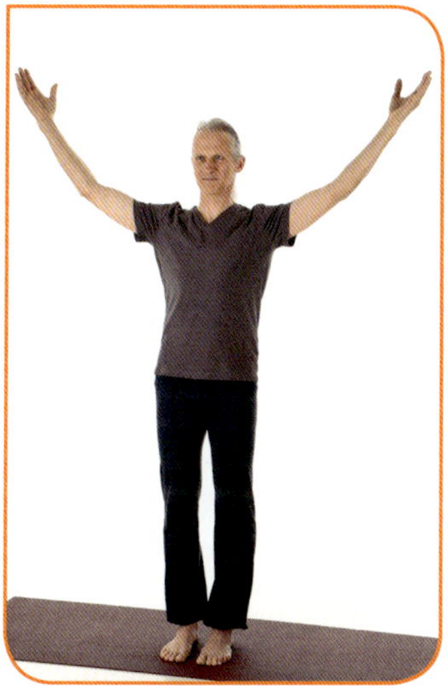

Einatmend die Arme über die Seite anheben, ausatmend absenken, dann die Handflächen mit verschränkten Fingern zur Decke drehen und den ganzen Körper in die Länge strecken.

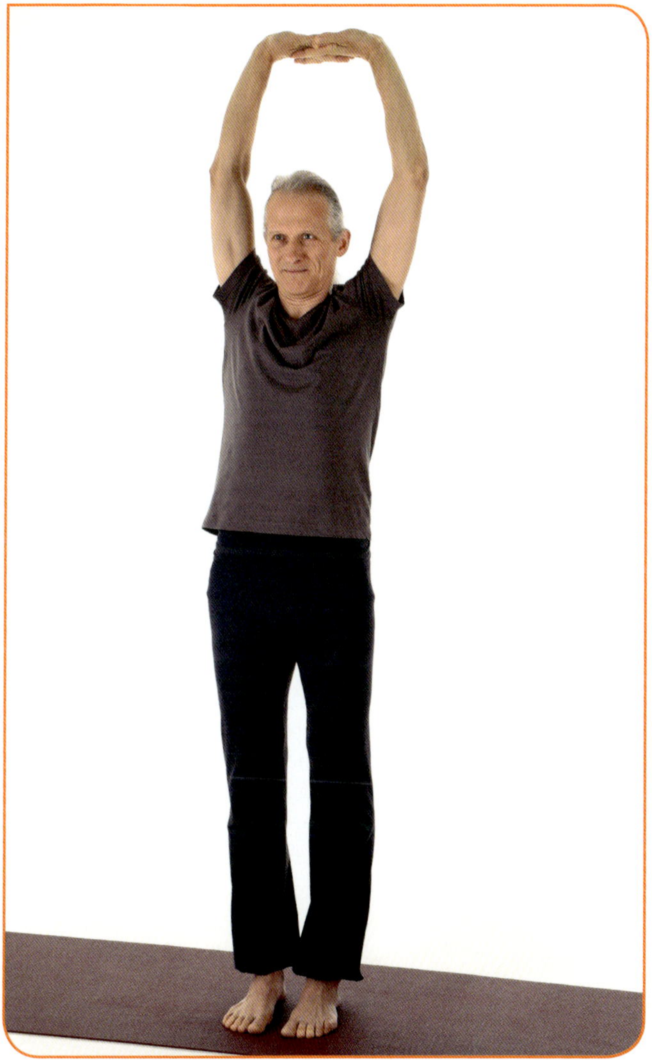

Aufrechte Einbeinstreckung

| Utthita Hasta Padangusthasana |

■ Verlagern Sie im aufrechten Stand das Gewicht auf das linke Bein. Richten Sie Ihren Blick auf einen Punkt, um stabiler im Gleichgewicht zu bleiben. Stützen Sie die linke Hand in die Hüfte. Heben Sie jetzt das rechte Bein langsam und kontrolliert vom Boden ab, bis Sie das Knie mit der rechten Hand umgreifen können.

■ Ziehen Sie das Knie weiter nach oben zur Brust. Runden Sie dabei nicht den Rücken, sondern richten Sie sich bewusst auf und verlängern Sie die Wirbelsäule nach oben. Nehmen Sie die rechte Schulter etwas zurück und nach unten. Bleiben Sie mehrere Atemzüge in der Position.

■ Achten Sie darauf, dass Sie während der ganzen Zeit fest mit dem linken Fuß auf dem Boden stehen. Das Standbein drückt aktiv in den Boden. Das Bein nicht überstrecken.

Körperliche Wirkungen

Mit dieser Haltung wird der Gleichgewichtssinn intensiv gefördert. Ober-, Unterschenkel und Knöchel des Standbeins werden gekräftigt. Gedehnt werden die Hüften, die hintere Oberschenkelmuskulatur mit ausgestrecktem Bein und der untere Rücken.

Psychische Wirkungen

Die Konzentrationsfähigkeit kann gesteigert werden. Durch eine fließende Atmung in dieser herausfordernden Haltung lernt der Geist, auch in turbulenten Stresssituationen Ruhe zu bewahren.

■ Halten Sie den Atem nicht an, sondern atmen Sie fließend und gleichmäßig. Entspannen Sie das Gesicht und den Kiefer.

■ Wenn Sie eine ausgeprägte Dehnfähigkeit besitzen, können Sie jetzt versuchen, Ihre Zehen mit der rechten Hand zu greifen und das angehobene Bein nach vorne auszustrecken. Aber nur dann, wenn Sie dabei den Rücken gerade halten können. Es macht nichts, wenn Sie das Bein nicht vollständig strecken können. Gehen Sie nur so weit in die Dehnung, dass Sie den Effekt deutlich spüren, aber nicht über Ihre Grenzen hinausgehen.

■ Stellen Sie abschließend das gehobene Bein wieder ab und lockern Sie es.

■ Wiederholen Sie nun das Asana mit dem anderen Bein.

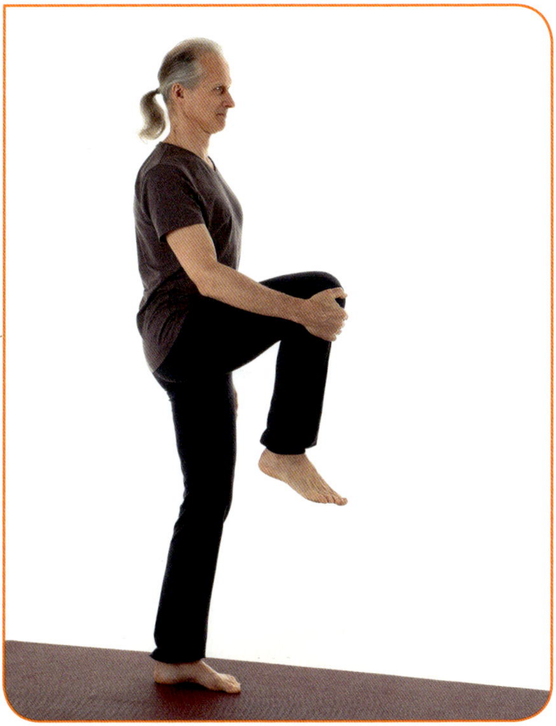

Greifen Sie zuerst das Knie und ziehen Sie das Bein zu sich heran. Bleiben Sie bei normaler Beweglichkeit in dieser Position.

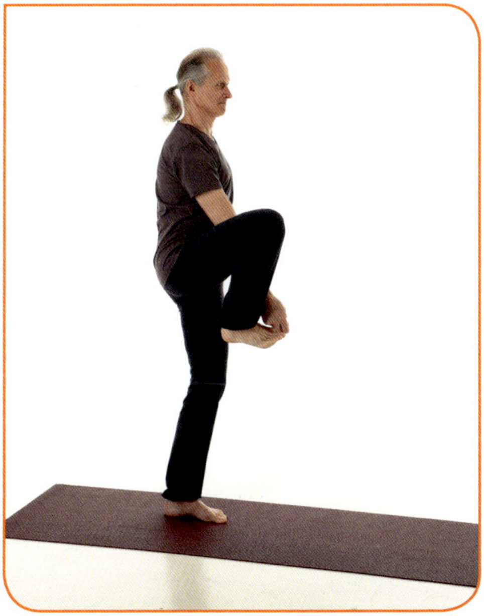

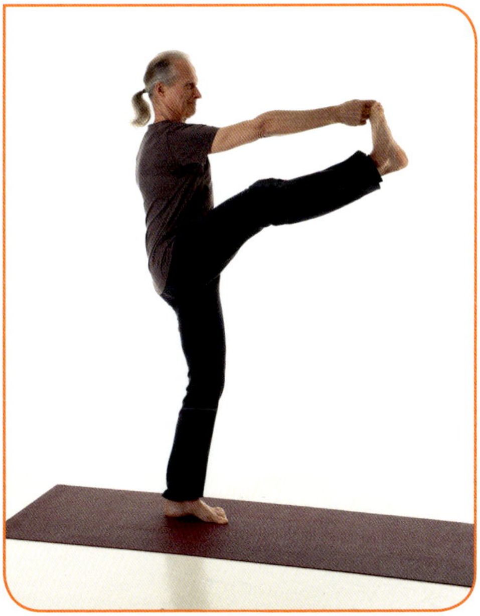

Nur bei sehr großer Beweglichkeit die Zehen greifen und das Bein ausstrecken.

Ausgleich für die Hüfte |sanfte Dehnung|

■ Nehmen Sie einen weiten Spreizschritt ein. Die Hände stützen Sie locker in die Hüften. Ausatmend bewegen Sie Ihr Becken sanft nach rechts unten, einatmend zurück in die Mitte, dann ausatmend nach links unten, und schließlich einatmend wieder zurück in die Mitte. Wiederholen Sie diesen Ablauf mehrmals.

■ Achten Sie darauf, dass Ihr Knie nicht über den Fuß hinausragt. Bewegen Sie sich bewusst zur Seite und spüren Sie die Dehnung in den Oberschenkelinnenseiten und die Mobilisation in Hüfte und Beinen. Der Oberkörper bleibt während der gesamten Ausführung gerade und trotzdem entspannt.

■ Gehen Sie ein letztes Mal zu jeder Seite, kommen Sie wieder in die Mitte und spüren Sie nach.

Vorwärtsbeuge im Spreiz |Prasarita Padottanasana|

■ Sie stehen im weiten Spreizschritt, die Hände sind locker in den Hüften aufgestützt. Kommen Sie jetzt mit langgestrecktem Rücken in die Vorwärtsbeuge. Beugen Sie im Lauf der Bewegung die Knie, um die Spannung in den Beinrückseiten zu entschärfen und den unteren Rücken zu entlasten. Während Sie nach unten kommen, lösen Sie die Hände aus den Hüften und lassen Sie zuerst einfach hängen. Dann verschränken Sie die Unterarme.

■ Verweilen Sie mehrere tiefe Atemzüge in der Vorwärtsbeuge im Spreiz. Bewegen Sie den Kopf locker nach links und rechts, vor und zurück, bis Sie das Gefühl haben, er hängt entspannt. Verlagern Sie das Gewicht weiter nach vorne auf die Füße, so dass Sie mehr Druck zum Boden auf den Fußballen spüren, und strecken Sie behutsam die Beine mehr durch.

■ Zum Abschluss lassen Sie die Arme wieder nach unten hängen und kommen langsam mit geradem Rücken nach oben. Sie können auch über mehrere Atemzüge nach oben kommen und sich auf den Knien abstützen, wenn Sie Probleme mit dem Kreislauf haben.

■ Oben angekommen schließen Sie die Beine wieder und stehen Sie zum Schluss des Programms entspannt im aufrechten Stand. Wenn Sie möchten, schließen Sie für ein paar Augenblicke die Augen und spüren Sie in den Körper hinein. Öffnen Sie dann sanft wieder die Augen und kehren Sie zurück in den Alltag.

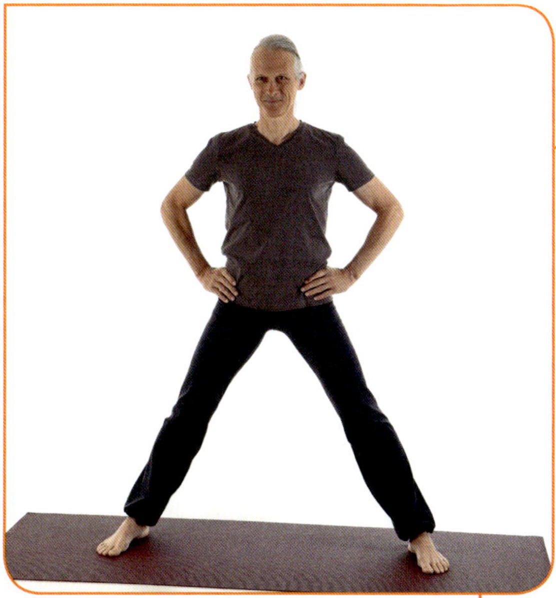

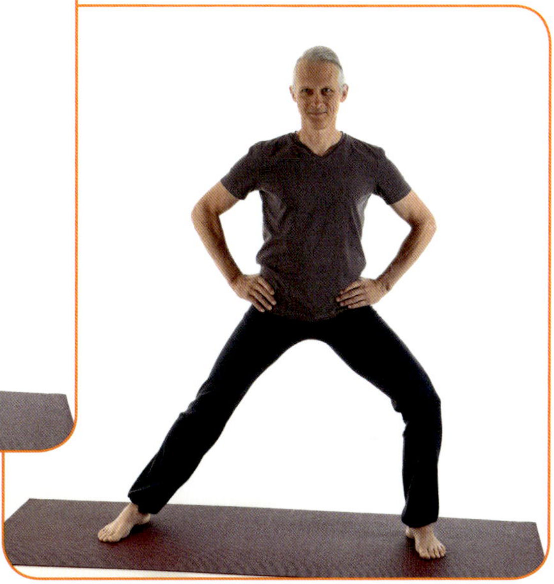

Ausatmend die Hüfte einmal nach links, dann nach rechts unten schieben.

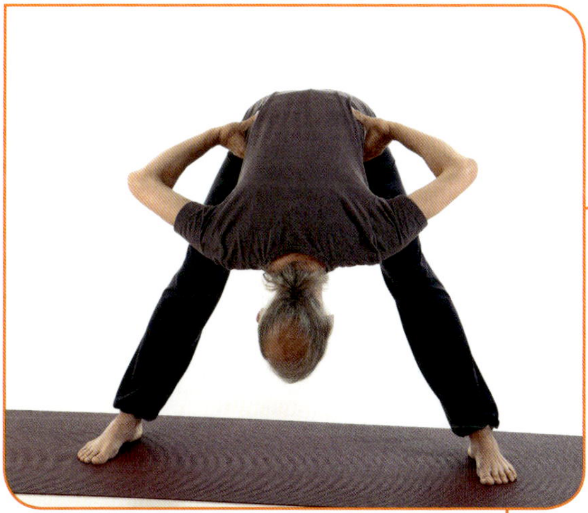

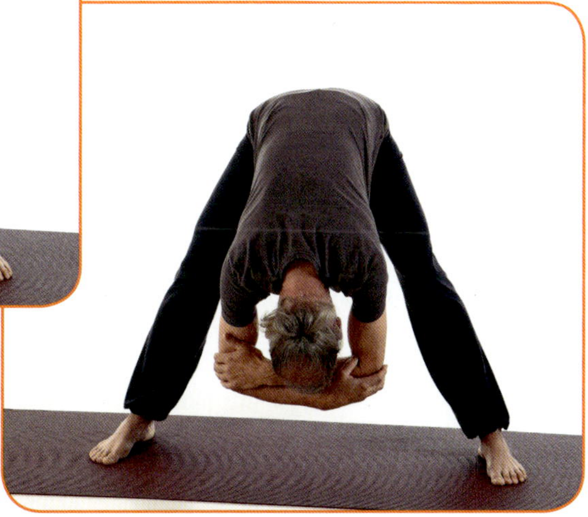

Mit geradem Rücken nach unten kommen, dann die Arme verschränken und den Oberkörper locker hängen lassen.

Verwendete Quellen

Die folgenden Quellenangaben beziehen sich auf den Thorieteil dieser Schrift, nämlich [1] Selbstinstruktives Körper-Achtsamkeitstraining SeKA – Die Grundlagen (vgl. S. 9-22) und [2] Yoga der Achtsamkeit – Die Theorie (vgl. S. 23-42).

Weitere Quellenangaben, die Praxisteile dieser Schrift betreffend, finden Sie in den jeweiligen Einführungen zu den Themen *Atem vertiefen (S. 47) – Beweglichkeit fördern (S. 75) – Körper kräftigen (S. 137) – Gleichgewicht verbessern (S. 185).*

Ali, A., Katz, D. L. & Bracken, M. B. (2007). Mind-body practices for hypertension: Systematic review and meta-analysis. *Conference Paper 135st APHA Annual Meeting and Exposition.*

Beena, R. K., Rani, K. & Sreekumaran, E. (2013). Yogic practice and diabetes mellitus in geriatric patients. *International Journal of Yoga, 6,* 47-54.

Bhavanani, A. B. (2014). Role of yoga in health and disease. *Journal of Symptoms and Signs, 3,* 399-406.

Bormanns, L. (2011). *Glück. Das Wissen von 100 Glücksforschern aus aller Welt.* Köln: DuMont.

Chaya, M. S., Kurpad, A. V., Nagendra, H. R. & Nagarathna, R. (2006). The effect of long term combined yoga practice on the basal metabolic rate of healthy adults. *BMC Complementary and Alternative Medicine, 6,* 28.

Cramer, H. (2015). Yoga in Prävention und Therapie. Eine wissenschaftliche Bestandsaufnahme. *Berufsverband der Yogalehrenden in Deutschland e.V., 5,* 1-23.

Cramer, H. (2016). Haltung bewahren: Yoga bei Rücken- und Nackenschmerzen. *Deutsches Yoga-Forum, 4,* 38-41.

Cramer, H., Lauche, R. & Dobos, G. (2014). Characteristics of randomized controlled trials of yoga: A bibliometric analysis. *BMC Complementary and Alternative Medicine, 14,* 328.

Esch, T. (2012). *Die Neurobiologie des Glücks.* Stuttgart: Thieme.

Fessler, N. (2015). *Einfach. Yoga – 6 Asana-Reihen für mehr Gesundheit, Achtsamkeit und Energie.* Stuttgart: Trias.

Fessler, N. & Knoll, M. (2018). *Achtsamkeitstraining für Kinder. Konzentriert und entspannt in Kita & Grundschule mit fantasievollen Geschichten und Körper-Achtsamkeitsübungen* (2. Aufl.). Aachen: Ökotopia.

Fishman, L. (2009). Yoga for osteoporosis. A pilot study. *Topics in Geriatric Rehabilitation, 25,* 244-250.

Garg, R., Malhotra, V., Tripathi, Y. & Agarawal, R. (2016). Effect of left, right and alternate nostril breathing on verbal and spatial memory. *Journal of Clinical and Diagnostic Research, 10* (2), cc01-cc03.

Gendlin, E. T. (1981). *Focusing.* Salzburg: Müller.

Goenka, S. N. (1994). Moralische Lebensführung, Sammlung und Weisheit. In S. Bercholz, & S. Chödzin (Hrsg.), *Ein Mann namens Buddha* (S. 123-150). München: Scherz.

Gothe, N. P., Keswani, R. K. & McAuley, E. (2016). Yoga practice improves executive function by attenuating stress levels. *Biological Psychology, 121,* 109-116.

Greendale, G. A., Huang, M.-H., Karlamangla, A. S., Seeger, L., Crawford, S. (2009). Yoga decreases kyphosis in senior women and men with adult-onset hyperkyphosis: Results of a randomized controlled trial. *Journal of the American Geriatrics Society, 57,* 1569-1579.

Hollmann, W. (1975). Die biologische Bedeutung für Training und Sport für den älteren Menschen. *Praxis der Leibesübungen, 16,* Beilage: Der Übungsleiter, S. 9-10.

Hollmann, W. & Hettinger, T. (1990). *Sportmedizin – Arbeits- und Trainingsgrundlagen.* Stuttgart: Schattauer.

Kabat-Zinn, J. (1994). *Gesund durch Meditation. Das vollständige Grundlagenwerk.* München: O.W. Barth.

Kabat-Zinn, J., Lipworth, L. & Burney, R. (1985). The clinical use of mindfulness meditation for the self-regulation of chronic pain. *Journal of Behavioral Medicine, 8,* 163-190.

Kaiser, A. (2017). *Entwicklung und Evaluation selbstinstruktiver Körper-Achtsamkeitsprogramme zur Gesunderhaltung und Erholung am Arbeitsplatz.* Dissertationsschrift - Pädagogische Hochschule Karlsruhe.

Kühnemann, B. (1998). *Der Einfluß des Hatha-Yoga, insbesondere seiner Atemformen, auf den Skelettmuskeltonus.* Dissertation, Universität Leipzig.

Lipton, L. (2008). Using yoga to treat disease: An evidence-based review. *Journal of the American Academy of Physician Assistants, 21,* 34-41.

Manjunath, N. K. & Telles, S. (1999). Improvement in visual perceptual sensitivity in children following yoga training. *Journal of Indian Psychology, 17,* 41-45.

Michalsen, A., Grossman, P., Acil, A., Langhorst, J., Lüdtke, R. & Dobos, G. (2005). Rapid stress reduction and anxiolysis as a consequence of 3-months intensified Yoga in women with mental distress. *Medicine Science, 11,* 555-561

Montalbetti, M. & Eggenschwiler, C. (2016). Yoga. *Monatsthema 02/2016. www.mobilesport.ch (2),* S. 1-26.

Müller, M. (2016). *Körperbasiertes Entspannungstraining im Elementarbereich.* Schorndorf: Hofmann.

Niessen, G. (2013). Yoga und Therapie, Teil 4: Muskulatur und Muskeldysbalancen. *Deutsches Yoga-Forum, (4),* 28-31.

Oellerich, H. & Wessles, M. (2013). *Soforthilfe-Yoga. Beschwerden lindern durch gezielte Übungen.* München: BLV.

O'Neill, H., Comber, M. & Macdonald, C. (2015). Nutzen für die Fitness. Yoga für die Fitness. *Fitness 4 Women extra (4),* 16-19.

Ostermeier-Sitkowski, U. (2012). *Das große Yoga-Basisbuch.* Stuttgart: Trias.

Patanjali (2006). *Das Yogasutra. Von der Erkenntnis zur Befreiung.* Einführung, Übersetzung und Erläuterung von R. Sriram. Berlin: Theseus.

Paul, N. C. (1851). *A treatise on the yoga philosophy.* Benares: Recorder Press.

Posadzki, P., Ernst, E., Terry, R. & Lee, M. S. (2011). Is yoga effective for pain? A systematic review of randomized clinical trials. *Complementary Therapies in Medicine, 19,* 281-287.

Posadzki, P., Cramer, H., Kuzdzal, A., Lee, M. S. & Ernst, E. (2014). Yoga for hypertension: A systematic review of randomized clinical trials. *Complementary Therapies in Medicine, 22,* 511-522.

Rangan, R., Nagendra, H., & Bhat, G. R. (2009). Effect of yogic education system and modern education system on memory. *International Journal of Yoga, 2,* 55-61.

Rathgeber, T. (2017). *Spannungsregulierende Wirkungen von moderaten körperlichen Aktivitäten.* Saarbrücken: SVH.

Ritzel, W. (1985). *Immanuel Kant. Eine Biographie.* Berlin: Walter de Gruyter.

Rocha, K. K. F., Ribeiro, A. M., Rocha, K. C. F., Sousa, M. B. C., Albuquerque, F. S., Ribeiro, S. & Silva, R. H. (2012). Improvement in physiological and psychological parameters after 6 months of yoga practice. *Consciousness and Cognition, 21,* 843-850.

Ross, A. & Thomas, S. (2010). The health benefits of yoga and exercise: A review of comparison studies. *Journal of Alternative & Complementary Medicine, 16,* S. 3-12.

Sherman, K. J., Cherkin, D. C., Wellman, R. D., Cook, A. J., Hawkes, R. J., Delaney, K. & Deyo, R. A. (2011). A randomized trial comparing yoga, stretching, and a self-care book for chronic low back pain. *Archives of Internal Medicine, 171,* 2019-2026.

Streeter, C. C. et al. (2007). Yoga asana sessions increase brain GABA levels: A pilot study. *Journal of Alternative and Complementary Medicine, 13,* 419-426.

Streeter, C. C. et al. (2010). Effects of yoga versus walking on mood, anxiety, and brain GABA levels: A randomized controlled MRS study. *Journal of Alternative and Complementary Medicine, 16,* 1145-1152.

Streeter, C. C. et al. (2012). Effects of yoga on the autonomic nervous system, gamma-aminobutyric-acid, and allostasis in epilepsy, depression, and post-traumatic stress disorder. *Medical Hypotheses, 78,* 571-579.

Subramanya, P. & Telles, S. (2009). Effect of two yoga-based relaxation techniques on memory scores and state anxiety. *BioPsychoSocial Medicine, 3,* 8.

Thomä, D., Henning, C. & Mitscherlich-Schönherr, O. (2011). *Glück. Ein interdisziplinäres Handbuch.* Stuttgart: Metzler

West, J., Otte, C., Geher, K., Johnson, J. & Mohr, D. C. (2004). Effects of Hatha yoga and African dance on perceived stress, affect, and salivary cortisol. *Annals of Behavioral Medicine, 28* (2), 114-118.

Yadav, R., Magan, D., Mehta, M., Mehta, N. & Mahapatra, S.C. (2012). A short-term, comprehensive, yoga-based lifestyle intervention is efficacious in reducing anxiety, improving subjective well-being and personality. *International Journal of Yoga, 5,* 134-139.

Publikationen der Forschungsgruppe Karlsruher EntspannungsTraining

Eine Übersicht der Beiträge des ket-Forschungs- und Lehrteams in fachwissenschaftlichen Periodika finden Sie auf unserer Homepage entspannung-ket.de. Maßgebliche Schriften und Medien sind auf den folgenden Seiten aufgeführt.

Norbert Fessler (Hrsg.) (2013). *Entspannung lehren und lernen in der Grundschule.* Aachen: Meyer & Meyer Verlag.

Die „Edition Schulsport" wird im Meyer & Meyer Verlag herausgegeben. Hier hat ket ein Handbuch für das Lehren und Lernen von Entspannungstechniken in der Grundschule entwickelt. Zu den Themen – Entspannung, Stress und Resilienz – werden, aufbauend auf den Lehrplanempfehlungen in den 16 deutschen Bundesländern, vielfältige Lehr- und Übungshilfen in Form von SeKA-Programmen bereitgestellt. Nach einem Grundlagenteil werden Übungen für ein entspanntes Atmen und Fantasiereisen vorgestellt. Es folgen wichtige Entspannungstechniken wie Progressive Relaxation, Eutonie, Massage, Qigong und Yoga, die Lehrpersonen mit ihren Klassen durchführen können.

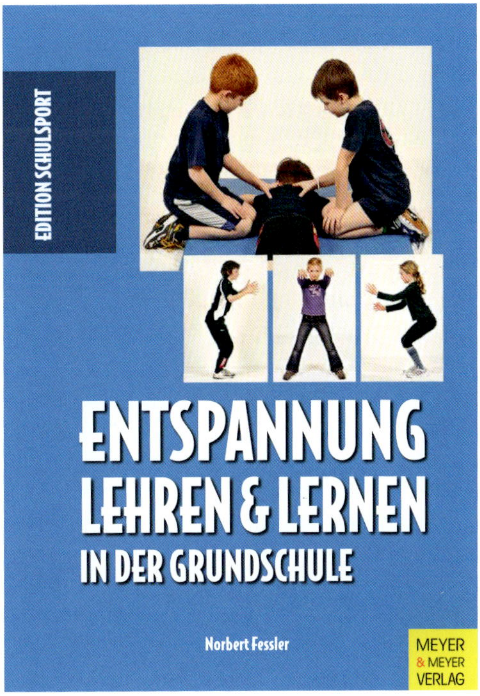

Norbert Fessler (2013). *Rasant entspannt – Die besten Minuten-Übungen gegen Alltagsstress.* Stuttgart: TRIAS Verlag. (2. Aufl. 2017 bei: Verlagsgruppe Random House)

Sie sind total im Stress, Ihre Schultern sind verspannt, der Rücken schmerzt, doch Sie finden keine Zeit zum Entspannen – und schon gar nicht für aufwendige Methoden wie Yoga, Tai Chi oder Feldenkrais? Sie sehnen sich nach kleinen Entspannungsinseln inmitten des hektischen Alltags, wo Sie zwischendurch Energie tanken und Ihr Wohlbefinden sofort steigern können? „Rasant entspannt" gibt auf 128 Seiten Antworten. Neun ganzheitlich ausgerichtete SeKA-Programme helfen bei Verspannungen, Schmerzen und Überlastung. Und nicht nur das: Jede Bewegungsfolge führt zu neuer Konzentration, innerer Ruhe und geistiger Frische.

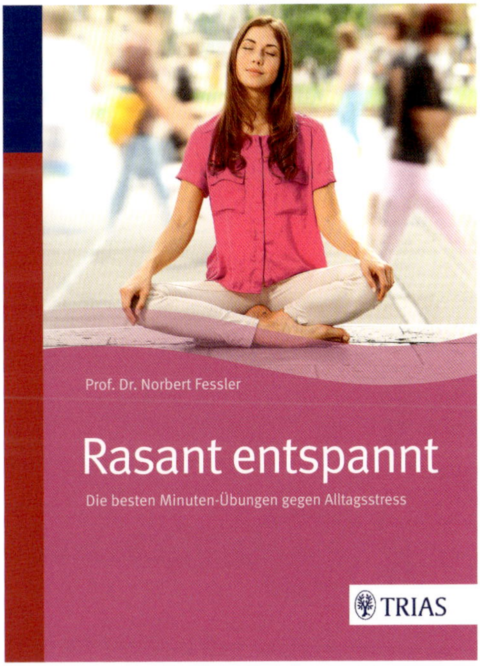

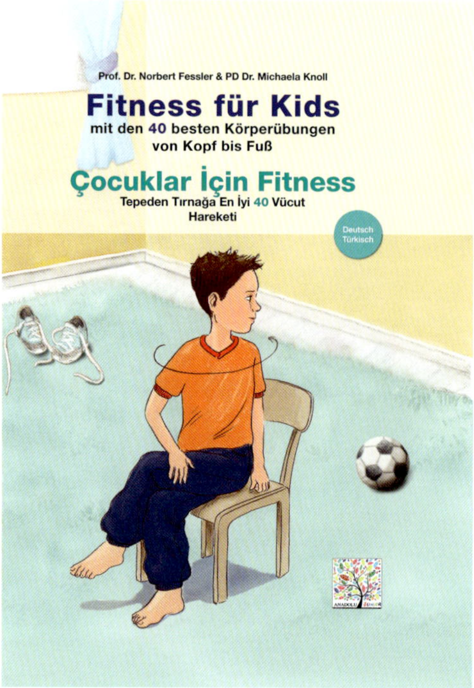

Norbert Fessler & Michaela Knoll (2015). *Fitness für Kids mit den 40 besten Körperübungen von Kopf bis Fuß.* 2 Ausgaben erhältlich: Deutsch-Türkisch und Deutsch-Englisch. Wassenberg: Anadolu Schulbuchverlag.

Der heutige Alltag von Kindern ist reizüberflutet, eine geringere Konzentrationsfähigkeit die Folge. Auch ist ihr Alltag bewegungsärmer als früher. 40 einfache und spielerische Körperübungen von Kopf bis Fuß sollen geistige Fähigkeiten der Kinder fördern, die Wahrnehmung gegenüber dem eigenen Körper schulen und diesen fitter machen. Die Übungen sind leicht erlernbar und anschaulich illustriert. Sie verschaffen Achtsamkeitspausen im hektischen Alltag - ob zu Hause, in der Freizeit oder in Kita und Schule. Fitness für Kids ist auch für Kinder gedacht, die zweisprachig aufwachsen oder eine Sprache erlernen.

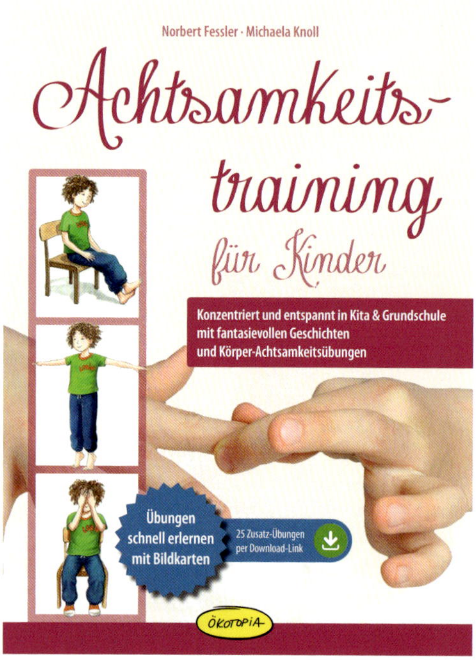

Norbert Fessler & Michaela Knoll (2018). *Achtsamkeitstraining für Kinder. Konzentriert und entspannt in Kita & Grundschule mit fantasievollen Geschichten und Körper-Achtsamkeitsübungen.* (2. Auflage) Aachen: Ökotopia-Verlag.

Die Publikation beinhaltet das SeKA-Basic-Übungssystem für Kinder. Gezielt in den Tagesablauf integriert, hilft dieses Training, den Kinderalltag zu rhythmisieren und die Balance von Anspannung und Entspannung zu regulieren. Das gesamte Übungssystem besteht aus 9 Fantasiegeschichten sowie 65 für Kinder von 4 bis 10 Jahren leicht zugängliche Körperübungen, die in diese Geschichten eingearbeitet sind. Diese Körperübungen von Kopf bis Fuß entwickeln die Fähigkeit, den eigenen Körper bewusster wahrzunehmen, ihn achtsam zu erspüren.

Norbert Fessler (2015). *Einfach. Yoga. 6 Asana-Reihen für mehr Gesundheit, Achtsamkeit und Energie (unter Mitarbeit von Volker Linder).* Stuttgart: TRIAS Verlag.

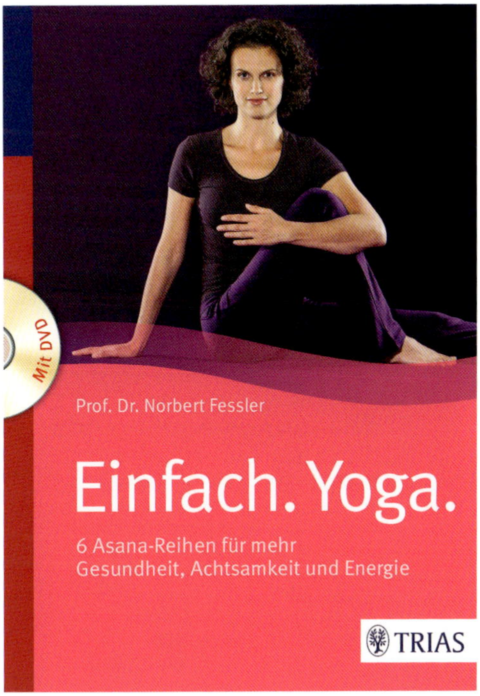

Gesund, gesünder, Yoga – lautet das Motto dieses Buches. 6 Programme mit insgesamt 40 Asanas vermitteln den Yoga-Einstieg in präventiv-therapeutischer Perspektive und sorgen ohne Verletzungsgefahr neben gezieltem Stressabbau für spezifische Gesundheits-Effekte: den Rücken stärken, Nacken-Schultermuskeln entspannen, die Verdauung anregen, den Stoffwechsel aktivieren, das Gleichgewicht fördern und die Gelenke geschmeidig halten. Eine DVD mit den 6 Programmen, die in Echtzeit ein medial begleitetes Üben ermöglichen, sichern den Lernerfolg für das persönliche Üben zuhause.

Marcus Müller (2016). *Körperbasiertes Entspannungstraining im Elementarbereich.* Schorndorf: Hofmann-Verlag.

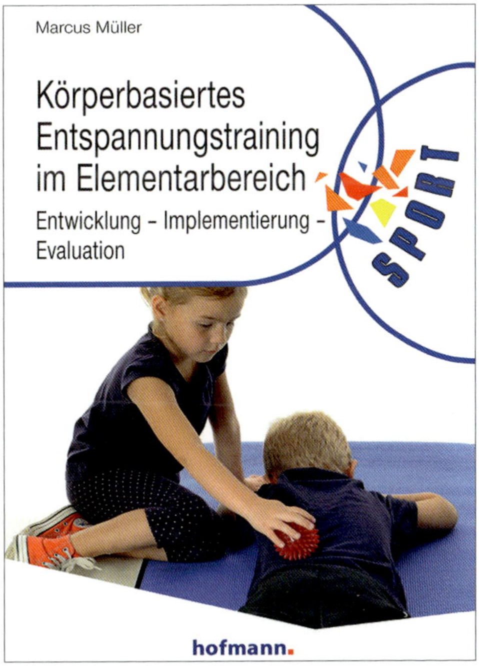

Elementarpädagogische Einrichtungen haben die Aufgabe, Schutz- und Resilienzfaktoren in ihre Erziehungsarbeit zu integrieren. Die hier vorgestellte Studie thematisiert den Einsatz von Körper-Achtsamkeitsprogrammen in diesem Setting. An der Evaluation der Programme nahmen 946 Kinder teil , ebenso deren Eltern und das Fachpersonal von 24 Kindertageseinrichtungen. Erstmals wurden auch psychophysiologische Verfahren zur Messung der Entspannungswirkungen bei Kindern eingesetzt. Die Studie weist nach, dass Achtsamkeitsprogramme im Kita-Alltag implementiert werden können und bei den Kindern gesundheitsfördernde Wirkungen hervorrufen.

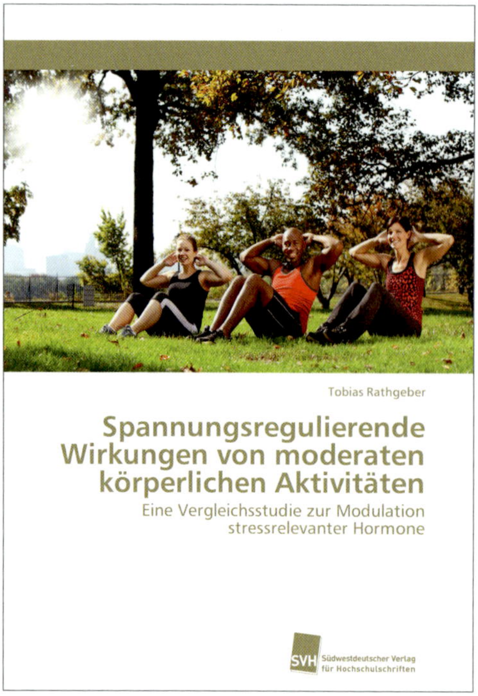

Tobias Rathgeber (2017). *Spannungsregulierende Wirkungen von moderaten körperlichen Aktivitäten.* Saarbrücken: SVH.

Auf Grundlage eines Prüfmodells auf hormoneller Basis wird die Frage beantwortet, ob selbst erlernbare und in individuelle Tagesabläufe gut integrierbare Achtsamkeitsprogramme als wirksame Intervention gegenüber chronifizierten Stresszuständen eingesetzt werden können. In der Studie gelingt der Nachweis, dass durch solche Programme katabole Stresseffekte (Cortisol) reduziert und anabole Gegenspieler (Testosteron und Estradiol) die stressinduzierte katabole Schwächung des Körpers puffern können. Der vom Autor entwickelte Sexualhormon/Cortisol-Quotient erklärt, warum manche Menschen unter Dauerstress krank werden, andere hingegen nicht.

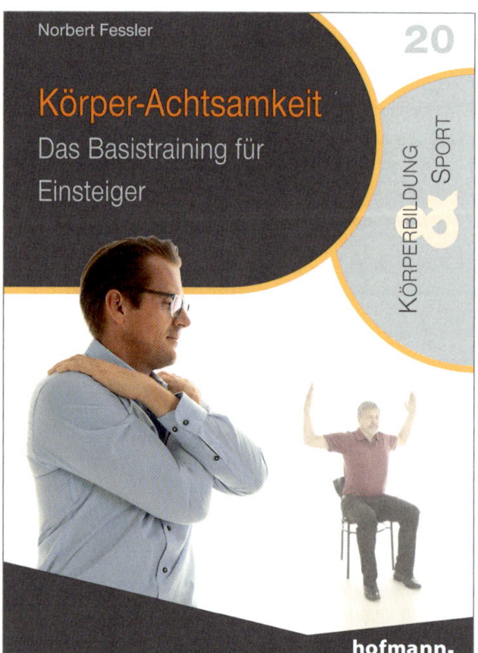

Norbert Fessler (2018). *Körper-Achtsamkeit. Das Basistraining für Einsteiger.* Schorndorf: Hofmann-Verlag.

12 Programme, 72 Übungen, auf 12 Körperregionen bezogen. Sie gründen ein selbstinstruktives Achtsamkeitstraining, das den Körper im Fokus hat. Sanfte und bewusst ausgeführte Übungen fordern Körperkonzentration und legen den Schalter um: Die Außenwelt rückt hintenan, wenn man sich gedanklich auf seinen Körper und sich selbst konzentriert. Physisch bedeutet das, den Körper zu regulieren und gezielt eine eutonisch-wohltuendende Spannung herbeizuführen. Die psychischen Wirkungen bleiben nicht aus: Der Kopf wird frei, es wird innere Einkehr gehalten, die Reizüberflutung ist für die Zeit des Übens ausgeblendet, Belastungen werden relativiert und Stress abgebaut.

SeKA-Medien – Der SeKA-Yoga Kurs

SeKA-Yoga ist mit 49 Asanas ein vollständiger Yoga-Kurs für Anfänger und Fortgeschrittene, der auch begleitend zum Training im Yogastudio eingesetzt werden kann. Der Kurs umfasst 8 geprüfte, schnell erlernbare und jederzeit persönlich verfügbare Yoga-Kurzprogramme für Erwachsene. Sie fördern ganzheitlich die körperliche und mentale Fitness, wirken sich positiv auf spezifische Körper- bzw. Organfunktionen aus und beugen chronisch-degenerativen Erkrankungen vor, wie z.B. Rückenschmerzen, Herz-Kreislauf-Erkrankungen, hoher Blutdruck oder Darmträgheit. Der Yoga-Kurs umfasst 4 CDs und zugehörige Filme per Download, die bei Bogner-Records erschienen sind. www.bogner-records.com

Energie tanken [CD1 – 17043] – mit dem Yoga-Achtsamkeits-Sonnengruß und dem Yoga-Fitness-Sonnengruß (8 Asanas und 25 verbindende Übungen).

Der Sonnengruß [Surya Namaskar] kennt viele Varianten. Er hilft Ihnen jederzeit, Energie zu tanken. Sie können ihn entschleunigt üben für mehr Achtsamkeit oder beschleunigt für bessere Fitness. Beide Formen finden Sie auf dieser CD.

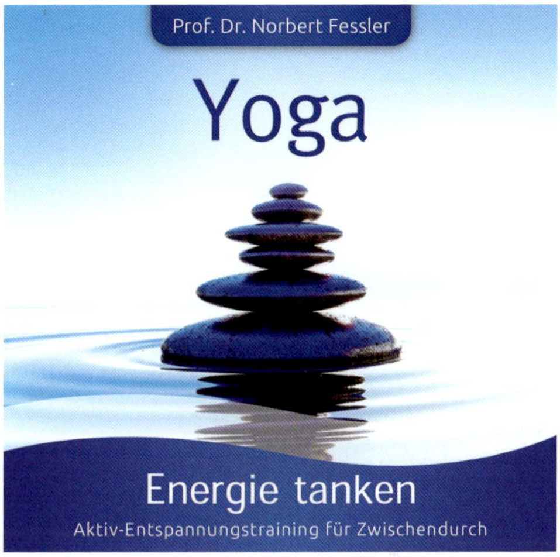

Stress abschütteln [CD2 – 17053] – mit dem Yoga-Anti-Stress-Programm und dem Yoga-Kräftigungs-Programm (12 Asanas und 11 verbindende Übungen).

Stress abzuschütteln gelingt mit Yoga hervorragend. Wenige Übungsminuten reichen aus, Ihre Nervosität zu senken und sich besser zu konzentrieren. Auch Ihr Blutdruck, bei Stress meist erhöht, wird signifikant gesenkt.

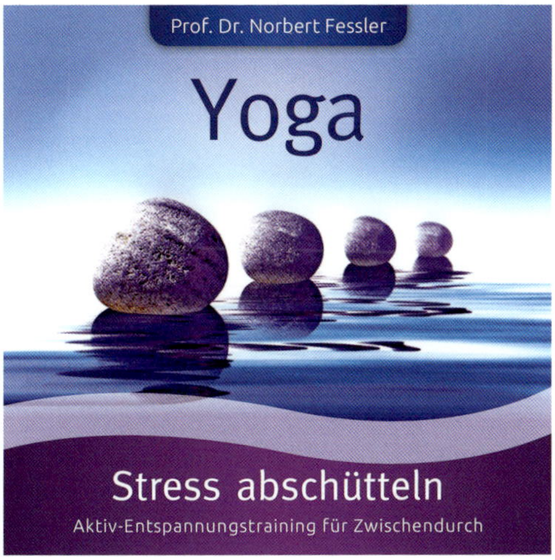

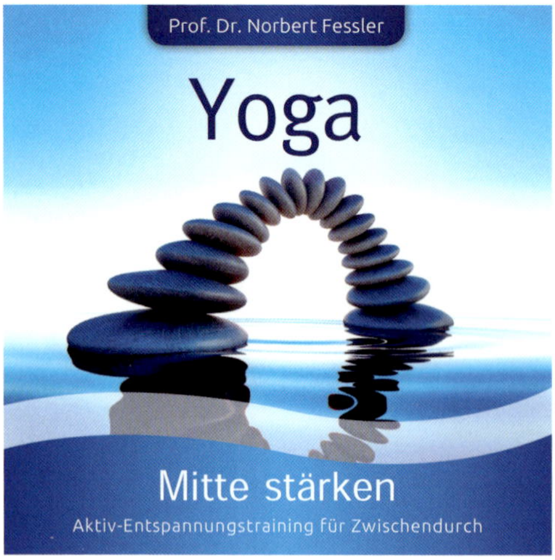

Mitte stärken [CD3 - 17063] - mit dem Yoga-Bauch-Programm und dem Yoga-Rücken-Programm (16 Asanas und 4 verbindende Übungen).

Wenn Sie Ihre Mitte stärken, dann zeigen Sie zunächst einmal dem Rückenschmerz die rote Karte. Auch leben Sie gesünder, wenn Sie Ihre Verdauung besser regulieren können und sich in Ihrem Bauchraum wohlfühlen.

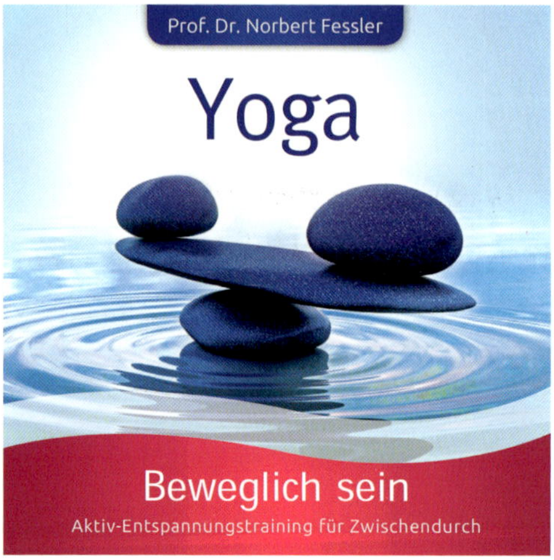

Beweglich sein [CD4 - 17073] - mit dem Yoga-Beweglichkeits-Programm und dem Yoga-Gleichgewichts-Programm (13 Asanas und 3 verbindende Übungen).

Wenn Sie Ihren Körper geschmeidig halten und Ihren Körper ausbalancieren können, gehen Sie selbstbewusster durchs Leben. Denn gesundes Sitzen, Stehen und Gehen gibt Ihrer Körper- und Geisteshaltung Ausdruck.